EL PLAN PARA VIVIR CON LA ENFERMEDAD DE PARKINSON

EL PLAN

PARA VIVIR
CON LA ENFERMEDAD
DE PARKINSON

UN NUEVO ENFOQUE PARA
PREVENIRLA Y TRATARLA

RAY DORSEY, MD, MBA
MICHAEL S. OKUN, MD

Urano
Argentina – Chile – Colombia – España
Estados Unidos – México – Perú – Uruguay

Título original: *The Parkinson's Plan: A new path to prevention and treatment*
Editor original: PublicAffairs
Traducción: Rocío Daniela Pereyra

1.ª edición: abril 2026

ISBN: 979-13-87662-32-5
E-ISBN: 979-13-87899-79-0
Depósito legal: M-1.911-2026

Fotocomposición: Urano World Spain, S.A.U.

Impreso por: Liberdúplex S.L. – Ctra. BV 2249 Km 7,4
Polígono Industrial Torrentfondo – 08791 Sant Llorenç d'Hortons (Barcelona)

Impreso en España – *Printed in Spain*

ÍNDICE

PARTE 1
PREVENIR

PARTE 2
LOGRAR ENTENDER

PARTE 3
AMPLIFICAR

PARTE 4
NAVEGAR

CONCLUSIÓN

Para los PD Avengers, que cambiarán el rumbo del párkinson para todos y para siempre.

NOTA PARA LOS LECTORES

Decenas de personas han decidido compartir sus historias con nosotros y contigo. En la mayoría de los casos, estos magníficos individuos han aceptado que usáramos su nombre. En otros, hemos decidido cambiar nombres e identidades para proteger su privacidad. Queremos transmitir nuestro más sincero agradecimiento a todas estas personas.

ABREVIATURAS

DBS: siglas en inglés de «estimulación cerebral profunda».

DDT: dicloro-difenil-tricloroetano, uno de los primeros pesticidas sintéticos modernos.

ELA: esclerosis lateral amiotrófica, trastorno neurológico que causa debilidad muscular. También se conoce como «enfermedad de Lou Gehrig», en Estados Unidos, o «enfermedad de las neuronas motoras», en Reino Unido.

EPA: siglas en inglés de la Agencia de Protección Ambiental de Estados Unidos.

FDA: siglas en inglés de la Administración de Alimentos y Medicamentos de Estados Unidos.

IA: inteligencia artificial.

NIH: siglas en inglés de los Institutos Nacionales de la Salud de Estados Unidos.

OMS: Organización Mundial de la Salud.

PCE: percloroetileno.

TCE: tricloroetileno.

PRÓLOGO

Para nosotros, el párkinson es una cuestión personal.

Me llamo Gus, y, en mi caso, el párkinson ha afectado a varias generaciones de mi familia. Las familias de mis padres emigraron desde Grecia a comienzos del siglo xx. Ambas se establecieron en Tarpon Springs, Florida, conocida entonces como la «Capital Mundial de la Esponja». Cuando mi padre era un bebé, su familia se mudó al oeste de Pensilvania, donde su padre trabajó durante cuarenta años en las acerías locales.

Desde muy joven, mi padre, Michael Bilirakis, vendía periódicos y trabajaba todas las noches hasta la una de la madrugada como acomodador en el cine del barrio. Después de graduarse en la escuela secundaria, también trabajó en las acerías locales antes de servir en la Fuerza Aérea de Estados Unidos durante la guerra de Corea. Al regresar, estudió en la Universidad de Pittsburgh y obtuvo el título de ingeniero químico mientras trabajaba cuarenta y ocho horas semanales en Westinghouse. Más tarde volvió a Florida y completó su formación como abogado en la Universidad de Florida. Finalmente regresó a Tarpon Springs, donde vivió cerca de un emplazamiento incluido en el programa Superfund, ejerció como abogado y fue miembro del Congreso de Estados Unidos durante veinticuatro años. Michael Bilirakis vivió el sueño americano hasta que el párkinson le arrebató su jubilación.

Al igual que nuestro padre, mi hermano Emmanuel estudió en la Universidad de Florida. Se convirtió en un médico de familia muy querido, dedicado a atender a las personas necesitadas de nuestra comunidad. Le diagnosticaron párkinson a los cuarenta y tantos y murió a los sesenta y uno. El párkinson le arrebató la vida.

Soy Jennifer, para mí la enfermedad fue un golpe inesperado. Atribuí mis primeros síntomas a cualquier cosa menos al párkinson: al estrés de mi nuevo trabajo en el Congreso, a las decenas de miles de pasos que daba cada día por el Capitolio o, simplemente, al paso del tiempo. No podía creer que alguien como yo pudiera tener una enfermedad así. Pero en 2022, al ver que los calambres en los dedos de los pies empeoraban, que arrastraba los pies al caminar y que me aparecía un temblor incipiente en la voz, decidí consultarlo con un médico. Así fue como me diagnosticaron párkinson a los cincuenta y cuatro años. En 2023, en el Día Mundial del Párkinson, decidí hacer público mi diagnóstico.

Por desgracia, mis síntomas avanzaron mucho más rápido de lo esperado. Mis médicos revisaron el diagnóstico y lo cambiaron por otro trastorno parkinsoniano: la parálisis supranuclear progresiva (PSP), una especie de párkinson superpotenciado. La PSP me arrebató el habla, pero no la voz. Y pienso usarla, cueste lo que cueste, para ayudar a poner fin a estas terribles enfermedades.

Los dos nos dimos cuenta de que nuestra iniciativa para hacer frente a estas afecciones necesitaba un plan. Y, sorprendentemente, el gobierno federal no tenía ninguno. Cada seis minutos, se diagnostica párkinson a un estadounidense; y, aun así, no había un plan. Cada día mueren cien estadounidenses a causa de la enfermedad; y, aun así, no había un plan. Cada año, el país gasta 50 000 millones de dólares en el párkinson, y seguía sin existir un plan.

Así que, junto a nuestro querido colega, el congresista Paul Tonko, de Nueva York, y con un gran apoyo en el Senado y otras instancias, redactamos el National Plan to End Parkinson's Act. El proyecto encomienda al secretario del Departamento de Salud y Servicios Humanos trabajar con expertos del sector público y privado para elaborar un plan nacional destinado a prevenir y curar la enfermedad de Parkinson. El 14 de diciembre de 2023, la Cámara de Representantes de Estados Unidos aprobó el proyecto de ley bipartidista por 407 votos a 9. Seis meses después, el Senado lo aprobó por unanimidad. Con nuestras familias, y nosotros mismos, a su lado, el presidente Joe Biden firmó la ley.

Al igual que este libro, el plan nos insta a prevenir la enfermedad, amplificar las voces de los pacientes y cuidadores, y navegar hacia los horizontes de los nuevos tratamientos. Sin embargo, aún faltaba un elemento esencial: entender por qué cada vez más personas desarrollan estas enfermedades. A diferencia de otras dolencias, como las crisis epilépticas o los accidentes cerebrovasculares, que existen desde tiempos inmemoriales, estas enfermedades son relativamente nuevas. La primera descripción importante del párkinson data de 1817. La ELA, que provoca parálisis, se identificó por primera vez en 1869. La PSP no se describió hasta 1964, hace apenas sesenta años. La demencia con cuerpos de Lewy (otro trastorno parkinsoniano, que afectó al actor Robin Williams) no se reconoció hasta 1976. Todas estas enfermedades son cada vez más habituales. ¿Por qué?

Para responder a esa pregunta, hemos redactado el proyecto de ley Healthy Brains Act, que instruye al director de los Institutos Nacionales de Salud a poner en marcha programas de investigación, formación y educación destinados a identificar las causas medioambientales subyacentes de las enfermedades neurodegenerativas. Hemos pasado una generación entera estudiando la genética de muchas enfermedades, y eso nos ha permitido avanzar en nuestro conocimiento de dichas afecciones. Pero investigar sus causas ambientales es algo que lleva demasiado tiempo pendiente.

La heredabilidad de muchas de estas enfermedades es modesta o baja. La mayoría de las personas —como Jennifer— no tienen antecedentes familiares de la enfermedad ni son portadoras de factores genéticos de riesgo. La prevalencia de estas patologías varía según la región geográfica y existen numerosos focos. Muchas están relacionadas con sustancias químicas presentes en los alimentos, el agua y el aire. Y muchas de las víctimas —incluidas nuestras familias— han vivido cerca de zonas contaminadas.

Necesitamos entender el porqué por tres motivos. En primer lugar, el primer paso para curar cualquier enfermedad es determinar su causa. Ese fue el abordaje que nos permitió curar la hepatitis C y las úlceras gástricas. En segundo lugar, porque una vez que conozcamos la causa, podremos ralentizar su progresión o, al menos, evitar que empeore. Así ha ocurrido con la pandemia de COVID-19, cuyo tratamiento temprano redujo el riesgo de hospitalización, y también con muchos tipos de cáncer, en los que la detección precoz salva vidas. Y en tercer lugar —quizá el más importante—, cuando descubrimos la causa, podemos prevenir las enfermedades. Los libros de medicina están llenos de ejemplos de enfermedades que ya no existen (como la viruela), que son muy poco frecuentes (la polio) o que quizás algún día desaparezcan (el VIH). Y todo eso fue posible porque logramos entender el porqué. Lo mismo ocurrirá con el párkinson, la PSP y muchas otras enfermedades del cerebro, pero solo si logramos identificar y eliminar sus causas de raíz.

Los trastornos parkinsonianos no entienden de partidos políticos ni de fronteras nacionales. Nos afectan a todos: a nuestros vecinos, amigos y familias. Hemos visto demasiado sufrimiento a causa de estas enfermedades. Para prevenirlas y poner fin a este dolor, ayudamos a aprobar una ley que exige poner en práctica un plan nacional. Ray y Michael, dos neurólogos empáticos y atentos, han dado ya el primer paso para hacerlo realidad.

Congresista Gus Bilirakis
y congresista Jennifer Wexton, 8 de octubre de 2024

INTRODUCCIÓN

Se requiere tanta energía para desear
como para planear.

Eleanor Roosevelt

El atletismo, el servicio militar, la medicina y la enfermedad de Parkinson han entrelazado las vidas de Jana Reed y Sara Whittingham. Hace treinta años, cuando eran cadetes jóvenes, talentosas y ambiciosas, se conocieron en la idílica pista de atletismo de la Academia de la Fuerza Aérea de Estados Unidos, al pie de las Montañas Rocosas, en Colorado Springs. Jana provenía de la localidad costera de San Luis Obispo, California, y Sara, de Steamboat Springs, Colorado. Jana, un año mayor, competía en vallas y salto de longitud, mientras que Sara se especializaba en carreras de fondo. Ambas estudiaron bioquímica y fueron admitidas en prestigiosas facultades de medicina: Jana en Georgetown y Sara en Tulane. La habilidad de Jana para sortear obstáculos hizo que la medicina de urgencias fuese el camino más lógico para ella, mientras que la resistencia física y mental de Sara la llevó a elegir la anestesiología. Tras completar su formación médica, sirvieron en distintos puntos de Estados Unidos y del mundo, incluido Afganistán.

En 2016, Jana notó algo extraño. Cuando apoyaba los pies, los dedos del pie izquierdo le empezaban a temblar. Ella atribuyó este síntoma a una secuela de una antigua lesión y, como muchos médicos, no le dio importancia. Sin embargo, en los dos años siguientes, mientras trabajaba en urgencias por las noches, comenzaron a aparecer otros síntomas, y las enfermeras empezaron a darse cuenta. Se le acercaban y, casi en tono de disculpa, le expresaban su preocupación. Una le susurró: «He notado que te tiembla mucho el brazo cuando te pones la bata». Otra la apartó y le dijo: «Oye, te noto muy lenta y rígida. ¿Te has hecho daño?». Y otra más le comentó: «Caminas de forma rara, como arrastrando los pies. ¿Estás bien?». Pero las enfermeras no eran las únicas que estaban preocupadas. Sus amigas pensaban que estaba triste porque prácticamente nunca sonreía.

Jana culpó al cansancio, el agotamiento y la menopausia. A cualquier cosa menos al párkinson. Finalmente, acudió a una consulta con un neurólogo por videollamada y así fue como le diagnosticaron la enfermedad. Tenía cuarenta y siete años. Jana decidió dejar de trabajar en el Servicio de Urgencias porque temía que su lentitud y rigidez le impidieran seguir el ritmo impredecible del trabajo, y además le preocupaba cometer errores. Por eso empezó a trabajar en una clínica más pequeña, un entorno menos gratificante que, además, le generaba estrés porque no estaba tan acostumbrada a ese tipo de práctica.

Más o menos al mismo tiempo que las enfermeras empezaron a preocuparse por Jana, la salud de Sara empezó a llamar la atención de un cirujano: su esposo, el doctor John Langell. Un día, John le dijo: «Te tiembla el brazo». A Sara le pareció raro. «¿Por qué aparece un temblor en un solo brazo estando en reposo?». La médica hizo lo que haría cualquier otra persona: buscó en Google. Tres palabras aterradoras aparecían una y otra vez: «enfermedad de Parkinson».

Más tarde, los neurólogos confirmaron el diagnóstico de Sara. Tenía cuarenta y seis años. Pensándolo bien, Sara se dio cuenta de que los síntomas quizás habían comenzado cinco años antes. Había tardado dos horas más de lo normal en completar un triatlón en el que había participado, a pesar de haber entrenado más que nunca. Poco después llegaron la ansiedad y la depresión, y además ganó catorce kilos.

Después de recibir su diagnóstico, las excompañeras retomaron el contacto. Aquellas mujeres fuertes y tenaces no podían salir del estupor de haber recibido esa noticia; estaban luchando por aceptar su enfermedad, perdiendo su forma física y en busca de respuestas. Pero se ayudaron mutuamente. Jana completó una intensa fisioterapia tras una lesión en los isquiotibiales y consiguió retomar el ejercicio físico. Incluso encontró un nuevo compañero para sus caminatas: Apollo, un labrador negro. Sara también descubrió los beneficios del ejercicio y participó en un ensayo clínico sobre ciclismo. Pronto, Sara, que tiene dos hijos, retomó su camino hacia la salud y se propuso recuperar su condición física de atleta.

Hoy, con cincuenta años, Jana cuida de su marido —hijo de una familia de la Marina—, que padece cáncer cerebral. Está pensando en retirarse de la medicina, ya que su discapacidad va en aumento, aunque continúa sirviendo en la Guardia Nacional Aérea de California. Sara vive con su familia en Aurora, Ohio, y sigue ejerciendo como anestesióloga. Además, está ayudando a recaudar un millón de dólares para estudiar cómo puede el ejercicio aliviar los síntomas del párkinson.[1]

Jana y Sara estaban transitando su cuarta década, en plena forma física y en el mejor momento de sus carreras, cuando el párkinson llamó a su puerta. ¿Cómo era posible que las dos recibieran el diagnóstico a tan corta edad? ¿Por qué les ocurrió en el mismo mes? ¿Y por qué —como descubrieron más tarde— también había afectado a algunos de sus compañeros de la Academia de la Fuerza Aérea?

LA ENFERMEDAD

Doscientos años antes de los diagnósticos de Jana y Sara, un cirujano de sesenta y un años observó algo inusual en las bulliciosas calles de Londres. A través de la niebla londinense, el doctor James Parkinson vio a hombres mayores que tenían temblores, una postura encorvada y que arrastraban los pies al andar. En 1817 escribió *An Essay on the Shaking Palsy* («Un ensayo sobre la parálisis agitante»), donde describía una enfermedad que aún no había sido reconocida en la literatura médica.[2]

Además de sus características clásicas —como la rigidez—, la enfermedad de Parkinson produce una amplia variedad de síntomas: estreñimiento, urgencia urinaria, pérdida del olfato, alteraciones del sueño, disminución de la expresión facial, depresión, ansiedad, fatiga, salivación excesiva, dolor y dificultades cognitivas. El cerebro de las personas con párkinson muestra una pérdida de células nerviosas, sobre todo en una zona denominada «sustancia negra». Estas neuronas producen un químico llamado «dopamina». Además de esa pérdida, las células que sobreviven se llenan de pequeños «sacos de basura» (denominados «cuerpos de Lewy»), que contienen una proteína mal plegada o ensamblada de forma anómala llamada «alfa-sinucleína».

El doctor Parkinson describió seis casos (cinco hombres y una persona de sexo no identificado) con esta nueva afección, cuyas edades oscilaban entre los cincuenta y los setenta y dos años.[2] En resumen, los pacientes del doctor Parkinson no se parecían en nada a Jana o Sara.

En 1817, el doctor Parkinson tenía poco que ofrecer a sus pacientes, pero hoy la enfermedad es tratable. El ejercicio, como descubrió Sara, resulta de gran ayuda.[3] Los medicamentos —en especial uno llamado «levodopa», que se transforma en dopamina— pueden provocar una respuesta espectacular, incluso un auténtico «despertar», en la mayoría de los casos. En determinados pacientes, los tratamientos quirúrgicos también pueden ser eficaces. Por ejemplo, la estimulación cerebral profunda (DBS, por sus siglas en inglés) alivia los síntomas y reduce los efectos secundarios de los fármacos. Esta cirugía consiste en introducir electrodos en zonas profundas del cerebro y conectarlos a un generador implantado bajo la piel, que envía pequeñas corrientes eléctricas. Sin embargo, los efectos de la levodopa y de la DBS se reducen con el tiempo, ambos tratamientos tienen sus complicaciones y ninguno logra frenar el avance implacable de la enfermedad.

En las fases iniciales del párkinson, las personas pueden mantener un nivel de funcionamiento sorprendentemente alto. Quienes conviven con la enfermedad han caminado por el espacio, obtenido doctorados, ejercido el derecho y la medicina, realizado investigaciones, actuado, practicado deportes profesionales, servido en el Congreso o incluso dirigido la Iglesia católica. Con el tiempo, sin embargo, el párkinson pasa factura a casi todos —pacientes, familiares y amigos incluidos—. El párkinson, en palabras de Michael J. Fox, «es una mierda».[4]

UN NUEVO MODELO

El doctor Parkinson estaba intrigado y preocupado por lo que observaba. No tenía claro cuál era el origen de la enfermedad, pero lógicamente supuso que se encontraba en el cerebro. Es probable que se equivocara. En 2003, un brillante patólogo alemán, el doctor Heiko Braak, propuso algo realmente extraordinario.[5] Bajo el microscopio, observó que los cuerpos de Lewy (esas «bolsas de basura» llenas de proteínas mal plegadas) aparecían primero en el nervio que conecta con los intestinos (el nervio vago) o en el centro olfativo del cerebro. Braak concluyó que la enfermedad de Parkinson no se originaba en el cerebro, sino en el intestino, o incluso en la nariz. Sabía que la polio, enfermedad que causaba parálisis en niños y adultos, accedía al sistema nervioso a través del intestino, y pensó que el párkinson podría actuar de forma similar.

En 2019, un médico danés, el doctor Per Borghammer, amplió el modelo de Braak y planteó que la enfermedad podría presentarse en dos formas: una que comienza en el intestino («body-first», el cuerpo primero), y otra que comienza en la nariz («brain-first»,[6] el cerebro primero). Como veremos más adelante, estos modelos tienen implicaciones muy importantes para comprender cuáles podrían ser las causas de esta enfermedad.

Jana y Sara habían estudiado todos los síntomas clásicos del párkinson en la facultad de medicina. Sabían de la pérdida de neuronas productoras de dopamina en la sustancia negra. Conocían los tratamientos médicos y quirúrgicos disponibles. Y también les habían enseñado que el párkinson era una enfermedad de hombres mayores.

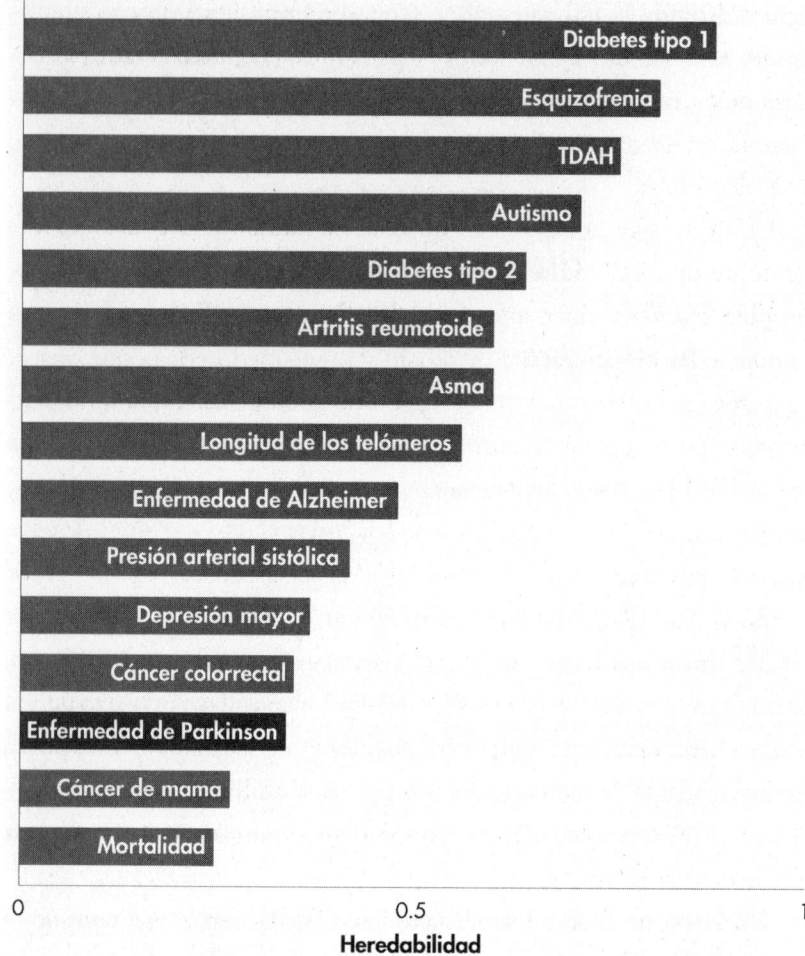

Ilustración 1. Estimaciones de heredabilidad de distintas enfermedades. Cortesía del Dr. Bastiaan Bloem; modificado de la fuente original.[7]

Sin embargo, Jana y Sara eran dos mujeres de más de cuarenta años cuando recibieron el diagnóstico, y los primeros síntomas habían aparecido años antes. ¿Qué había cambiado en los doscientos años transcurridos desde el ensayo original del doctor Parkinson?

Los genes no cambian (tanto) en doscientos años. Jana presenta una mutación en un gen que puede causar párkinson, pero la enfermedad es una de las menos hereditarias entre las patologías más comunes (véase la ilustración 1).[7] Mientras que enfermedades como la esquizofrenia o la diabetes tipo 1 suelen ser hereditarias, solo alrededor del 15% de las personas con párkinson tienen antecedentes familiares de la enfermedad.[7, 8, 9] La inmensa mayoría (85%) no presenta ninguna causa genética conocida ni tampoco un factor de riesgo hereditario.[7, 8, 9, 10]

Es cierto que la esperanza de vida ha aumentado considerablemente desde 1817. Solo en Estados Unidos, diez mil baby boomers cumplen sesenta y cinco años cada día. Pero Jana y Sara eran jóvenes cuando se les diagnosticó.

¿Qué ha cambiado, entonces? Como habrás imaginado, nuestro entorno. En el siglo XIX, Londres estaba envuelta en contaminación industrial, y hoy, Jana, Sara y muchos veteranos como ellas han estado expuestos a nuevos agentes tóxicos: desde defoliantes como el Agente Naranja en Vietnam hasta productos desengrasantes usados en la Fuerza Aérea o las fosas de combustión en Afganistán.

El párkinson no es una consecuencia natural del envejecimiento. Es una consecuencia artificial. No es una enfermedad exclusiva de los hombres mayores: puede afectar a cualquiera. Y no se debe principalmente a la genética, sino a los productos químicos presentes en los alimentos, el agua y el aire, que han dado origen a una enfermedad en gran parte creada por el ser humano.

Estos productos químicos están por todos lados, y ninguno de ellos es necesario.

LA PANDEMIA DE PÁRKINSON

Dos siglos después de que el doctor Parkinson describiera a seis personas con la parálisis agitante, el estudio Global Burden of Disease estimó que más de seis millones de personas padecían la enfermedad de Parkinson (véase la ilustración 2).[11] Lo que empezó como una rareza en las contaminadas calles de Londres está hoy prácticamente en todas partes. Puede verse en mercados locales, parques urbanos, aeropuertos, lugares de culto y en las calles de cualquier gran ciudad.

La pandemia de párkinson crece a un ritmo vertiginoso. La doctora Allison Willis, profesora y especialista en párkinson en la Universidad de Pensilvania, estimó recientemente que el número de nuevos casos de párkinson en Estados Unidos asciende a 900 000 al año, una cifra asombrosa, un 50% más alta que las estimaciones anteriores.[14] El año pasado, el estudio Global Burden of Disease calculó que ya 11,8 millones de personas padecían la enfermedad, casi el doble de lo que había publicado apenas seis años antes.[12]

La pandemia de párkinson ha transformado lo que probablemente fue una enfermedad poco común en la antigüedad en una inquietantemente frecuente hoy. Las crisis epilépticas, los accidentes cerebrovasculares y las migrañas se describieron hace siglos, incluso milenios. Sin embargo, los textos antiguos chinos, egipcios e indios apenas mencionan algo que se parezca al párkinson.[15, 16, 17] Y mientras que las pandemias anteriores (como las de viruela o gripe) se debieron a virus infecciosos, el aumento el párkinson tiene otros «vectores» responsables: pesticidas en los alimentos, disolventes industriales en el agua y contaminación en el aire.

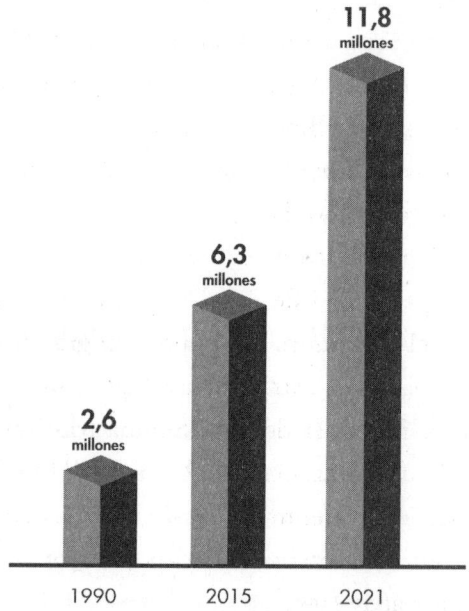

Ilustración 2. Cantidad estimada de personas que padecen la enfermedad de Parkinson a nivel global, 1990-2021.[12, 13]

Estos agentes tóxicos se han propagado desde los países industrializados de Occidente hasta prácticamente todos los rincones del planeta.[18, 19]

Si el párkinson se debiera únicamente al aumento de la esperanza de vida, el porcentaje de personas afectadas —ajustado por edad— sería el mismo en cualquier lugar. Por ejemplo, la proporción de personas mayores con la enfermedad en Toronto (Canadá) sería igual a la de Nairobi (Kenia). Pero no es así. En consonancia con su estrecha relación con los factores ambientales, la prevalencia del párkinson es cinco veces mayor en los países industrializados, como Canadá, que en el África subsahariana.[20] Además, la enfermedad está aumentando con más rapidez en los países que atraviesan procesos de industrialización acelerada y una expansión de la contaminación. En China, por ejemplo, la prevalencia de la enfermedad se ha duplicado con creces en tan solo una generación.[11]

PREGUNTAS SIN RESPUESTA

En 2020, en pleno auge de la pandemia de COVID-19, junto con nuestros amigos y colegas, los doctores Todd Sherer, de la Fundación Michael J. Fox, y Bastiaan Bloem, de la Universidad Radboud, de Países Bajos, escribimos *Ending Parkinson's Disease* («Cómo poner fin a la enfermedad de Parkinson»). Lo que pedíamos en el libro era que se conformara un movimiento de activismo similar al de la March of Dimes contra la polio o al de Act Up frente al VIH, con el fin de frenar el avance del párkinson. Por eso fue un gran honor cuando, un año después, tres personas extraordinarias que conviven con la enfermedad —Larry Gifford, la doctora Soania Mathur y Tim Hague Sr.— fundaron la organización PD Avengers («Los Vengadores del párkinson»). Este movimiento global de base ya cuenta con más de 8000 miembros en un centenar de países y ha impulsado una nueva ola de conciencia y activismo.[21]

Y este activismo ha logrado avances notables. En 2022, la Organización Mundial de la Salud reconoció el párkinson como una prioridad global y propuso seis medidas para abordar las desigualdades existentes en el mundo.[22] En 2024, la Agencia de Protección Ambiental de Estados Unidos prohibió dos productos químicos (el tricloroetileno y el percloroetileno) fuertemente asociados al párkinson, tras determinar que suponían un «riesgo inaceptable para la salud humana».[23, 24]

Y, por fin, en ese mismo año, el presidente Joe Biden promulgó la Dr. Emmanuel Bilirakis and Honorable Jennifer Wexton National Plan to End Parkinson's Act (una ley que establece un plan nacional para erradicar el párkinson y lleva el nombre del Dr. Emmanuel Bilirakis y de la congresista Jennifer Wexton). El proyecto, apoyado por ambos partidos, se aprobó en la Cámara de Representantes por 407 votos a favor y 9 en contra, y por unanimidad en el Senado. Lleva el nombre del fallecido hermano del congresista por Florida, Gus Bilirakis, y de la congresista Jennifer Wexton, quien ha seguido desempeñando su labor con valentía mientras convive con una forma poco frecuente de trastorno parkinsoniano: la parálisis supranuclear progresiva (PSP). Por primera vez, esta ley obliga al gobierno federal a desarrollar un plan nacional para prevenir y erradicar la enfermedad de Parkinson.

A pesar de que el progreso que se ha hecho en los últimos años es palpable, seguimos escuchando innumerables historias inquietantes de tintoreros, agricultores y marines que padecen párkinson. Hemos visitado decenas de los lugares más contaminados del país, desde la base del Cuerpo de Marines de Camp Lejeune (Carolina del Norte) hasta un enorme emplazamiento contaminado de veinticuatro kilómetros de ancho bajo Phoenix, Arizona.[25] Hemos recorrido comunidades de todo Estados Unidos para ver de primera mano cómo el agua y el aire contaminados afectan a las personas, las familias y las poblaciones. En muchos casos, las personas que estaban más afectadas ya no están entre nosotros. Cientos de personas maravillosas nos han abierto las puertas de sus casas, parques de bomberos, gimnasios, centros comunitarios, hoteles, hospitales y salas de conferencias para contarnos su experiencia con el párkinson. Y nosotros compartiremos muchas de sus historias contigo, con la esperanza de que despierten empatía, indignación y el deseo de actuar.

En esos encuentros, nos suelen acribillar a preguntas. ¿Por qué tengo párkinson? ¿Por qué me ha tocado a mí y no a mis familiares o compañeros de trabajo? ¿Mis hijos corren algún riesgo? ¿Qué puedo hacer para protegerlos? ¿Puedo frenar la progresión de la enfermedad? ¿Por qué el paraquat, un herbicida vinculado al párkinson, sigue usándose en las granjas estadounidenses? ¿Por qué China lo prohibió pero Estados Unidos no? ¿Por qué no sabíamos que era peligroso? Quienes conviven con la enfermedad preguntan cómo acceder a una mejor atención. Los cuidadores —muchas veces llorando en silencio— quieren saber qué les depara el futuro. ¿Mi ser querido podrá recibir cuidados en casa? ¿Habrá alguien que pueda relevarme para poder descansar de mi labor como cuidador? ¿No quedará otra opción más que ir a una residencia? Y todos, sin excepción, preguntan lo mismo: ¿dónde están los nuevos tratamientos que nos prometieron? ¿Están mejorando las cirugías? ¿Podrían las vacunas ayudar a combatir el párkinson? ¿O las células madre? ¿O la edición genética? ¿Cómo encontraremos la cura?

En resumen, lo que piden es un plan.

EL PLAN

Este libro responde muchas de esas preguntas y ofrece un plan detallado para hacer frente a la pandemia de párkinson. Este consta de cuatro pasos:

1. **Prevenir:** debemos prevenir lo prevenible. El primer paso para abordar cualquier crisis es contenerla. Hoy en día, estamos contribuyendo a la expansión del párkinson con el uso continuado —y creciente— de productos químicos tóxicos que contaminan nuestros alimentos, el agua y el aire. Para la mayoría de las personas, esta enfermedad es prevenible y el

sufrimiento, evitable. Presentaremos las «25 medidas contra el párkinson»: veinticinco recomendaciones sencillas que puedes implementar en tu vida diaria para reducir el riesgo de desarrollar párkinson.

Si ya tienes la enfermedad, estas recomendaciones posiblemente ayuden a ralentizar su progresión. Son útiles para todos, en cualquier lugar y en cualquier etapa de la vida: desde los más jóvenes —pues las semillas del párkinson suelen sembrarse muy temprano— hasta quienes se acercan al final de sus días.

2. **Lograr entender:** debemos entender por qué las personas desarrollan la enfermedad de Parkinson. En la conclusión de su ensayo, el doctor Parkinson expresaba su deseo de que los futuros científicos y médicos que «empleen con humanidad el examen anatómico para detectar las causas y la naturaleza de las enfermedades» prestaran especial atención a «esta dolencia», con la esperanza de hallar alivio y cura.[2] El primer paso para curar una enfermedad es identificar su causa o, en el caso del párkinson, sus causas. En esta enfermedad, sus orígenes pueden estar en la nariz y en el intestino, ya que son los puntos de entrada al organismo de las sustancias químicas que se inhalan o se ingieren. Sea cual sea la secuencia que lleva al inicio, expansión y progresión del párkinson, buscaremos que se investigue más para comprender ese «porqué». Cuando conocemos las causas de una enfermedad, podemos prevenirla, frenarla e incluso curarla.

3. **Amplificar:** debemos amplificar las voces de los pacientes y de quienes los cuidan. En el caso de las personas que ya conviven con el párkinson, necesitamos cambiar el abordaje y dedicar mayores esfuerzos a brindarles el apoyo y la atención adecuados. Y eso incluye tanto a las personas afectadas como a sus cuidadores. Durante mucho tiempo, la atención ha sido fragmentaria y se ha centrado en la consulta médica. La atención debe ser integral y centrarse en las necesidades

de cada persona. Tenemos que construir un universo de servicios donde el paciente sea el sol. En *El plan para vivir con la enfermedad de Parkinson* vamos a destacar los éxitos que se han logrado en distintas partes del mundo y analizaremos cómo esas victorias pueden ampliarse hasta llegar a todas las personas que luchan contra la enfermedad.

4. **Navegar:** debemos navegar y explorar el horizonte de los nuevos tratamientos. Necesitamos abordajes innovadores, y nosotros dos no tenemos todas las respuestas. Por eso entrevistamos a muchos de los principales expertos del mundo en el campo de la enfermedad de Parkinson, con el fin de identificar las áreas terapéuticas más prometedoras y compartir sus respuestas contigo en este libro. Al ofrecer un marco para entender los avances más recientes, esperamos priorizar las estrategias que tienen un mayor potencial de aliviar el sufrimiento de tanta gente. Trazaremos un camino con opciones de tratamiento a corto, medio y largo plazo, accesibles para todos: quienes padecen la enfermedad y quienes están en riesgo de desarrollarla.

Y, por último, todo buen plan necesita metas ambiciosas, nosotros las resumimos en el lema 0-10-100. Para 2035, aspiramos a lograr un aumento del 0 % en los nuevos casos (incidencia), multiplicar por diez la financiación en investigación —especialmente la destinada a la prevención— y garantizar un acceso universal (del 100 %) a la levodopa.

QUIÉNES SOMOS

Los dos hemos dedicado nuestra vida profesional a reducir la carga que suponen las enfermedades del cerebro. Junto con sus colegas, Ray predijo y cartografió el aumento de la enfermedad de párkinson.[26] Ha atendido a pacientes a lo largo y ancho de cinco estados y seis continentes a través de la telemedicina, y fue uno de los primeros en utilizar los *smartphones* y *smartwatches* para medir la evolución de la enfermedad. Y, antes de eso, dirigió el departamento especializado en la enfermedad de Parkinson en Johns Hopkins y organizó, en 2024, el primer simposio sobre el cerebro y el medio ambiente.

Durante la última década, Ray se ha dedicado a investigar cuáles son las raíces del párkinson, hasta el punto de que algunos creen que está obsesionado. Puede que así sea. Ahora, cada vez que ve a alguien caminar con síntomas de párkinson, ya sea por el canal de Erie o en un aeropuerto, se angustia mucho. Ve su sufrimiento presente y futuro y piensa que es un dolor innecesario y evitable. Él mismo te explicará por qué.

Michael es uno de los investigadores más prolíficos del mundo en el campo del párkinson. Es pionero y experto de referencia internacional en su tratamiento quirúrgico, y además es autor de varios libros sobre el tema. Ha desarrollado nuevos modelos de atención y presidido el Departamento de Neurología de la Universidad de Florida. En su momento fue cofundador y hoy dirige el Instituto Norman Fixel de Enfermedades Neurológicas, donde ejerce el cargo de profesor distinguido.

Durante los últimos quince años, en su rol como director médico y asesor de la Fundación Parkinson, es probable que Michael haya respondido a más preguntas de pacientes y familiares que ninguna otra persona. Ha escuchado su curiosidad, su frustración y su desesperación. En consecuencia, ha cuestionado cómo prestamos la atención sanitaria, cómo investigamos y cómo desarrollamos los tratamientos. Y compartirá contigo sus respuestas.

Juntos, Ray y Michael han publicado más de mil artículos, han atendido a diez mil pacientes y han contribuido a formar a millones de personas sobre la enfermedad. Y, sin embargo, en los aspectos más esenciales, hemos fracasado.

El párkinson es hoy la enfermedad neurodegenerativa de crecimiento más rápido del mundo. Ha pasado a ocupar el decimocuarto puesto entre las principales causas de muerte en Estados Unidos.

Millones de personas siguen sin diagnóstico ni tratamiento, sin acceso a atención médica ni a medicación. Y otros millones más —y sus familias— sufren una enfermedad devastadora, con poca esperanza. Pese a los miles de millones que se han invertido en investigación, todavía ningún gran avance terapéutico ha visto la luz en lo que llevamos de siglo.

Ya hemos fracasado bastante. Y hemos visto suficiente. La mayoría de los casos de párkinson se pueden prevenir. La enfermedad debe terminar. Por eso hemos elaborado juntos un plan para poner fin al sufrimiento. Al prevenir la enfermedad, nuestro objetivo es hacer que la enfermedad de Parkinson sea cada vez menos frecuente. Al lograr entender por qué, podremos cortar las causas principales de raíz, frenar su progresión y acelerar el desarrollo de nuevos tratamientos. Al amplificar las voces de los pacientes y sus cuidadores, reduciremos la carga que conlleva la enfermedad para los doce millones de personas que ya la padecen y sus familias. Y al navegar y explorar el horizonte terapéutico, aliviaremos el sufrimiento y ralentizaremos el avance de la enfermedad en todas sus etapas.

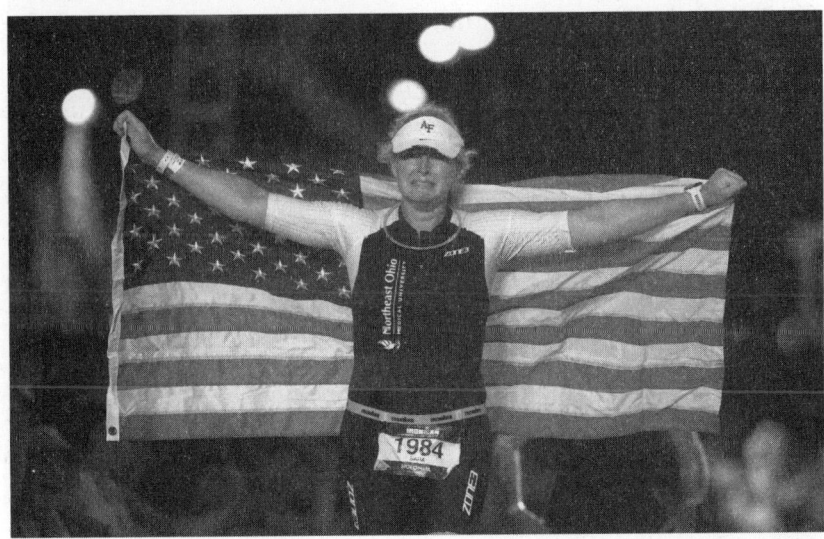

Ilustración 3. Fotografía de la Dra. Sara Whittingham tras completar el triatlón Ironman en 2023. Fotografía de Christian Petersen/Getty Images.

Durante mucho tiempo, la idea que se tenía del párkinson fue errónea. La mayoría de la población —e incluso muchos científicos— siguen viéndolo como una consecuencia inevitable del envejecimiento. Para ellos, la enfermedad no es más que el reflejo de una mayor esperanza de vida o del infortunio genético. Creen que no puede hacerse prácticamente nada para detener el avance de esta pandemia. Pero se equivocan.

Estamos en medio de una batalla: frenar la expansión del párkinson o permitir que siga creciendo. No muchos son conscientes de que esa batalla existe y, por eso, la estamos perdiendo. Necesitamos abrir los ojos, pensar de otra forma y cambiar de rumbo.

Tres años después de recibir su diagnóstico, Sara estaba lista para librar su propia batalla. Solicitó y obtuvo una invitación para competir en el Ironman de Kailua-Kona, Hawái. Allí nadó 3,8 kilómetros en el océano Pacífico, recorrió 180 kilómetros en bicicleta por las montañas y corrió 42 kilómetros por las carreteras. En la línea de meta la esperaban su marido, sus dos hijas y su excompañera de la Academia de la Fuerza Aérea, Jana, que le entregó una bandera estadounidense de su despliegue conjunto en Afganistán (véase la ilustración 3). [27, 28]

Si Sara puede completar un Ironman tres años después de desarrollar párkinson, ¿qué podremos lograr nosotros en diez para combatirlo? Hagamos un plan y descubramos la respuesta.

PARTE 1

PREVENIR

1
LOS PESTICIDAS PRESENTES EN NUESTROS ALIMENTOS, GRANJAS Y CAMPOS

La historia es lo que la gente intenta ocultarte, no lo que
quiere mostrarte. Se busca del mismo modo que se
rebusca en un vertedero: buscando pruebas de lo que
otros prefieren enterrar.

HILARY MANTEL, autora de novela histórica

En enero de 1945, un siglo después del ensayo del doctor Parkinson, un patólogo de cuarenta y tres años se topó con una enfermedad totalmente nueva al otro lado del mundo. El doctor Harry M. Zimmerman, médico formado en Yale que más tarde ayudaría a fundar el Albert Einstein College of Medicine, llegó a la isla de Guam, a 6000 kilómetros al oeste de Honolulu. Formaba parte de la Unidad de Investigación Médica Naval n.º 2 de Estados Unidos, encargada de estudiar las «enfermedades de interés militar» en la isla recién recuperada, tras haber pasado por una dura ocupación japonesa durante la Segunda Guerra Mundial. Su misión consistía en investigar dolencias como la malaria, la hepatitis y otras enfermedades infecciosas que amenazaban a las tropas estadounidenses en el Pacífico.[1]

Sin embargo, se encontró con algo distinto. La población indígena de Guam, los chamorros, que se cree que llegaron a las Islas Marianas desde Filipinas y Singapur hace unos 3500 años, comenzaba a presentar una enfermedad desconocida, y lo hacía con una frecuencia alarmante.[2]

En la isla, donde entonces se concentraban unos 200 000 soldados estadounidenses, Zimmerman observó primero signos inequívocos de malnutrición: manos descamadas (por falta de niacina) y corazones dilatados (por deficiencia de tiamina). Pero luego, al realizar su autopsia número sesenta y tres en la isla, examinó a un hombre de cuarenta y dos años con la lengua atrofiada y los brazos y piernas consumidos. Zimmerman sospechó que aquel hombre padecía esclerosis lateral amiotrófica (ELA), diagnóstico que terminó por confirmar al examinar la médula espinal endurecida.[1]

Alrededor de diez días después realizó otra autopsia, esta vez a un hombre de treinta y ocho años con ELA. Dado que Zimmerman era una de las jóvenes promesas del emergente campo de la neuropatología, conocía bien la enfermedad: la leyenda del béisbol estadounidense Lou Gehrig, exjugador de los New York Yankees, había muerto a causa de ella solo cinco años antes. Sin embargo, la ELA era una dolencia poco común, que afectaba a menos de una de cada 10 000 personas en Estados Unidos. En Guam, sin embargo, Zimmerman estaba viendo muchos más casos, tanto en las morgues como en las consultas. Investigaciones posteriores revelaron que los chamorros, y solo los chamorros, desarrollaban la enfermedad con una frecuencia de cincuenta a cien veces superior a la registrada en Estados Unidos o en cualquier otra parte del mundo.[3]

Sin embargo, la ELA no era la única enfermedad neurológica que un grupo cada vez mayor de médicos en la isla empezaba a notar. Veían a hombres y mujeres chamorro con temblores de «rodar píldoras» entre los dedos, rostros inexpresivos, posturas encorvadas y pasos cortos y arrastrados. En resumen, parecían tener párkinson, pero con una diferencia: también presentaban demencia. «Se volvían olvidadizos..., perdían el rumbo, no encontraban el camino de vuelta a casa. No recordaban los nombres de sus propios hijos».[1]

Al principio, los científicos pensaron que aquella enfermedad —que parecía ser hereditaria en las familias— tenía que ser de origen genético. Sin embargo, no se encontró ninguna mutación.[4] Después supusieron que debía de ser infecciosa, pero no se identificó ningún virus. Más tarde se barajaron otras causas biológicas: deficiencias vitamínicas, priones (proteínas cerebrales mal plegadas) o desequilibrios hormonales.[5] Ninguna de esas explicaciones fue satisfactoria. Finalmente, los investigadores dirigieron la mirada hacia la dieta.

Empezaron a sospechar que la alimentación podría ser la causa.[6] Cuatro horas después del bombardeo de Pearl Harbor, los japoneses habían atacado y tomado rápidamente el control de Guam, que se había convertido en territorio de Estados Unidos tras la guerra hispano-estadounidense. Durante la ocupación japonesa murieron más de mil residentes locales, en un periodo marcado por los trabajos forzados y la escasez de alimentos.[7, 8, 9, 10] Muchas familias perdieron sus huertos de frutas y verduras y el acceso a sus zonas de pesca habituales. En consecuencia, tuvieron que volver a depender de viejas fuentes de alimento, en algunos casos, menos seguras. Entre ellas se encontraban las semillas de cícada.

Estas semillas proceden de una planta similar a una pequeña palmera, cuyos orígenes se remontan a la época de los dinosaurios. Los habitantes de la isla sabían que las semillas, recubiertas por una cáscara dura, eran peligrosas si se consumían crudas. Por eso, las preparaban con sumo cuidado durante un periodo de una a tres semanas. El proceso, observado por la antropóloga Marjorie Whiting, incluía abrir las semillas, lavarlas a fondo e incluso comprobar la toxicidad del agua de lavado antes de usarlas para elaborar harina con la que preparaban tortillas. Según Whiting, todos los chamorros conocían «las propiedades tóxicas de la planta. Perros y gallinas morían a menudo por beber el agua del lavado. La preparación es laboriosa: las indicaciones varían, pero el remojo debe durar varios días y requiere cambios de agua "frecuentes"».[1]

Sin embargo, durante la ocupación japonesa era imposible realizar una preparación tan metódica. Según un brillante ensayo publicado en *The New Yorker* en 1990: «Durante la guerra, con innumerables familias buscando comida en los bosques, los guameños comieron más semillas de cícada que en cualquier otro momento de aquel siglo y, al verse obligados a desplazarse continuamente, era más probable que no las desintoxicaran por completo».[1]

En 1987, el doctor Peter Spencer —actualmente neurotoxicólogo en la Universidad de Ciencias y Salud de Oregón— demostró que las semillas de cícada contenían una toxina natural lipófila (es decir, soluble en grasa) llamada «BMAA» (beta-N-metilamino-L-alanina). Preocupado por sus propiedades tóxicas, administró una cantidad concentrada de la sustancia a monos de laboratorio. Un mes después, los animales desarrollaron «postura encorvada, pelaje descuidado y temblores», entre otros síntomas. La exposición prolongada produjo «periodos de inmovilidad con el rostro inexpresivo y la mirada fija, postura agazapada y una marcha lenta y arrastrada», todos ellos síntomas de un trastorno parkinsoniano.[11]

No obstante, la dosis administrada a los monos era muy alta, superior a la que los humanos podrían haber consumido. Para recibir una cantidad equivalente de BMAA, «[los humanos] tendrían que comer enormes cantidades de semillas de cícada a diario, ya que la harina procesada contenía muy poca cantidad de BMAA».[6] Si la harina por sí sola no bastaba para explicar el aumento de esta enfermedad, tal vez había otra explicación.

Los humanos no eran los únicos que comían semillas de cícada. Los zorros voladores —parientes cercanos de los murciélagos y animales nativos de Guam— se alimentan de ellas por la noche. Como la toxina se disuelve en grasa y no en agua, los zorros voladores no pueden eliminarla fácilmente por la orina. En lugar de ello, acumulan el BMAA en su tejido graso.[6] La concentración de BMAA en los zorros voladores es cien veces superior a la presente en las semillas.[12]

El pueblo chamorro consideraba los zorros voladores una exquisitez culinaria, y disfrutaba de su carne cocinada en leche de coco.[6] A medida que el BMAA se desplaza a lo largo de la cadena alimentaria, su concentración aumenta mediante un proceso conocido como «biomagnificación» (véase la ilustración 1).[12]

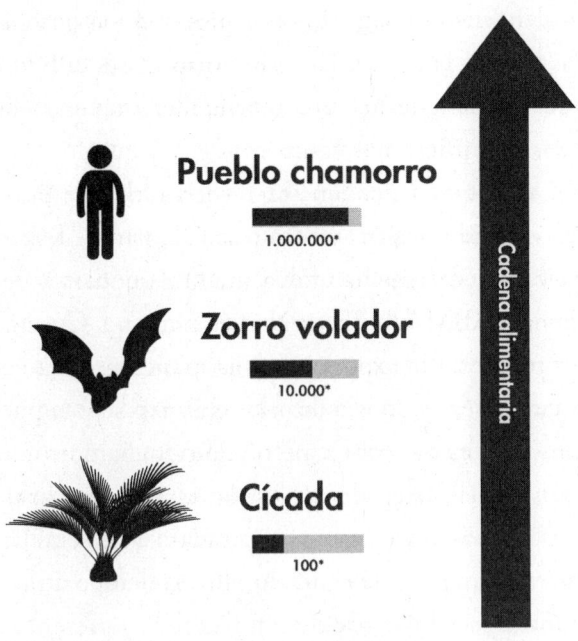

Ilustración 1. Proceso de biomagnificación del BMAA.
Creado por los autores. Ratios estimados según datos del estudio original.[6]

El pueblo chamorro consumía cantidades extremadamente elevadas de la toxina, como demostraban los altos niveles encontrados en los cerebros de las personas que habían fallecido a causa de ELA en Guam.[13]

La caza con armas de fuego hizo que los zorros voladores prácticamente se extinguieran. Y veinte años después de que estos animales empezaran a desaparecer, también lo hicieron los casos de ELA.[6] Los trastornos parkinsonianos comenzaron a remitir poco después y desaparecieron por completo para el año 2000. En 2012, «los únicos chamorro que seguían padeciendo la enfermedad eran ancianos, la mayoría con síntomas de demencia». El neurólogo canadiense John Steele luego señaló lo siguiente: «Estamos bastante seguros de que ninguna persona que haya nacido después de 1951 ha desarrollado la enfermedad ni corre el riesgo de hacerlo».[14,15]

El caso del pueblo chamorro nos proporciona enseñanzas muy importantes para el presente. En primer lugar, las enfermedades no surgen porque sí: siempre hay una razón. Y es responsabilidad de los médicos y los científicos averiguar cuál es. Segundo, los productos químicos en el entorno pueden ser responsables de enfermedades neurológicas, incluidos los trastornos parkinsonianos. Tercero, algunas de estas toxinas pueden ser naturales, mientras que otras —como veremos luego— son sintéticas o de origen humano. Cuarto, existe un retraso temporal entre la exposición y la aparición de la enfermedad. Ese retraso puede ser de años o décadas, y la exposición puede producirse a edades tempranas. Por ejemplo, algunos chamorro que emigraron de Guam a California desarrollaron trastornos parkinsonianos muchos años después, pese a que su exposición a las semillas de cícada y a los zorros voladores había ocurrido mucho tiempo atrás.[16] Sin embargo, ninguno de sus hijos nacidos en California presentó estos trastornos. Y por último —y quizá lo más importante—: enfermedades como el párkinson, la ELA o el alzhéimer no son una «consecuencia natural ni inevitable del envejecimiento». Son prevenibles.[15]

Mientras los chamorros sufrieron las consecuencias de una toxina natural presente en sus alimentos, las personas con párkinson de todo el mundo han sentido los efectos de otras sustancias químicas, tanto naturales como de origen humano, especialmente los pesticidas.

¿TOMAS LECHE?

A finales de la década de 1970, la Asociación de Productores de Piña de Hawái alegó que un pesticida peligroso llamado «heptacloro» —emparentado con el DDT (dicloro-difenil-tricloroetano)— era imprescindible para proteger su cultivo estrella y así logró que se les concediera una exención para poder utilizarlo. Una vez finalizada la cosecha, las hojas verdes de las piñas (llamadas «la corona») se usaron como alimento para las vacas lecheras de la isla. Al igual que el BMAA, este pesticida se disuelve en la grasa, y las vacas lo acumularon en su tejido adiposo y en la leche. Poco después, se detectó que las vaquerías de Oahu presentaban niveles peligrosos del pesticida. La leche acabó siendo retirada de las tiendas y de las escuelas, pero para algunas personas ya era demasiado tarde.[17]

En los laboratorios, el heptacloro daña las partes de las células encargadas de producir energía (llamadas «mitocondrias») y provoca la muerte de las neuronas que fabrican dopamina.[18] En Hawái, los investigadores descubrieron que las personas que consumían más leche presentaban un mayor riesgo de desarrollar la enfermedad de Parkinson.[19] Al analizar los cerebros bajo el microscopio, observaron que los hawaianos que habían bebido más leche tenían menos neuronas en la zona del cerebro afectada por el párkinson. Además, comparados con quienes consumían poca leche, los grandes consumidores de leche eran más propensos a presentar restos del pesticida heptacloro en el cerebro.[17, 20, 21]

Las vacas no son los únicos animales que acumulan pesticidas como el heptacloro en la leche. Los seres humanos también. En China, se han hallado altas concentraciones de residuos de pesticidas en la leche materna.[22] Y lo mismo sucede en mujeres de Brasil, Etiopía y Uganda. Hasta donde sabemos, nadie está siguiendo la evolución de sus hijos para saber si desarrollarán párkinson dentro de unas décadas.

«TALANTE NORUEGO»

En 2002, el doctor Stein Nilsen, científico del Instituto Noruego de Investigación en Defensa, fue diagnosticado con enfermedad de Parkinson. Como ocurre en muchos casos, sus síntomas comenzaron con un temblor en la mano derecha. A diferencia de la mayoría, Stein era joven: solo tenía treinta y nueve años. El matemático quiso entender qué había provocado su enfermedad. Se preguntaba: «¿Qué experimenté yo que otros no?».

En algunos casos, el párkinson de inicio temprano puede deberse a causas genéticas, pero en la mayoría —como en el caso de Stein—, el entorno parece ser el principal responsable.[23] Doce años antes, Stein había vivido una experiencia que pocos matemáticos comparten. A casi cinco mil kilómetros de distancia, en el sur del Líbano, Stein había servido como parte de las Operaciones de Mantenimiento de la Paz de Naciones Unidas. Durante años, Noruega ha contribuido con unos novecientos soldados a la Fuerza Provisional de Naciones Unidas en el Líbano (también conocida como FINUL) porque, según las propias palabras de Stein, «volar por el mundo intentando hacer la paz… honra el talante noruego».

Con veintisiete años y el rango de teniente segundo del Ejército, su tarea era vigilar el paso de tropas por el puente Khardela. Estaba destinado en el puesto de observación 4-18, donde él y otros tres soldados se turnaban para mantener la guardia las veinticuatro horas del día. El búnker en el que dormían era tan pequeño que solo cabían cuatro camas.

Además del peligro constante de los disparos de mortero que pasaban sobre sus cabezas, los soldados tenían que lidiar con insectos: escorpiones, arañas y ciempiés venenosos. Stein recordaba: «Me picó un escorpión el domingo 14 de abril de 1991. Era uno solo, pero me picó dos veces… con un segundo de diferencia». Y eso fue más que suficiente para él. Los soldados intensificaron las medidas de control, que incluían el uso de un aerosol insecticida llamado «Shell Tox». Para mantener los insectos fuera, rociaban semanalmente su búnker, que no tenía buena ventilación. Funcionó. Sin embargo, es probable que Stein inhalara grandes cantidades del insecticida, que contenía unos compuestos llamados piretrinas. Estas sustancias son pesticidas naturales derivados de las flores del crisantemo y, cuando se inhalan o ingieren, pueden tener efectos devastadores.[24]

No hace falta ser jardinero ni haber servido en el sur del Líbano para estar expuesto a este tipo de sustancias químicas. Las piretrinas y sus derivados sintéticos más tóxicos (los piretroides) se encuentran en numerosos productos de uso doméstico, como collares antipulgas, champús para mascotas, insecticidas en aerosol o pulverizadores contra insectos.[24,25] Las exposiciones ocasionales y de baja dosis pueden considerarse seguras. Sin embargo, la exposición frecuente a estos pesticidas —y a sus versiones sintéticas— daña el sistema nervioso tanto de los insectos como de los seres humanos.[26]

Determinar la causa exacta del párkinson en una persona concreta es difícil, pero numerosos estudios han relacionado la exposición a pesticidas con la enfermedad.[27, 28, 29, 30] Hoy, Stein (véase la ilustración 2) reclama que el Ejército le dé una compensación. Sigue viviendo en Noruega, y le encanta visitar a su familia en Harstad, una ciudad costera situada al norte del Círculo Polar Ártico, donde creció. Allí, la nieve dura hasta bien entrada la primavera, y el difunto padre de Stein se empeñaba en tener el jardín limpio para el 21 de mayo, justo a tiempo para celebrar el cumpleaños de su madre. Stein ha adaptado su vida al párkinson. Cuenta que ha eliminado de su vida todo aquello que lo hacía sentir mal, incluido el televisor, aparato que no enciende desde hace veinte años. Dice: «El párkinson es una enfermedad bastante difícil, pero normalmente te da tiempo a corregir algunos errores».

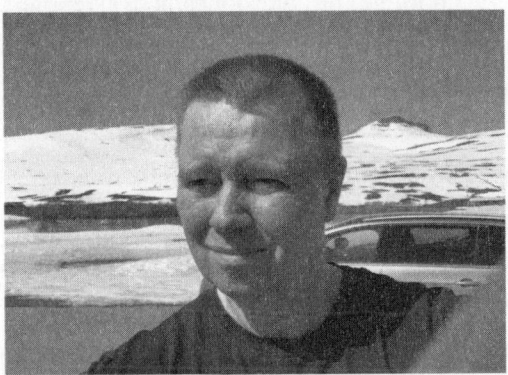

Ilustración 2. El Dr. Stein Nilsen cruzando el Círculo Polar Ártico en junio de 2020. Foto cortesía del Dr. Stein Nilsen.

DOCTOR Y PACIENTE

Las piretrinas no son los únicos pesticidas naturales vinculados con la enfermedad de Parkinson. En el año 2000, el doctor Tim Greenamyre, neurólogo e investigador del párkinson, y sus colegas de la Universidad de Emory, estudiaron otro pesticida llamado «rotenona», del que sospechaban que podía desencadenar la enfermedad. La rotenona la producen diversas plantas tropicales del Caribe, Sudamérica, el sudeste asiático y las islas del Pacífico suroccidental. Durante siglos, los extractos de estas plantas se han utilizado para matar peces.[31] En la década de 1990, la rotenona —que también elimina insectos, como los piojos— era uno de los pesticidas más usados en los hogares estadounidenses.[32] También se emplea en la agricultura, y se han encontrado restos del producto en lechugas, tomates e incluso en comida para bebés.[31]

El cerebro es un órgano que consume grandes cantidades de energía. Aunque representa solo el 2 % del peso corporal, utiliza el 20 % de toda la energía que produce el cuerpo humano.[33] Las neuronas consumen tres cuartas partes de esa energía, y las que producen dopamina en la sustancia negra son de las más exigentes.[34,35] Estas células, mal aisladas y con más de un millón de conexiones, si se extendieran, alcanzarían unos cuatro metros de longitud.[36,37] Para satisfacer sus enormes demandas energéticas, están repletas de motores que producen energía, llamadas «mitocondrias».

Greenamyre se preguntó si la rotenona, que daña las mitocondrias, podría provocar párkinson. Para comprobarlo, inyectó el químico en ratas, directamente en el torrente sanguíneo. Veinticinco animales fueron expuestos a la sustancia entre una y cinco semanas, y posteriormente se analizaron sus cerebros. En doce de las ratas expuestas (a distintas dosis) se observó una pérdida de las neuronas productoras de dopamina en la sustancia negra, la zona del cerebro afectada en el párkinson. Otras áreas cerebrales permanecieron prácticamente intactas. Ninguna de las ratas del grupo de control mostró esa pérdida.[38]

Las ratas expuestas también presentaron movimientos más lentos y una postura encorvada. Además, «siete animales desarrollaron una rigidez grave y tres mostraron temblores en una o varias patas, parecidos al temblor en reposo característico del párkinson».[38] Greenamyre concluyó:

«Estos resultados indican que la exposición crónica a un pesticida común puede reproducir las características anatómicas, neuroquímicas, conductuales y neuropatológicas de la enfermedad de Parkinson».[38] Su equipo pensó que otros compuestos, tanto naturales como sintéticos, que dañan las mitocondrias podrían tener un efecto similar. Y concluyeron que la exposición a estas sustancias «a través de la dieta, el agua potable o factores ambientales» podría «estar detrás de la mayoría de los casos de párkinson idiopático».[38]

Once años después de aquellos experimentos en ratas, un grupo de investigadores de la Universidad de California en San Francisco, dirigido por la doctora Caroline Tanner, descubrió que la exposición a la rotenona también estaba asociada al párkinson en humanos. En un estudio clave que se realizó en 2011 se analizó a agricultores y aplicadores de pesticidas y se descubrió que quienes estuvieron expuestos a rotenona tenían un 150 % más de riesgo de desarrollar párkinson.[28]

La vía de exposición, al menos en el caso de la rotenona, puede ser importante. En sus experimentos, Greenamyre y su equipo inyectaron rotenona directamente en el torrente sanguíneo de las ratas y observaron que la sustancia «pareciera tener poca toxicidad cuando se administra por vía oral».[38] En el estudio que realizó Tanner con agricultores, la principal vía de exposición probablemente haya sido la inhalación del pesticida durante la pulverización.

Dieciséis años después de aquel estudio pionero, Greenamyre, que continúa atendiendo a personas con párkinson, empezó a notar síntomas preocupantes en sí mismo. Según un perfil reciente que se publicó en la revista *Science*: «No podía oler nada. Estaba estreñido. Daba patadas y gritaba mientras dormía. Su brazo izquierdo no se balanceaba al caminar».[39] En 2021, consultó con un colega neurólogo para confirmar lo que ya sospechaba: padecía la enfermedad de Parkinson.[39]

El doctor Greenamyre (véase la ilustración 3), que hoy en día trabaja en la Universidad de Pittsburgh, se pregunta si su trabajo con la rotenona y otros compuestos similares podría haber causado su enfermedad. «Como en ese entonces sabíamos mucho menos, no éramos tan cuidadosos. Estuve expuesto a varias sustancias, y especialmente a la rotenona, con bastante frecuencia».[39] Hoy sigue atendiendo a pacientes con párkinson y trabaja para identificar otras posibles causas ambientales.

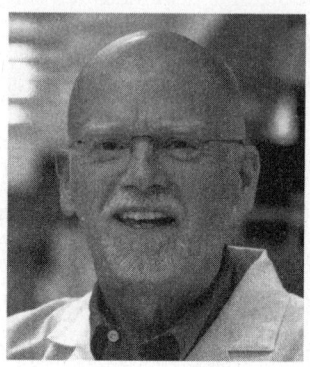

Ilustración 3. Fotografía del Dr. Tim Greenamyre.

Dice: «Tengo la esperanza de que en el futuro podamos prevenir estos contactos tóxicos y mitigarlos cuando ocurran».

UN VERANO EN TEXAS

El caso del doctor Greenamyre es una rareza: el de una persona expuesta en el laboratorio a un pesticida capaz de provocar enfermedad de Parkinson. En cambio, la exposición que se observa más a menudo es la que ocurre en el campo. Steve Phillips nació en el sur de California y, en los años sesenta, vivía para surfear en su Long Beach natal. Cuando su hermano mayor se casó con una familia dedicada al cultivo del algodón en el oeste de Texas, el joven Steve no dudó en aprovechar la oportunidad de ganar dinero y pasar un verano trabajando en el campo. En el verano de 1969, con diecisiete años, dejó su tabla de surf y partió hacia Pep, Texas, un pueblo de siete habitantes.

Allí «tenía la oportunidad de ganar un montón de dinero». Pero el precio que tuvo que pagar sería muy alto. Sin formación ni un equipo de protección individual que lo escudara, Steve se encargaba de mezclar productos químicos, entre ellos el pesticida paraquat. Llenaba bidones de doscientos litros con el herbicida tóxico, que luego se colocaban en la parte trasera de un tractor. No llevaba guantes, ni gafas, ni mascarilla. No tenía una cabina cerrada, ni filtros de aire, ni aire acondicionado. En su lugar, usaba una gorra azul de los Dodgers y un pañuelo rojo que su hermano le había regalado para que el polvo no le entrara por la nariz. Recorría el campo en un tractor abierto, rodeando parcelas cuadradas de unos 1,6 kilómetros de lado, delimitadas por cercas de alambre de espino. Mientras conducía, rociaba las plantas de algodón y, según soplara el viento, el pesticida acababa volviendo hacia él.

Steve fumigó los campos de lunes a viernes durante todo el verano. Cuando el depósito del tractor se vaciaba, un camión cisterna lo rellenaba. Cada día cubría aproximadamente un kilómetro cuadrado pero, incluso con cinco o seis tractores trabajando a la vez, tardaban semanas en pulverizar todos los campos. Y, en cuanto terminaban, volvían a empezar.

Con los bolsillos llenos, Steve regresó al sur de California, volvió a surfear y a escuchar *rock and roll*. En los años setenta, su emisora favorita era KMET, y su DJ preferido, curiosamente, se hacía llamar «Paraquat» Kelley. Patrick Kelley se había ganado ese famoso apodo por comentar las noticias sobre las fumigaciones de paraquat en México, una operación respaldada por el gobierno de Estados Unidos para destruir cultivos de marihuana y amapola. Tras el uso del Agente Naranja en Vietnam, Estados Unidos envió aviones y 30 millones de dólares en ayuda para rociar con paraquat los campos de marihuana mexicanos.[40,41] Steve solía ver aquellos aviones sobrevolando los cultivos cuando conducía su Volkswagen Microbus amarillo hacia las playas de Baja California para surfear.

La intención era destruir las plantaciones, pero parte de la marihuana contaminada con pesticida llegó igualmente a Estados Unidos. Según un estudio, más del 20% de las muestras de marihuana del suroeste del país estaban contaminadas con paraquat.[40, 41, 42, 43] El DJ favorito de Steve informaba a los oyentes sobre la posible toxicidad pulmonar derivada de fumar esa marihuana adulterada.

Después de estudiar Administración de Empresas en la universidad, Steve tuvo una exitosa carrera como consultor en liderazgo. Esperaba disfrutar de una jubilación saludable y activa hasta que, en 2008, mientras ofrecía una cena para ejecutivos en Santo Tomás, una isla del Caribe, su mano izquierda dejó de responder. Como Jana, la veterana de la Fuerza Aérea estadounidense, buscó explicaciones alternativas: el par de copas que había tomado durante la travesía en barco ese mismo día, el estrés, el cansancio. Pero poco después notó que su pie izquierdo a veces se quedaba pegado al suelo y que su brazo izquierdo apenas se movía al caminar. Consultó a un neurólogo, que le diagnosticó enfermedad de Parkinson. Steve no tenía idea de que su dolencia pudiera estar relacionada con su trabajo del verano de 1969. Eso cambió en 2015, cuando empezó a leer los estudios que vinculaban el paraquat con la enfermedad.

Cuatro años antes, la doctora Caroline Tanner, neuróloga y epidemióloga, y su equipo en el norte de California habían realizado un estudio que subrayaba los riesgos.[28] Tanner quería averiguar si los trabajadores agrícolas, como Steve, que manipulaban pesticidas dañinos para las mitocondrias, tenían mayor probabilidad de desarrollar párkinson. Para ello, analizó a más de cien agricultores y a sus cónyuges de Iowa y Carolina del Norte diagnosticados con párkinson, y los comparó con otros trabajadores agrícolas sanos. Les preguntó a ambos grupos acerca de su exposición a distintos pesticidas. Tal como había sucedido en el caso de la rotenona, quienes habían trabajado con paraquat también tenían un 150% más de probabilidad de padecer párkinson.

Al leer aquellos estudios, Steve recuerda: «Me puse furioso». Se preguntó si su discapacidad se debía a aquel trabajo de verano en Texas. Recordaba haber visto símbolos de peligro en las etiquetas de los productos pero, como tantos adolescentes, no le dio importancia.

Sus síntomas parkinsonianos fueron empeorando, y hace tres años viajó para ver al doctor Michael Okun (uno de los autores de este libro) y al doctor Kelly Foote, en la Universidad de Florida, donde se sometió a una cirugía de estimulación cerebral profunda. La operación fue «una gran ayuda» para Steve, pero el párkinson cambió los planes que tenía para su jubilación. Él y su esposa, Angelina, habían comprado catorce hectáreas en Sámara, Costa Rica, con la idea de vivir una vida tranquila junto al mar. Aunque todavía viaja allí, donde no hay especialistas en párkinson, pasa la mayor parte del tiempo en Estados Unidos, entre Asheville (Carolina del Norte) y San Francisco.

Hoy, Steve es un miembro activo de los PD Avengers (www.pda-vengers.com), una organización mundial de base que lucha por erradicar la enfermedad. Ha dirigido su comité de acción sobre pesticidas y aboga por la prohibición del paraquat en Estados Unidos para proteger a otras personas de desarrollar esta debilitante enfermedad. Afirma: «Cada vez contamos con pruebas más numerosas y sólidas que apuntan a que [los químicos presentes en] nuestros alimentos, el agua y el aire son los verdaderos causantes del párkinson. Y el párkinson es completamente evitable».

IGNORANCIA PROMOVIDA

Además del algodón, el paraquat se pulveriza también en campos de maíz, soja y viñedos de todo Estados Unidos (véase la ilustración 4). Durante los últimos cinco años —según los datos disponibles—, su uso se ha duplicado. Solo en 2018, se aplicaron en el país más de 6,8 millones de kilos de este herbicida.[44] Reino Unido, a pesar de ser el país fabricante, prohíbe el uso de paraquat en su propio territorio, aunque lo exporta a Brasil, México y Estados Unidos.[45]

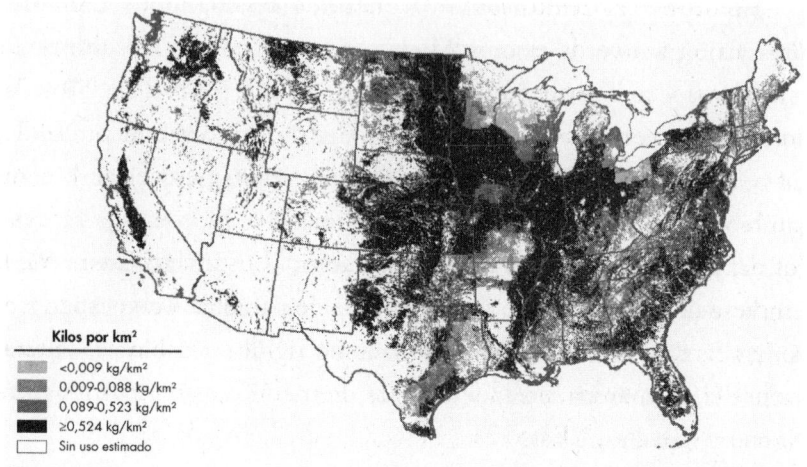

Ilustración 4. Estimación preliminar del uso agrícola de paraquat en Estados Unidos en 2018, que incluye «estimaciones más amplias del uso de pesticidas no reportado en encuestas». Mapa elaborado por el Servicio Geológico de los Estados Unidos. [44]

Más de cincuenta países, entre ellos China, han prohibido el producto químico, que también se utiliza para cometer suicidios y homicidios. [46, 47, 48]

El paraquat se asocia con un riesgo significativamente mayor de padecer la enfermedad de Parkinson en humanos. [38, 49] En animales de laboratorio expuestos al compuesto, se observa pérdida de movilidad y lesiones cerebrales típicas de la enfermedad. [50] El químico daña las mitocondrias, cuyo mal funcionamiento está estrechamente vinculado con el párkinson. [51,52] En moscas de la fruta, el paraquat puede inducir el mal plegamiento de la proteína alfa-sinucleína, el sello patológico característico de la enfermedad. [53] Equipos de investigación de todo el mundo han replicado gran parte de estos hallazgos. [54, 57, 56, 57] En resumen, disponemos de todas las pruebas posibles, excepto un ensayo clínico aleatorizado —que sería inviable e inmoral—, para afirmar que el paraquat causa la enfermedad de Parkinson. Sin embargo, las pruebas más incriminatorias no proceden de los científicos, sino, aparentemente, de la propia empresa fabricante. [45,58]

Cientos de agricultores han demandado al fabricante del herbicida.[45] En el marco de esos litigios, la empresa se ha visto obligada a entregar documentos internos que datan de la década de 1950 sobre su «producto estrella».[45] Según documentos revisados por los medios *The Guardian* y The New Lede, las propias investigaciones de la compañía ya señalaban al paraquat como causante de síntomas similares a los del párkinson en animales de laboratorio. Los investigadores de la empresa demostraron que dosis elevadas de paraquat provocaban síntomas característicos del párkinson, como rigidez, temblores y alteraciones en la marcha, en tres especies de mamíferos diferentes: ratas, ratones y conejos.[45] Estos estudios datan de la década de 1960.

Hace cincuenta años, los organismos reguladores empezaron a mostrar una creciente preocupación por los trabajadores «que podían lamer sin darse cuenta pequeñas cantidades de residuo de paraquat de sus labios o inhalar su niebla tóxica».[45] Por aquel entonces circulaban rumores de que algunos miembros de la Agencia de Protección Ambiental de Estados Unidos (EPA, por sus siglas en inglés) estaban a favor de prohibir el pesticida, algo que, hoy en día, aún no ha ocurrido.[45]

Según *The Guardian*, uno de los fabricantes estaba al tanto de estos riesgos y se mostró particularmente alarmado por un estudio de 1987 que llevó a cabo el ya difunto neurólogo canadiense André Barbeau y su equipo. Los investigadores sospechaban que los factores ambientales podrían estar contribuyendo al párkinson. Su razonamiento era que, si el entorno influía en el desarrollo de la enfermedad, la prevalencia de esta no sería uniforme, sino que variaría, por ejemplo, según el uso de ciertos productos químicos. Y tenían razón.

Comenzaron su investigación en las zonas rurales de la provincia de Quebec. Primero descubrieron «una marcada variabilidad en la proporción de personas con párkinson entre las distintas regiones agrícolas». Una de ellas, conocida como el «Jardín de Quebec», presentaba de forma constante las tasas más altas de párkinson. Era una región casi exclusivamente agrícola, gran productora de hortalizas y manzanas para toda la provincia y más allá. También era, «con diferencia, la mayor consumidora de pesticidas», incluido el paraquat. El equipo halló una correlación casi perfecta entre el uso de pesticidas y la prevalencia de párkinson.[59]

Esa «extraordinaria correlación» alarmó al fabricante de paraquat, y un informe interno advirtió de que el producto podía convertirse, al igual que el amianto, en un enorme problema legal.[45] Sin embargo, en lugar de retirarlo del mercado, la empresa redobló su apuesta y lanzó una campaña bajo el lema «libertad para vender». De acuerdo con la investigación periodística, el fabricante de paraquat empleó técnicas destinadas a subestimar los efectos tóxicos del químico, ocultó los resultados de sus propios estudios a las autoridades reguladoras y trató de desacreditar sistemáticamente a un investigador académico que había demostrado el vínculo entre el paraquat y el párkinson. La empresa incluso trató de impedir que una investigadora formara parte de un comité asesor de la Agencia de Protección Ambiental de Estados Unidos (EPA), porque su participación sería, según ellos, «un verdadero desastre» para muchos de sus proyectos.[45] Según la periodista Carey Gillam, que obtuvo los archivos secretos de la compañía y reveló su contenido en una serie de reportajes, «de los documentos internos se desprende muchísima evidencia que demuestra que la empresa priorizó sus intereses comerciales por encima de la salud y la seguridad públicas».

Si las maniobras que empleó esta empresa —ocultar investigaciones, atacar a científicos, promover productos peligrosos— te resultan familiares, no es casualidad. Ya que muchas de ellas habían sido utilizadas por la industria tabacalera,[60] los fabricantes de pintura con plomo,[61] los productores de opioides,[47, 62] y, más recientemente, por las grandes plataformas de redes sociales.[47] Incluso existe una palabra nueva para describir esta práctica: «agnotología».[63]

La ciencia busca producir conocimiento. La agnotología, en cambio, es la producción deliberada de ignorancia, muchas veces con fines comerciales.

Hoy en día, la empresa sigue afirmando que «no existe absolutamente ningún vínculo causal entre la exposición al paraquat y la enfermedad de Parkinson».[64] De hecho, su principal asesor científico ha llegado a declarar: «Jamás ningún científico ni médico ha concluido, en un análisis revisado por pares, que el paraquat cause párkinson»[64] (véase «El rincón de los escépticos»). Lo irónico es que el fabricante sostiene estas afirmaciones después de haber ocultado información crucial que habría permitido a la comunidad científica y al público llegar precisamente a esa conclusión.[45]

EL RINCÓN DE LOS ESCÉPTICOS: **PRUEBAS**

A comienzos del siglo xx, las tasas de cáncer de pulmón, que antes eran muy poco frecuentes, empezaron a aumentar rápidamente en Inglaterra, y nadie sabía por qué. Se barajaron varias explicaciones: el asfalto de las nuevas carreteras, los efectos retardados de los gases tóxicos utilizados durante la Primera Guerra Mundial, o incluso la reciente pandemia de gripe.[65]

Sir Bradford Hill, un epidemiólogo británico (científico que se especializa en estudiar los patrones de las enfermedades humanas) y su colega, el médico Richard Doll, sospechaban que el culpable era un hábito relativamente nuevo: fumar. En la década de 1950 encuestaron a médicos británicos sobre su consumo de tabaco y esperaron a que murieran. Descubrieron que los médicos que fumaban tenían muchas más probabilidades de morir de cáncer de pulmón que aquellos que no lo hacían.[66] Sin embargo, este hallazgo no necesariamente «demostraba» que fumar causara cáncer. Tal vez los fumadores bebían más café, por ejemplo, y entonces era el café, y no el tabaco, el responsable del cáncer.

En medicina, la prueba más sólida procede de los ensayos clínicos aleatorizados y controlados. Pero Hill sabía que un estudio así no sería posible, práctico ni ético. No podía seleccionar un grupo de personas, asignar al azar que unas fumaran y otras no, y luego seguirlas durante años para ver quién desarrollaba cáncer. De la misma forma, hoy, los científicos no pueden exponer al azar a agricultores, consumidores o niños a pesticidas o placebos durante décadas y luego comprobar quién desarrolla párkinson.

Hill quería saber en qué circunstancias es posible «pasar de [una] asociación observada a un veredicto de causalidad».[67] Así, en 1965, propuso nueve criterios que deberían considerarse «antes de decidir que la interpretación más probable es la causalidad».[67] Entre ellos figuraban la fuerza de la asociación, la consistencia de los hallazgos, la existencia de una relación dosis-respuesta, la plausibilidad biológica y las pruebas experimentales. En prácticamente todos esos aspectos, pesticidas como el paraquat cumplen la mayoría, si no todos, los criterios de Hill.

Desde un punto de vista práctico, «exigir una prueba científica es siempre una receta para la inacción y el retraso, y suele ser la primera reacción del culpable… En realidad, la prueba científica nunca ha sido, no es y no debería ser la base de la acción política o legal». ¿Quién es el autor de estas palabras? Un científico de la compañía British American Tobacco.[68]

En 2021, la EPA renovó la autorización del paraquat, aunque en su propia página web (véase la ilustración 5) se advierte que: «Un sorbo puede ser letal».[47] Con el apoyo de la Fundación Michael J. Fox, asociaciones de trabajadores agrícolas, grupos ecologistas y organizaciones sanitarias representadas por Earthjustice (una organización sin ánimo de lucro dedicada al litigio ambiental) demandaron a la EPA por la renovación.[69] Como resultado, el Departamento de Justicia de Estados Unidos ordenó revisar la decisión, pero sin éxito. En 2024, la EPA volvió a autorizar el uso continuado del paraquat.[47]

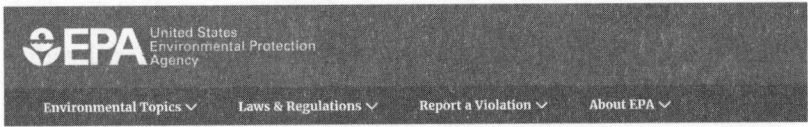

Dicloruro de paraquat: Un sorbo puede ser letal

Ilustración 5. Lo que dice la página web de la Agencia de Protección Ambiental de Estados Unidos sobre el paraquat. La imagen ha sido modificada para mayor claridad.

EN LA VID

El uso de pesticidas sigue siendo un problema internacional. La asociación francesa de consumidores Que Choisir quiso averiguar si los pesticidas llegan al vino. En 2013, analizaron noventa y dos botellas de vino francés procedentes de distintas regiones del país, «desde un tinto genérico de 2,20$ hasta un Châteauneuf-du-Pape de 20,25$».[70] El resultado fue contundente: se detectaron trazas de pesticidas en todas las botellas.[71]

Según la revista *Wine Spectator*, el estudio «causó un gran revuelo en Francia».[72] Entre los compuestos encontrados había pesticidas que supuestamente ya estaban prohibidos.[72] En otro estudio, que hizo con más de trescientos vinos franceses, se hallaron residuos de pesticidas en el 90% de las muestras analizadas.[73]

Pero nada de esto debería ser una sorpresa, ya que los viñedos son grandes consumidores de pesticidas. Aunque solo ocupan el 3% de la superficie agrícola francesa, consumen el 20% de los pesticidas que se usan en el país.[73] La buena noticia es que las bodegas ecológicas están creciendo, aunque se enfrentan a una fuerte resistencia.

En abril de 2014, Emmanuel Giboulot, un viticultor ecológico, fue —según *The New York Times*— «acusado de infringir la ley por negarse a usar» un pesticida conocido por su toxicidad para el sistema nervioso.[74] Las autoridades francesas estaban preocupadas por un insecto que transmitía una enfermedad a las vides.[75] El Ministerio de Agricultura francés procesó a Giboulot en virtud del artículo 251-20 del código rural, por «no aplicar un tratamiento insecticida [un producto químico que mata insectos] en su viñedo».[75]

La clase de pesticidas que Giboulot se negó a emplear se asocia a un mayor riesgo de padecer párkinson, alzhéimer y a la mortalidad en general.[76, 77, 78] Fue condenado y recibió una multa de 1000 €.[79] La enfermedad de la vid que motivó la actuación del gobierno francés nunca llegó a materializarse. El pesticida no era necesario. Giboulot «se convirtió en un héroe para los defensores de la agricultura y el vino ecológicos en todo el mundo», y un tribunal de apelación acabó revocando la sentencia y fallando a su favor.[79]

Pero no todos los viticultores tienen tanta suerte. Dado que los viñedos franceses se encuentran entre los mayores consumidores de pesticidas, el riesgo de padecer párkinson podría ser más alto entre quienes trabajan en ellos.[80] De hecho, los investigadores comprobaron que las personas que manipulan pesticidas en el sur de Francia tienen el doble de probabilidades de desarrollar la enfermedad que quienes no lo hacen.[81]

En un estudio más reciente se quiso averiguar si ese aumento del riesgo también se extendía a quienes viven cerca de los viñedos. Un equipo de científicos franceses analizó a casi 70 000 personas recién diagnosticadas y descubrió que era mucho más probable que residieran en zonas rurales. Luego, observaron que los distritos o «cantones franceses con una alta densidad de viñedos mostraban la asociación más clara y consistente con [la enfermedad de Parkinson]». Además, la relación se daba tanto en agricultores como en personas que no trabajan en el campo, y en mujeres y hombres por igual. Los investigadores señalaron que los pesticidas utilizados en las explotaciones agrícolas pueden extenderse por el aire, el agua (incluidos los pozos) y los hogares cercanos. En resumen, los efectos nocivos de los pesticidas no se limitan a quienes los manipulan de forma directa.[80]

Tampoco hace falta vivir en Francia para estar expuesto al riesgo. En otros estudios similares se han hallado tasas más altas de párkinson entre quienes viven cerca de zonas donde se hace un uso intensivo de pesticidas, desde Israel hasta California.[49, 82] Un estudio realizado en California demostró que vivir a menos de quinientos metros de áreas donde se aplicaban paraquat y otros pesticidas peligrosos «aumentaba considerablemente el riesgo de desarrollar [la enfermedad de Parkinson]». Además, el riesgo parece ser especialmente alto entre quienes eran niños, adolescentes o adultos jóvenes en el momento de la exposición.[49]

LÁGRIMAS DE CEBOLLA

A pesar de los esfuerzos de algunos fabricantes de pesticidas por ocultar los riesgos, algunos agricultores han empezado a tomar conciencia. Tras veinticinco años cultivando millones de cebollas en el norte del estado de Nueva York, Matt Mortellaro, perteneciente a la segunda generación de agricultores de su familia, decidió abandonar. El motivo principal: los pesticidas. Desde que tenía veinte años, cada temporada de cebolla Matt llenaba un pulverizador con neurotóxicos diseñados para eliminar los diminutos insectos que devastan los cultivos. Rociaba sus campos cada siete o diez días, unas veinte veces por temporada. Para ello, diluía concentrados de pesticida que podían costar hasta 2000 dólares por cada 4,5 litros.

Durante años, el pesticida preferido por los productores de cebolla fue el clorpirifós, un compuesto utilizado en todo el mundo desde 1965.[83] Además de en la agricultura, se encuentra en postes eléctricos, vallas de madera y campos de golf.[84] Este químico actúa impidiendo la degradación de un neurotransmisor (una sustancia que permite la comunicación entre las células nerviosas) y ha hecho perder a 26 millones de niños estadounidenses un total estimado de 17 millones de puntos de coeficiente intelectual.[85] Al igual que el paraquat, el clorpirifós puede reproducir en animales de laboratorio la patología característica del párkinson y se ha vinculado a un mayor riesgo de desarrollar la enfermedad en humanos.[86, 87] Debido a pesticidas como este, los agricultores presentan un riesgo más elevado de sufrir párkinson[88] y cáncer.[89] Para Mortellaro, eso fue demasiado. «Dejar de manipular pesticidas fue el motivo principal por el que abandoné la agricultura», afirma.

Hoy, tres años después de vender su negocio Cry Baby —dedicado al cultivo de cebollas—, Matt echa de menos el campo. Él y su esposa, Stephanie, acaban de comprar una pequeña finca donde planean cultivar frutas, verduras y criar algunos animales. Pero esta vez será diferente: la granja será orgánica.

Aun así, ni siquiera los productos orgánicos están completamente libres de pesticidas. Un análisis publicado por Consumer Reports en 2024 descubrió que las frutas y verduras ecológicas contenían niveles más bajos de pesticidas que los alimentos convencionales; sin embargo, algunos productos ecológicos (como las judías verdes importadas) presentaban un riesgo moderado o incluso elevado. Los científicos de la revista también hallaron que «los residuos de pesticidas suponían un riesgo significativo en aproximadamente el 20% de los 59 alimentos comunes analizados».[90] Entre los productos de mayor riesgo se encontraban la col rizada, los arándanos, las patatas y los pimientos cultivados de forma convencional.[90]

Hoy, los pesticidas se han vuelto endémicos en la cadena alimentaria. Están presentes en frutas, verduras e incluso en cereales populares que se dan a los niños pequeños.[91, 92, 93] Y también en nosotros. En un pequeño estudio realizado en 2023, se observó que el 90% de los adultos estadounidenses presentaban en su orina un pesticida utilizado en alimentos elaborados con avena.[94]

NUEVOS TIPOS DE ENFERMEDADES

En 1962, Rachel Carson alertó sobre el uso indiscriminado de pesticidas en su influyente libro *Primavera silenciosa*. Manifestó una profunda preocupación por el impacto de pesticidas como el DDT, un químico de uso masivo durante la Segunda Guerra Mundial, no solo sobre el medioambiente —esa «primavera silenciosa»—, sino también sobre la salud humana. Ella escribió: «Los agricultores hablaban de muchas enfermedades que aquejaban a sus familias. En la ciudad, los doctores estaban cada vez más desconcertados ante las nuevas clases de afecciones que aparecían en sus pacientes».[95] Esos nuevos tipos de enfermedad podrían incluir el párkinson y otros trastornos relacionados.

La demencia con cuerpos de Lewy es hoy la segunda causa más frecuente de demencia, después del alzhéimer.[96] Afecta a alrededor de un millón de personas en Estados Unidos[97] y fue la enfermedad que incapacitó al fallecido actor Robin Williams, que creció en una granja con un huerto situado junto a un campo de golf.[98,99] Sin embargo, a pesar de su creciente prevalencia, la demencia con cuerpos de Lewy podría ser una enfermedad nueva.

Treinta años después de que el doctor Zimmerman documentara tasas inusualmente altas de ELA en Guam, el psiquiatra japonés Kenji Kosaka, un apasionado del microscopio, observó algo distinto en 1976. Acababa de terminar de examinar el cerebro de una mujer de sesenta y cinco años que combinaba rasgos de alzhéimer de aparición temprana con síntomas de párkinson. Sus síntomas habían comenzado a los cincuenta y seis años, con pérdida de memoria y movimientos involuntarios del cuello. Con el tiempo desarrolló una demencia grave y perdió la capacidad de caminar. Después de que falleciera, Kosaka analizó su cerebro y encontró cuerpos de Lewy por todo el tejido cerebral, no solo en las áreas afectadas habitualmente por el párkinson. Nunca había visto algo igual: «Hasta donde sabemos, no se ha descrito ningún caso similar»[100], escribió.

Ocho años después, Kosaka y sus colegas reportaron la existencia de casos parecidos en Japón, Alemania y Austria. El investigador se preguntó si esta forma de demencia con rasgos parkinsonianos podría ser, en realidad, «una enfermedad nueva».[101]

¿Qué causó esta posible «nueva» enfermedad descrita por Kosaka hace cincuenta años? No se sabe con certeza, pero treinta años antes de su estudio, tras la Segunda Guerra Mundial, Japón comenzó a utilizar pesticidas organoclorados lipofílicos, como DDT y clordano, en sus arrozales.[102] Los campos de arroz cubren más de la mitad de la superficie agrícola del país.[103] Durante la guerra, el DDT se usó para eliminar mosquitos, prevenir la malaria y salvar millones de vidas. Después, su uso se disparó y sus aplicaciones se multiplicaron.[104]

Japón utilizó 30 000 toneladas de DDT y cantidades aún mayores de otros productos químicos similares desde mediados de los años cuarenta hasta que dicho país prohibió su uso en 1971.[105] El cultivo de arroz es una de las principales fuentes de contaminación por pesticidas, ya que hasta el 50 % de los compuestos aplicados se filtra desde los campos hacia lagos, ríos, humedales y aguas subterráneas.[103] El DDT y productos químicos afines también se detectan en el propio arroz[106] y se concentran cada vez más a medida que ascienden por la cadena alimentaria hasta llegar al ser humano.[107] Como se disuelven en la grasa —igual que la BMAA—, pueden encontrarse tanto en la leche materna como en el tejido adiposo humano.[105] De hecho, las concentraciones de DDT en muestras de grasa corporal de varones japoneses (de entre cuarenta y noventa y tres años), inexistentes en la década de 1930, aumentaron rápidamente a partir de finales de los cuarenta y alcanzaron su pico a principio de los años sesenta. Tras las restricciones impuestas a su uso, las concentraciones de DDT disminuyeron tanto en los alimentos como en la grasa corporal de la población japonesa.[105]

Los pesticidas similares al DDT pueden dañar las neuronas productoras de dopamina, que son precisamente las que se pierden en la enfermedad de Parkinson.[108] Un estudio reciente reveló que los pacientes griegos con párkinson presentaban niveles más altos de un producto de degradación del DDT que las personas que no padecen la enfermedad.[109] Aún no se sabe con certeza si el DDT o compuestos afines pudieron contribuir a los primeros casos documentados de demencia con cuerpos de Lewy, pero la relación entre la exposición a pesticidas y el posterior desarrollo de esta demencia requiere mucha más investigación.

La enfermedad de Parkinson y la demencia con cuerpos de Lewy comparten sorprendentes similitudes. A diferencia de los accidentes cerebrovasculares, las crisis epilépticas o las migrañas, estas dolencias aparecieron con la era industrial. Cuando Parkinson y Kenji Kosaka las describieron, tanto el cirujano como el psiquiatra las consideraron afecciones nuevas. Ninguna estaba registrada en la literatura médica, probablemente eran raras en su tiempo, y, sin embargo, hoy son cada vez más comunes. Y los pesticidas podrían ser parte de la explicación.

EL MISTERIO DE HEBRON

El 18 de marzo de 2024, Sarah Teale, productora de documentales nominada a los premios Emmy, envió un correo electrónico a Ray, uno de los autores de este libro. Quería hablar sobre la reciente decisión de la EPA de renovar la autorización del paraquat. También le preocupaba lo que estaba ocurriendo en Hebron, un pequeño pueblo agrícola del norte del estado de Nueva York, donde once agricultores —entre ellos su marido— habían sido diagnosticados con la enfermedad de Parkinson.

Un mes después, viajé a Hebron para dar una charla sobre la enfermedad. Antes de bajar siquiera del coche, George Flint, bombero, concejal municipal y vecino de toda la vida, vino a saludarme y recibirme. Le pregunté por su interés en el tema y me respondió con una frase que nunca había oído antes: «Aquí todo el mundo está preocupado por la enfermedad de Parkinson».

A continuación, me habló de Hebron, sus habitantes, sus trabajos y la plaga de párkinson que había golpeado a esta comunidad agrícola de mil ochocientas personas. Nadie entendía por qué tantos vecinos de este pueblo, situado cerca de la frontera entre Nueva York y Vermont, (véase la ilustración 6) habían desarrollado la enfermedad. La mayoría no tenía antecedentes familiares de párkinson, y, sin embargo, afectaba a numerosas familias de Hebron. Al parecer, las cifras no dejaban de aumentar.

Algunos sospechaban de un huerto cercano que, según se decía, rociaba grandes cantidades de pesticidas. Otros, como el marido de

Sarah, habían utilizado paraquat en sus propias granjas. Había quienes pensaban que el incremento de casos podría estar relacionado con una empresa química cercana. Otra hipótesis apuntaba al agua, ya que casi todos los residentes dependían de pozos privados, vulnerables a la contaminación por escorrentías de pesticidas procedentes de las fincas próximas o por vertidos químicos río arriba.

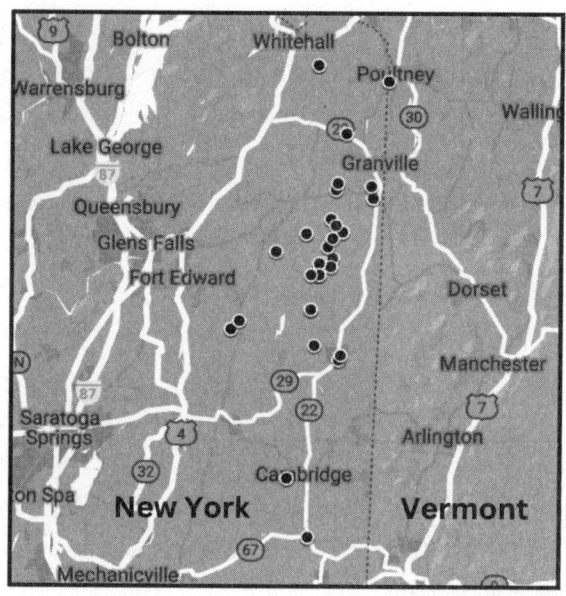

Ilustración 6. Mapa que muestra dónde viven las personas que padecen Parkinson en Hebron, Nueva York, y en la comunidad circundante. Imagen cortesía de Sarah Teale.

En una fría y gris tarde de domingo de abril, antes de que llegara la primavera al norte del estado de Nueva York, unas sesenta personas se reunieron en el cuartel de bomberos de Hebron (véase la ilustración 7) en busca de respuestas a sus inquietudes. Muchos padecían párkinson, algunos eran cuidadores, y otros habían perdido a familiares a causa de la enfermedad. Como ocurre en cualquier pueblo pequeño, la mayoría se conocía entre sí, aunque ninguno, incluido Ray, sabía qué esperar de aquel encuentro. Tras una breve exposición sobre la enfermedad de Parkinson, los asistentes —entre ellos agricultores, vecinos de toda la vida, migrantes que venían de la ciudad e incluso un antiguo empleado del departamento estatal de salud— comenzaron a formular decenas de preguntas. Querían saber qué había causado el párkinson en ellos, en sus seres queridos y en sus vecinos. Coincidieron en que analizar el agua sería un buen comienzo y que era necesaria una investigación más profunda.

Un par de meses después, Sarah volvió a escribir para contar que, tras nuevas averiguaciones, habían descubierto que en las granjas de la zona se habían utilizado varios pesticidas relacionados con el párkinson. También contaba que, después de conversar más a fondo con la comunidad, el número de personas diagnosticadas había aumentado a treinta y seis.

El origen de esa cantidad tan elevada de casos sigue siendo incierto. Probablemente existan focos de casos de párkinson similares en todo el país y en otros lugares del mundo, aunque muy pocos han sido investigados.[110]

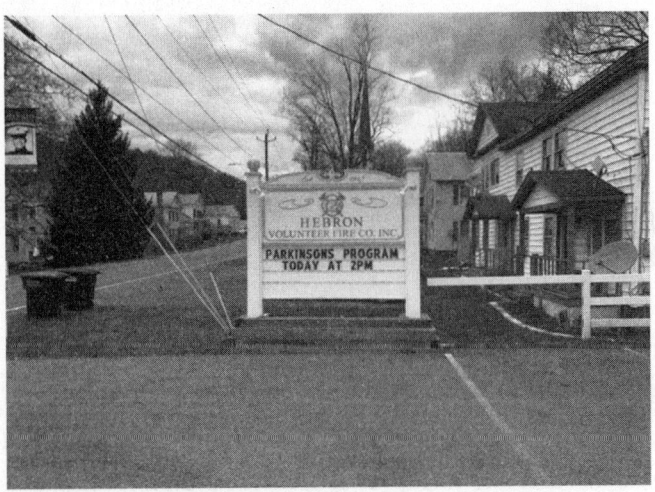

Ilustración 7. Fotografía tomada frente al cuartel de bomberos en Hebron, Nueva York. Fotografía tomada por los autores.

En algunos casos puede tratarse del azar, en otros de predisposición genética, pero lo más probable es que la causa sea ambiental.[110]

Al igual que los chamorros de Guam, los habitantes de Hebron se enfrentan no solo a una enfermedad incapacitante, sino también a preguntas constantes sobre cómo y por qué han llegado a esta situación. Buscan respuestas y alivio.

Mientras tanto, y dado el vínculo entre los pesticidas y la enfermedad de Parkinson, todos podemos actuar para reducir nuestra exposición. Esto incluye prohibir los pesticidas más peligrosos, reducir el uso de otros y proteger e informar a quienes trabajan con ellos. Cuanto antes tomemos estas medidas, antes podremos construir un mundo en el que consumidores, veteranos, agricultores, científicos, habitantes de las zonas rurales y todos nosotros estemos a salvo de la amenaza del párkinson.

2

AGUA TÓXICA

*El beneficio de la duda debe estar del lado de la gente,
no del químico.*

Sargento mayor Jerry Ensminger, Cuerpo de Marines
de Estados Unidos (retirado)

El 12 de mayo de 2006, Brian Grant, ala-pívot de los Phoenix Suns
(véase la ilustración 1), jugó dos minutos en un partido de los *playoffs*
de la NBA contra los Los Angeles Clippers. No anotó, no recuperó
ningún rebote ni dio asistencias. Sin embargo, aquel último partido de
su carrera profesional marcó un hecho histórico: el jugador de treinta
y cuatro años había disputado toda una temporada con la enfermedad
de Parkinson. Lo que pasa es que no lo sabía.

Aunque no recibiría el diagnóstico hasta dos años después, los primeros síntomas habían aparecido una temporada antes, cuando formaba parte de Los Angeles Lakers. Con 2,06 metros de altura y 113 kilos
de peso, lo desconcertaba no poder impulsarse con la pierna izquierda
como antes. A veces, esa pierna le fallaba. La temporada siguiente, su
mano izquierda empezó a temblar. Tras retirarse, cayó en una profunda
depresión y sufrió episodios de ansiedad, síntomas tempranos y frecuentes del párkinson. «Fue como caer al vacío», recuerda.[1]

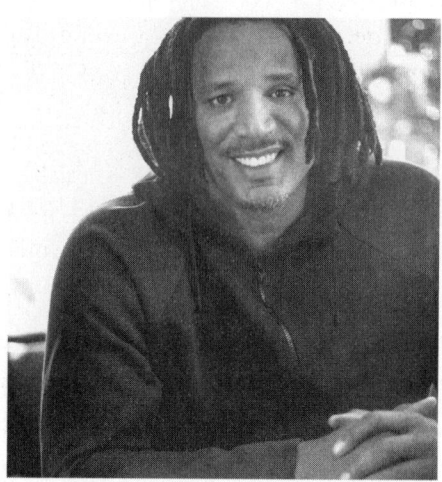

Ilustración 1. Fotografía de Brian Grant. Cortesía de Brian Grant.

En su mejor momento, Brian era uno de los mejores ala-pívots de la liga: un rebotador incansable y defensor tenaz para sus queridos Portland Trail Blazers. En la cima de su carrera de doce temporadas, logró dejar a uno de los máximos anotadores de la historia con apenas ocho puntos durante un partido de *playoffs*.

Pero la NBA quedaba muy lejos de sus orígenes. Como escribió en su autobiografía, titulada *Rebound* («Rebote»), Brian creció siendo «un chico negro de un pueblecito agrícola a orillas del río Ohio, convencido de que pasaría su vida recogiendo tabaco y patatas».[1] De hecho, desde sexto grado trabajó cada verano en los campos de tabaco bajo la supervisión de su abuelo. En la escuela secundaria apenas llamaba la atención como deportista, hasta que tuvo la oportunidad de destacar en baloncesto en la Universidad de Xavier, en Cincinnati, Ohio.

Pero antes de la NBA y del baloncesto universitario, e incluso antes de los campos de tabaco, Brian había vivido en la base del Cuerpo de Marines de Camp Lejeune. Tenía tres años y su padre, marine, estaba destinado allí. La familia vivía en una caravana en una carretera de tierra de Jacksonville, Carolina del Norte. Su padre solía llevarlo a recorrer los 396 kilómetros cuadrados de instalaciones militares para enseñarle los aviones de combate. A Brian le encantaban, cosa que no podía decir de la boa constrictora de su vecino. Serpiente aparte, él disfrutaba de su vida en Camp Lejeune: le gustaba su guardería y la libertad de moverse por aquella enorme base. Sin que su padre, su familia y ni él mismo lo supieran, esa libertad tendría un precio muy alto: el agua en la que Brian se bañaba, nadaba y que bebía probablemente estaba contaminada con productos químicos tóxicos.

Los oficiales del ejército deben mantener los uniformes impolutos. Desgraciadamente, los productos químicos procedentes de una tintorería local y de depósitos subterráneos contaminaron el suministro de agua de la base militar.[2] Entre los contaminantes se identificaron dos sustancias químicas estrechamente relacionadas: el tricloroetileno (TCE) y el percloroetileno (PCE). La contaminación fue extensa, ya que alcanzó niveles setenta veces superiores a los considerados seguros, y prolongada, porque se mantuvo durante más de tres décadas (1953-1987).[2] Según la Academia Nacional de Ciencias de Estados Unidos, fue «la mayor exposición humana a TCE a través del agua potable registrada en la historia de Estados Unidos».[3]

El TCE y el PCE son moléculas sorprendentemente simples (véase la ilustración 2).[4] Las dos tienen solo seis átomos: el tricloroetileno tiene dos de carbono, uno de hidrógeno y tres de cloro, mientras que el percloroetileno contiene dos carbonos y cuatro cloros (el prefijo per- significa «cuatro»). Los químicos sintetizaron por primera vez el TCE en 1864, y su producción comercial comenzó en la década de 1920. Uno de sus primeros usos fue la limpieza en seco: además de no encoger la ropa como el agua, el TCE no era inflamable, a diferencia de los antiguos disolventes como el queroseno. En la década de 1950, el TCE, transparente, incoloro y volátil (es decir, que se evapora fácilmente), fue sustituido en la limpieza en seco por el PCE. Hoy en día, la mayoría de las tintorerías estadounidenses siguen utilizando PCE, conocido habitualmente como «perc».[5]

Más allá de la limpieza en seco, el TCE tuvo una gran variedad de aplicaciones, desde descafeinar café hasta desengrasar metales. Si llevas muchos años consumiendo café descafeinado de forma habitual, es posible que durante un tiempo hayas ingerido algo de TCE con tu infusión, hasta que la Administración de Alimentos y Medicamentos de Estados Unidos (FDA, por sus siglas en inglés) prohibió su uso en 1977.[6] En su momento de mayor consumo, Estados Unidos utilizaba unos 270 millones de kilos de TCE al año, más de un kilo por persona.

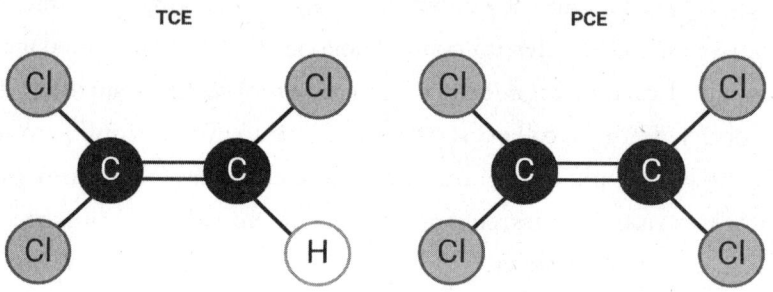

Ilustración 2. Estructuras químicas del tricloroetileno (TCE) y del percloroetileno (PCE). Imagen creada por los autores.

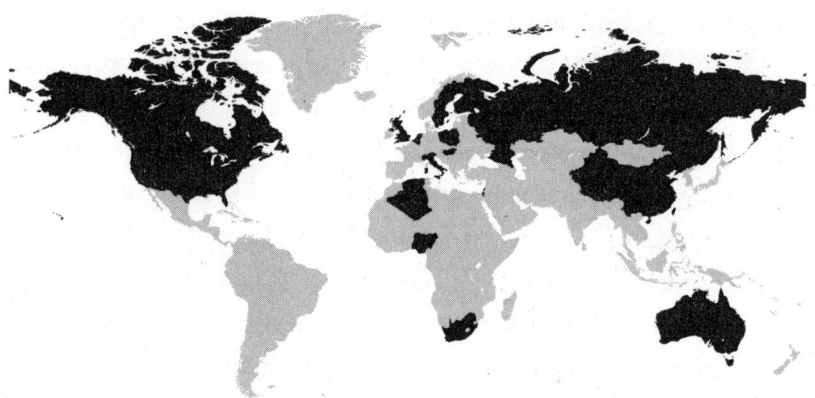

Ilustración 3. Países donde se han publicado estudios sobre aguas subterráneas contaminadas con TCE.[7]

Y no toda esa sustancia se eliminó de forma adecuada. Una parte se filtró por las alcantarillas, otra escapó de bidones de 200 litros, otra se vertió a ríos y arroyos, y una parte se arrojó directamente al suelo. Como resultado, hasta el 30% de las aguas subterráneas del país han sido contaminadas con TCE. Y, al igual de lo que sucede con los pesticidas, la contaminación por TCE es un problema a nivel mundial (véase la ilustración 3).[4]

El historial sanitario del TCE es largo. Tal como se relata en el libro y la película *A Civil Action* («Acción civil»), el TCE contaminó el agua en Woburn, Massachusetts, una ciudad en las afueras de Boston, en la década de 1970.[8] Una década antes, ocurrió lo mismo en Toms River, Nueva Jersey, como se describe en el libro ganador del Premio Pulitzer *Toms River*.[9] En ambos casos, muchos niños de esas comunidades desarrollaron cánceres, sobre todo leucemia, y murieron.[10] En Camp Lejeune, Janey Ensminger, la hija de un instructor del Cuerpo de Marines, también desarrolló leucemia a los seis años y falleció tres años después.

Años más tarde, su padre, Jerry Ensminger, se enteró por las noticias de la televisión de que productos químicos cancerígenos habían contaminado la base.[11] El suboficial retirado comprendió entonces que no era solo su hija quien se había visto afectada, sino también los marines, a los que había entrenado para ser «siempre fieles», sus familias y todos los que les habían prestado apoyo. Tras veinticuatro años de servicio en el Cuerpo de Marines, dedicó los siguientes veintisiete (y sigue haciéndolo) a obtener justicia para el millón de marines, familiares y civiles que vivieron y trabajaron en la base entre 1953 y 1987.

En 2001, un subcomité de supervisión de la Cámara de Representantes de Estados Unidos concluyó que «durante treinta años, los marines y sus familiares destinados en Camp Lejeune estuvieron expuestos a productos químicos tóxicos en el agua potable. Al [Cuerpo de Marines] le llevó más de cuatro años cerrar los pozos que sabía contaminados y otros veinticuatro —y una ley del Congreso— informar a los veteranos sobre dicha contaminación y sus posibles consecuencias para la salud. Durante dos décadas, el Cuerpo de Marines impidió que se conociera la verdadera magnitud de la contaminación en Camp Lejeune».[12]

El TCE provoca una amplia variedad de problemas de salud que afectan a casi todos los órganos del cuerpo.[13] El mayor motivo de preocupación es el cáncer, ya que el TCE lo causa y el PCE probablemente también.[14, 15] Además, el TCE puede atravesar la placenta y provocar bajo peso al nacer, cardiopatías congénitas, alteraciones del sistema nervioso y abortos espontáneos.[7] Según un artículo periodístico, «cientos de madres [en Camp Lejeune] sufrieron abortos espontáneos o dieron a luz bebés muertos o con malformaciones».[16] Un cementerio cercano a la base, conocido como «Baby Heaven» («El cielo de los bebés»), está lleno de tumbas de niños y neonatos, algunos nacidos sin cerebro.[11]

En 2012, los doctores Sam Goldman —actual profesor de medicina en la Universidad de California en San Francisco— y Caroline Tanner añadieron el párkinson a esta devastadora lista.[17] Entrevistaron a noventa y nueve pares de gemelos, uno que padecía párkinson y el otro no, del registro de gemelos de la Segunda Guerra Mundial. Les preguntaron si habían estado expuestos a sustancias químicas como el TCE o el PCE en su trabajo o en sus aficiones. Alrededor del 10 % de los gemelos había tenido contacto con estos compuestos, a menudo por su labor como electricistas, tintoreros o artistas.

Los gemelos que habían sido expuestos al TCE tenían un riesgo seis veces mayor de desarrollar párkinson que sus hermanos que no. En el caso del PCE, el riesgo parecía similar. En ambos casos, el diagnóstico de párkinson se produjo entre diez y cuarenta años después del inicio de la exposición, lo que sugiere que el contacto con estos compuestos desencadena un proceso que, con el tiempo, acaba provocando la enfermedad.[17] Ese intervalo coincide con el tiempo transcurrido entre la exposición de Brian en su infancia y el momento en que recibió su diagnóstico.

La familia de Brian tampoco salió indemne. Su hermano menor nació en Camp Lejeune y estuvo a punto de morir, aquejado de alergias graves y debilitantes, posiblemente relacionadas con los efectos tóxicos del TCE y otros contaminantes presentes en el agua. Cuando la familia abandonó la base dos años después, su salud mejoró de forma drástica. Por desgracia, no ocurrió lo mismo con otros miembros de la familia: en marzo de 2020, el padre de Brian, que además era su mejor amigo, murió a los sesenta y cinco años de un cáncer de esófago, una enfermedad que también se ha vinculado al TCE.[7]

Dos años después de recibir su diagnóstico, en 2010, Brian fundó la Brian Grant Foundation, una organización dedicada a ofrecer recursos a las personas que desean utilizar el ejercicio y la alimentación para controlar y frenar los síntomas, y, sobre todo, seguir adelante con sus vidas.[18] Padre orgulloso de cinco hijos universitarios, Brian sigue luchando para contribuir a poner fin al párkinson.[19] Como escribió en su autobiografía: «El baloncesto me dio una vida; el párkinson me enseñó a vivirla».[1]

ENCUBRIMIENTO

Entre 1984 y 1988, una joven oficial de la Marina, Amy Lindberg, estuvo destinada en Camp Lejeune, en la costa atlántica de Carolina del Norte. En los días calurosos y húmedos, Amy nadaba, corría, entrenaba y trabajaba más que sus compañeros. También bebía mucha agua. Lo que Amy no sabía, claro está, era que aquella agua estaba contaminada con TCE, PCE y otros compuestos químicos.

En Camp Lejeune, Amy era directora del servicio de alimentación del hospital de la base. El nuevo centro, inaugurado en 1982, contaba con 205 camas, cinco quirófanos, cinco salas de parto y tres salas de dilatación.[20] A Amy y su equipo les entusiasmaba ofrecer comidas saludables al personal médico —médicos, enfermeras y trabajadores— y a los pacientes a los que atendían. Elaboraban los menús, pedían los alimentos, los limpiaban, cocinaban y servían en la cafetería del hospital y en las habitaciones. Todo estaba contaminado con TCE.

Amy reconoce: «No tenía ni idea». No sabía que el agua y los alimentos que preparaban y servían cada día contenían sustancias químicas cancerígenas. Al pensar en lo que eso implicaba —por ejemplo, servir agua contaminada a pacientes que se estaban recuperando de una operación de cáncer—, hace una pausa: «No me entra en la cabeza; cuanto más lo pienso, menos lo entiendo».

Treinta años después de su paso por Camp Lejeune, Amy, entonces con cincuenta y siete años y una carrera brillante en la gestión de grandes programas sanitarios, empezó a tener problemas para concentrarse y recordar determinadas palabras. Desarrolló ansiedad, depresión y una sensación de «niebla mental». Un neuropsicólogo le preguntó por su pérdida de olfato, la disminución del balanceo de su brazo derecho y una ligera rigidez en la pierna del mismo lado. También presentaba un leve temblor en reposo y estreñimiento crónico. La derivaron a un neurólogo, que le diagnosticó la enfermedad de Parkinson.

Los doctores Goldman y Tanner querían comprobar si los veteranos como Amy, que habían servido en Camp Lejeune durante los años de mayor contaminación (1975-1985), presentaban una mayor incidencia de párkinson. Para ello compararon la proporción de militares diagnosticados después de servir en esa base con la de aquellos que habían estado en Camp Pendleton, al norte de San Diego, donde la contaminación era mucho menor. Los marines de Camp Lejeune eran jóvenes (aproximadamente veinte años de media), sanos (casi por definición) y permanecieron allí poco tiempo (algo más de dos años, de media). Sin embargo, treinta y cuatro años después, presentaban un riesgo 70 % mayor de desarrollar párkinson que los veteranos de Camp Pendleton.[21]

El intervalo de treinta y cuatro años entre la exposición y el diagnóstico fue similar al que experimentaron tanto Brian como Amy, y también al que Goldman y Tanner observaron en su estudio con gemelos. Tal como sucede con el tabaco y el cáncer de pulmón, nadie se expone a un producto tóxico un día y enferma al siguiente: lleva su tiempo. Esa brecha temporal complica la realización de los estudios, dificulta la identificación de los riesgos y convierte los resultados, cuando aparecen, en motivo de seria preocupación.

Por desgracia, la historia no termina ahí. Quienes sirvieron en Camp Lejeune no solo presentaban un mayor riesgo de padecer párkinson, sino que también mostraban síntomas tempranos de la enfermedad —como temblores o ansiedad— que los situaban en una franja de alto riesgo de ser diagnosticados en el futuro. Además, la edad media del grupo estudiado era de solo sesenta años. Dado que la incidencia del párkinson se triplica con cada década, es probable que muchos más militares sean diagnosticados con el paso del tiempo.[21]

Hoy, Amy, su marido, Brad, y sus hijos adultos viven en Wilmington, Carolina del Norte, a una hora en coche al sur de la base. Amy y Brad —también oficial retirado— han encontrado una nueva afición: la apicultura. Tienen una docena de colmenas en su jardín y disfrutan contribuyendo a un entorno más saludable. Amy, además, participa activamente en un grupo de más de un centenar de marines que sirvieron en Camp Lejeune y ahora padecen párkinson.

A pesar de la enfermedad, Amy mantiene una forma física excepcional: sigue corriendo, practica *pickleball*, boxeo y entrena casi a diario. Sin embargo, las manifestaciones no motoras del párkinson —problemas digestivos y urinarios, dolor y alteraciones del estado de ánimo— limitan su vida. En esta etapa, la medicación compensa la pérdida de movilidad, pero Amy vive con la preocupación constante de que llegue el «inevitable» momento en que los fármacos dejen de hacer efecto y sus movimientos, antes delicados y precisos, se vuelvan bruscos e imprevisibles. Teme acabar física y mentalmente incapacitada. Al mirar atrás, admite estar «asombrada de que esos productos químicos sigan utilizándose hoy, cuando está demostrado que son neurotóxicos».

La historia de Camp Lejeune es una tragedia para una generación de marines, sus familias, los civiles, el propio cuerpo de Marines, las Fuerzas Armadas y el país entero. Hay un cementerio repleto de niños, padres que han sido marcados para siempre, marines que se sienten traicionados, cientos de muertos, miles de discapacitados. Y muchos más que, aún hoy, todavía no saben que estuvieron expuestos.

Lo que hemos aprendido de esta tragedia es que el TCE y el PCE no son seguros, que su relación con la enfermedad de Parkinson es real, y que debemos localizar e informar a quienes estuvieron expuestos. Si se avisa a las personas que pudieron haber estado en contacto con estas sustancias, podrán resolver sus dudas, comprender mejor su estado de salud, someterse a revisiones oncológicas y, quizá, evitar el sufrimiento que soportaron quienes sirvieron a nuestro país. Deberíamos aprender de estas lecciones, pero, como veremos, en muchos casos seguimos evitando afrontar la verdad. El resultado es un sufrimiento innecesario y evitable: abortos espontáneos, cáncer y párkinson.

Por desgracia, Camp Lejeune es solo el caso más conocido de contaminación por TCE. Decenas de bases militares —entre ellas varias de la Fuerza Aérea, donde sirvieron Jana y Sara— también han quedado afectadas por este compuesto omnipresente.[22] Sin embargo, los militares están lejos de ser los únicos en riesgo. El TCE y el PCE han contaminado la mitad de los lugares más tóxicos del país. La contaminación está muy extendida, suele ser invisible y afecta al agua corriente de catorce millones de personas, entre veteranos y civiles estadounidenses, incluidas numerosas comunidades del valle del Hudson, en el estado de Nueva York.[23]

EL MÉDICO Y EL SUELO CONTAMINADO

En la década de 1970, los habitantes de Love Canal, un lugar concebido como una ciudad modelo cerca de las cataratas del Niágara, se enfrentaron a uno de los mayores desastres medioambientales de la historia. El suelo bajo sus viviendas, parques infantiles y escuelas estaba contaminado con numerosas sustancias cancerígenas, entre ellas el tricloroetileno (TCE). Una empresa química había utilizado un canal abandonado para deshacerse de más de 21 000 toneladas de residuos peligrosos.[24] Más tarde, esta empresa vendió el terreno —con una cláusula que advertía de la posible contaminación— al consejo escolar local por un dólar, en lo que acabaría siendo una de las peores compras jamás realizadas.

Cuando los productos químicos empezaron a salir a la superficie en los jardines y sótanos, los árboles se ennegrecieron y se multiplicaron los casos de abortos espontáneos y cáncer.[25,26] Los vecinos, encabezados por Lois Gibbs, fundaron la Asociación de Propietarios de Love Canal y presionaron a las autoridades estatales y federales para que actuaran. En 1978, el gobernador de Nueva York, Hugh Carey, ordenó la evacuación de las mujeres embarazadas y los niños pequeños del suburbio contaminado, y el presidente Jimmy Carter ordenó que se hicieran más evacuaciones. El estado acabó comprando más de doscientas viviendas y el gobierno federal aportó fondos para descontaminar la zona. A partir de lo sucedido en Love Canal, el gobierno federal creó el programa Superfund, destinado a limpiar los lugares más tóxicos del país y a obligar a los responsables a asumir los costes.[27]

Hoy existen unos 1300 emplazamientos Superfund en Estados Unidos.[28] Más de setenta millones de personas y más del 20% de todos los niños viven a menos de cinco kilómetros de uno. Más del 5% de la población del país y el 7% de los menores de cinco años residen a menos de un kilómetro y medio de un lugar de este tipo.[29] Jesh Mittal fue uno de esos niños.

El doctor Jesh Mittal, endocrinólogo de cincuenta años, creció en el norte del estado de Nueva York. Su primera casa, en East Fishkill, un pueblo de treinta mil habitantes, tenía su propio pozo de agua. Por desgracia, estaba situada a menos de un kilómetro de un emplazamiento Superfund donde TCE, PCE o ambos habían contaminado sesenta pozos residenciales.[30] La contaminación no se descubrió hasta el año 2000, mucho tiempo después de que Jesh y su familia se hubieran mudado.

Hoy, uno de cada ocho estadounidenses, es decir, cuarenta millones de personas, obtiene el agua que consume de pozos.[31] Los pozos privados extraen agua del subsuelo, a una profundidad de entre cuatro y quince metros, o incluso más. Esta agua es vulnerable a la contaminación por pesticidas procedentes de explotaciones agrícolas cercanas o productos químicos industriales procedentes de bases militares o fábricas locales. Beber agua de pozo podría, además, estar relacionado con la enfermedad de Parkinson.[32, 33, 34]

Estos pozos, que suelen encontrarse en propiedades privadas, no están regulados por la Ley de Agua Potable Segura, aprobada en 1974 para garantizar la salubridad del agua pública (la de los sistemas municipales).[33, 35] Como consecuencia, los pozos privados se analizan muy poco, en muchos casos, solo cuando se vende una vivienda. Y cuando se hacen análisis, estos suelen centrarse en bacterias u otros agentes infecciosos, no en pesticidas ni en productos industriales como el TCE o el PCE.

Durante su investigación sobre el emplazamiento de East Fishkill, la Agencia de Protección Ambiental (EPA) y el Departamento de Conservación Ambiental del Estado de Nueva York «descubrieron un tanque séptico metálico de 4500 litros que contenía materiales con concentraciones extremadamente altas de PCE». El tanque pertenecía a una instalación comercial que, entre finales de los sesenta y mediados de los setenta, limpiaba soportes de microchips.[30] Por aquella época, tanto el TCE como el PCE se utilizaban mucho para limpiar chips de silicio, y quince emplazamientos Superfund se encuentran a lo largo de once kilómetros de la autopista 101, en el Silicon Valley californiano.[36]

Antes de que Jesh empezara la secundaria, la familia Mittal se mudó. Sin embargo, su segunda vivienda, que también contaba con un pozo privado, estaba situada cerca de otro emplazamiento Superfund contaminado con TCE.[7] La fuente probable era una antigua planta metalúrgica que utilizaba TCE para desengrasar metales. Aunque los Mittal no vivían junto a la fábrica, pudieron verse afectados por una «pluma» subterránea. La EPA constató que el TCE había contaminado el acuífero y creado una pluma de agua tóxica que se extendía a lo largo de 2,5 kilómetros desde la planta.[37] Fenómenos similares se han identificado en todo el país, desde Phoenix, Arizona, hasta el condado de Antrim, Míchigan. En este caso, la pluma había contaminado los pozos privados de viviendas como la de los Mittal.[38] En 2017, los dos sitios que estaban cerca de donde vivía Jesh fueron incluidos entre los «20 lugares más tóxicos del norte del estado de Nueva York».[39]

Sin embargo, la posible exposición de Jesh no fue solo en su hogar. El futuro médico asistía a una escuela secundaria situada justo al lado de una gran empresa informática en la que trabajaba su padre, ingeniero metalúrgico. El suelo y las aguas subterráneas del centro de producción, colindante con la escuela, estaban contaminados con

TCE y PCE. Mucho antes de que Jesh comenzara el primer año, se había detectado «una ligera contaminación» por TCE en el pozo de la escuela, incluso después de haber instalado un sistema de filtrado.[7] Fuera donde fuera, Jesh se encontraba con el TCE.

En 2010, una enfermera se dio cuenta de que su letra empezaba a volverse más pequeña, y le diagnosticaron calambre del escribiente. Dos años después, desarrolló estreñimiento, un «tic» en la mano derecha y rigidez en el brazo derecho. A los treinta y ocho años, le diagnosticaron párkinson. No tenía antecedentes familiares ni portaba marcadores genéticos de la enfermedad. Dos años antes, a su madre le habían diagnosticado cáncer de mama, y tres años después de su propio diagnóstico, su padre desarrolló cáncer de próstata. Los dos tipos de cáncer se han asociado con el TCE.[40]

Con el tiempo, los síntomas de Jesh fueron empeorando, y los movimientos incontrolables de la cabeza, el cuello y el tronco lo llevaron a someterse a una estimulación cerebral profunda, un tratamiento que lo ayudó a encontrar alivio. Por desgracia, Jesh, al igual que Jana, ya no puede ejercer la medicina.

AGUA DE POZO

A unos ochenta kilómetros al norte de East Fishkill, siguiendo el curso del río Hudson, se encuentra la ciudad de Saugerties, Nueva York. Allí, Adeline Cassin y sus dos hermanas crecieron en una finca de tres hectáreas, al pie de las montañas Catskill. De niña, Adeline disfrutaba de aquel entorno idílico y pasaba todo el tiempo posible al aire libre, jugando en el columpio o correteando por el jardín. Pero lo que más le gustaba era el arroyo que atravesaba el patio trasero. Cada verano pasaba interminables horas chapoteando en el agua y persiguiendo peces. Su amor por la naturaleza siempre la acompañó: ya adulta, se unió al consejo de la organización sin ánimo de lucro Amazon Watch, dedicada a proteger la selva amazónica y los derechos de sus guardianes indígenas.

Como muchas casas del vecindario, la vivienda donde creció obtenía el agua de un pozo privado, que se situaba en su terreno y prácticamente no se analizaba. Aunque los aviones fumigadores rociaban pesticidas sobre los campos de maíz cercanos, es posible que los pesticidas no fueran el único problema para Adeline, su familia y la comunidad. Entre 1961 y 2001, una empresa de la zona fabricó componentes electrónicos. Como era habitual en la industria, usaban disolventes desengrasantes —entre ellos TCE y PCE— para limpiar las piezas. Por desgracia, en 1986 se detectaron altas concentraciones de estos químicos en las aguas subterráneas, así como en varios pozos residenciales cercanos.[41] Adeline no sabe si el pozo de su familia llegó a analizarse o contaminarse, pero está preocupada igualmente.

En las casas vecinas, al otro lado de la carretera, vivían tres familias. Todas se vieron afectadas por el cáncer. En dos de ellas, las mujeres padecieron cáncer de útero; en la tercera, la hija también desarrolló cáncer uterino, mientras que la madre y el padre murieron con apenas trece meses de diferencia, de cáncer de ovario y cáncer cerebral, respectivamente. Los vecinos empezaron a preocuparse por la calidad del agua que bebían, y el padre de Adeline empezó a comprar agua embotellada.

A pesar de crecer rodeada de esas historias de enfermedad, Adeline fue una alumna brillante y una deportista destacada y, como Jana Reed y Sara Whittingham, quería servir a su país. Fue admitida en West Point, pero optó por estudiar en la Universidad de Notre Dame, donde se unió al Cuerpo de Entrenamiento de Oficiales de Reserva. Tras graduarse, se convirtió en oficial del Cuerpo de Transmisiones del Ejército estadounidense, y se especializó en comunicaciones por satélite y sistemas de información.

Más tarde, desarrolló una brillante carrera en el sector mediático y tecnológico internacional, donde ascendió con rapidez en canales como Discovery Channel, Paramount y CNN International, que la llevaron a trabajar en distintas partes del mundo. Adeline amaba su trabajo. «Era de esas personas que querían seguir trabajando hasta los noventa», dice. Pero todo cambió cuando, en la cima de su carrera, le diagnosticaron párkinson.

Dado su diagnóstico precoz y los antecedentes de esta enfermedad de inicio temprano en su abuelo, su médico le recomendó hacerse un test genético. Adeline accedió, y el resultado mostró que no portaba ninguna de las mutaciones genéticas conocidas relacionadas con la enfermedad (véase «El rincón de los escépticos»).

EL RINCÓN DE LOS ESCÉPTICOS: LA GENÉTICA

Gracias a los importantes aportes de la doctora Rosalind Franklin, en el año 1953, los doctores James Watson y Francis Crick lograron identificar la estructura molecular del ADN, que contiene el código genético de los seres humanos.[42] A partir de la publicación de su descubrimiento en la revista *Nature,* se inauguró una nueva era en la genética que continúa hasta nuestros días.

Hoy sabemos que los genes determinan entre un 20 y un 30% de la salud de una persona.[43,44] Se han identificado las causas genéticas de muchas enfermedades, incluida la enfermedad de Parkinson. En 1997, los investigadores descubrieron la primera causa genética: una mutación en el gen de la alfa-sinucleína.[45] Actualmente se han identificado siete genes —entre ellos, el LRRK2, la causa genética más frecuente— que actúan como «factores causales» de la enfermedad.[46]

En total, se han encontrado noventa variantes genéticas de riesgo asociadas al párkinson.[47]

Estos avances nos han ayudado a entender mucho mejor la enfermedad.[47] Por ejemplo, las formas genéticas han revelado que las mitocondrias, responsables de generar energía en las células, pueden resultar dañadas.[48,49] Las variaciones genéticas también influyen en las diferencias individuales a la hora de metabolizar fármacos y sustancias químicas, incluidos los pesticidas. [50] Esto podría explicar por qué algunas personas expuestas a determinados agentes desarrollan párkinson y otras no. [50] Por último, las causas genéticas han abierto la puerta a terapias basadas en los genes y a la medicina personalizada.

Todo ello es fundamental. Sin embargo, pese a estos enormes avances, la heredabilidad global del párkinson es baja, las causas genéticas son infrecuentes y su capacidad de provocar la enfermedad es limitada. [51] Un estudio de la Fundación Parkinson, denominado «PD GENEration», busca determinar con exactitud cuán comunes son estas variantes genéticas entre los estadounidenses afectados. En junio de 2023, más de 10 000 personas de 85 centros habían participado en este estudio pionero. De ellas, solo el 13 % presentaba alguna variante genética informable relacionada con el párkinson; [46] el 87 % restante, no. Estos resultados confirman lo que ya se sabía desde hace un siglo: el 85 % de quienes padecen párkinson no tienen antecedentes familiares de la enfermedad. [52]

Es probable que en el futuro se descubran nuevas causas genéticas, pero todo indica que no serán muy frecuentes. Desde el artículo de Watson y Crick, se han publicado más de 37 000 estudios sobre la genética del párkinson, por ende es difícil que se hayan pasado por alto las causas genéticas más importantes. Además, un estudio con gemelos realizado en 1999 por la doctora Caroline Tanner concluyó que «los factores genéticos no desempeñan un papel importante en el desarrollo de la enfermedad de Parkinson en la mayoría de los casos típicos». [53] Ha llegado el momento de atender a las palabras de la doctora Tanner, cambiar el paradigma y buscar con mayor empeño las causas ambientales de la enfermedad.

Los síntomas de Adeline seguían avanzando y empezaban a interferir con su trabajo. Sentía como si «una enorme garra hubiera aparecido de repente y le hubiera arrebatado» la vida tal como la conocía. Adeline lucha contra su párkinson. No tolera la levodopa y los demás medicamentos han resultado menos eficaces.

A diferencia de Sara, ella no puede completar un Ironman. De hecho, apenas puede caminar. Cuando Ray la visitó en su casa de Miami, le costaba bajar un par de escalones incluso con ayuda. Le llevó innumerables pasos y tres minutos enteros subir a un coche. La antigua oficial del Ejército, que se había licenciado con las mejores calificaciones de su promoción, ha perdido trece kilos y apenas pesa cuarenta y tres.

El párkinson le ha arrebatado a Adeline una carrera prometedora y una vida feliz. «No sé si algún día podrá demostrarse, pero me pregunto si el agua subterránea de nuestra zona habrá tenido algo que ver con el párkinson». Se siente agradecida de que sus dos hermanas no hayan desarrollado la enfermedad. Su madre, enfermera jubilada, se preocupa mucho por ella y la llama todos los días. Su padre, ingeniero, sigue viviendo en la misma casa donde Adeline creció. «Estoy segura de que [mi párkinson] le resulta muy doloroso —dice—. Es por él por quien más me preocupo».

Los investigadores aún desconocen por qué algunas de las personas que han estado expuestas al TCE (o a cualquier otro producto químico) desarrollan una enfermedad y otras no. El momento, la intensidad y la vía de exposición, así como la interacción con otros factores (genéticos, ambientales) y con moduladores como otras enfermedades o el estrés, podrían tener que ver.[54] También pueden existir factores protectores, (como el ejercicio físico) que también son muy importantes.

Hoy, Adeline se siente «triste, frustrada y furiosa, todo al mismo tiempo». Y aun así afirma: «Estoy decidida a reavivar la esperanza, tanto en mí como en la comunidad del párkinson, porque juntos ganaremos esta batalla que define nuestra vida».

POR QUÉ SUCEDE

Las investigaciones en humanos que relacionan la exposición al TCE con el párkinson cuentan con el respaldo de los estudios de laboratorio. El doctor Tim Greenamyre, que demostró que el pesticida rotenona causa párkinson en ratas —y que acabó desarrollando la enfermedad—, lidera esta línea de trabajo junto con su antigua doctoranda, la doctora Briana de Miranda, que actualmente ejerce de toxicóloga en la Universidad de Alabama en Birmingham. Al igual que muchos pesticidas, el TCE altera el funcionamiento de las mitocondrias, responsables de cubrir las enormes demandas energéticas de las neuronas al transformar el azúcar (glucosa) en energía. El TCE y el PCE, junto con otros pesticidas asociados al párkinson, se disuelven fácilmente en la grasa. Esa propiedad, útil para la limpieza de metales, también permite que el TCE penetre con facilidad en el cerebro, las células y las mitocondrias.[55]

De Miranda y Greenamyre demostraron que las ratas alimentadas con TCE durante seis semanas pierden neuronas productoras de dopamina en la región cerebral afectada por el párkinson.[56]

Además de dañar las células que se pierden en la enfermedad, el TCE reproduce la actividad del principal factor genético conocido. Las mutaciones en el gen LRRK2 explican entre el 2 y el 3 % de los casos de párkinson.[57] Los genes proporcionan las instrucciones necesarias para producir proteínas, encargadas de las funciones celulares. Los experimentos realizados por Greenamyre y De Miranda muestran que tanto la mutación del gen LRRK2 como el TCE aumentan la actividad de esa proteína.[58] En otras palabras, una causa ambiental del párkinson podría imitar la acción de una causa genética.

Durante un siglo, el TCE —y probablemente también el PCE— ha provocado cáncer y, con toda probabilidad, párkinson. En 2013, la Unión Europea restringió drásticamente la mayoría de sus usos.[59] Minnesota y Nueva York hicieron lo propio a nivel estatal, y California prohibió el PCE en la limpieza en seco.[5,59,60] En 2023, la EPA concluyó que ambos compuestos «suponen un riesgo inaceptable para la salud humana» y propuso su prohibición.[61,62] Las medidas entraron en vigor en 2024, tras más de cuarenta años de activismo de Anne Anderson, una madre que perdió a su hijo Jimmy por leucemia en Woburn, Massachusetts.[63] Se prevé que los fabricantes presenten demandas.

Aunque el uso de TCE alcanzó su punto máximo en los años setenta, aún se emplean más de 110 mil toneladas al año solo en Estados Unidos.[64] A nivel mundial, su utilización sigue en aumento, especialmente en China, que concentra cerca de la mitad del mercado global.[7] Una prohibición ayudaría a frenar el incremento del párkinson; sin embargo, no resolvería los miles de sitios contaminados del planeta, muchos de ellos todavía desconocidos incluso para quienes viven cerca.

Durante mucho tiempo, hemos dado por sentado que el agua que bebemos es segura. Pero no lo es. Hoy sabemos que los «productos químicos para siempre» presentes en el agua pueden causar cáncer, y por eso los analizamos. Sabemos que el plomo en el agua afecta al desarrollo intelectual, y por eso lo eliminamos. Ahora disponemos de pruebas sólidas de que el TCE y el PCE pueden contribuir al párkinson, y deberíamos detectarlos y erradicarlos. Por desgracia, es posible que estas sustancias hayan envenenado no solo el agua que bebemos, sino también el aire que respiramos.

3

UNA AMENAZA INVISIBLE EN NUESTROS HOGARES

Creo que lo más probable es que [mi enfermedad
de Parkinson] se deba a que estuve expuesto
a algún tipo de producto químico.

MICHAEL J. FOX [1]

Hace cuarenta años, unos ingenieros construían una central nuclear junto al río Schuylkill, en Pottstown (Pensilvania), a unos treinta kilómetros de Filadelfia. Como parte de las medidas de seguridad, se instaló un sistema de control para asegurarse de que los trabajadores no estuvieran expuestos a niveles peligrosos de radiación, incluido un gas radiactivo llamado radón. Este gas es producto de la desintegración del uranio que se utiliza en instalaciones nucleares. También se encuentra en la naturaleza, por lo general en niveles bajos, como resultado de la descomposición natural del uranio presente en el subsuelo y en las rocas. Pero el radón en exceso puede ser letal.

Un día de diciembre de 1984, Stanley Watras, ingeniero de construcción en la planta, cruzó las puertas de control y disparó las alarmas de radiación. Preocupado, el físico sanitario del lugar avisó de inmediato al Departamento de Recursos Ambientales de Pensilvania. Sin embargo, no se podía culpar a la planta, que todavía estaba en obras, por la activación de la alarma. Aún no había comenzado a operar y seguía libre de material radiactivo. Además, Watras había hecho saltar las alarmas al entrar, no al salir del recinto. Algo no cuadraba.[2,3]

Tras varias comprobaciones, los técnicos decidieron medir los niveles de radón en la vivienda del ingeniero, en Boyertown, a unos once kilómetros de las instalaciones. Watras, su esposa y sus dos hijos pequeños se habían mudado aquel mismo año a una casa de una sola planta. Después de analizar el aire interior, los científicos identificaron una forma de exposición a sustancias cancerígenas completamente nueva: encontraron gas radón dentro del hogar.[2,3]

Las concentraciones detectadas eran seiscientas veces superiores al límite considerado seguro por la Agencia de Protección Ambiental de Estados Unidos (EPA); el nivel de exposición equivalía a fumar 135 paquetes de cigarrillos al día.[2,3,4] El gas se había adherido al polvo y acumulado en la ropa de Watras, hasta el punto de volverla radiactiva y hacer sonar los detectores del trabajo.

En su búsqueda, los geólogos descubrieron que bajo su casa había una formación rocosa rica en uranio, algo bastante habitual en Estados Unidos. El radón es un gas incoloro e inodoro que se desplaza por el subsuelo y puede infiltrarse en las viviendas, escuelas o edificios a través de grietas o huecos en los cimientos.[5,6] Este gas provoca 21 000 casos de cáncer de pulmón al año solo en Estados Unidos, la mayoría fácilmente prevenibles mediante pruebas sencillas (un kit doméstico cuesta menos de 100 dólares) y correcciones estructurales que rondan entre 1000 y 2000 dólares por vivienda.[7,8]

Por recomendación del secretario de Recursos Ambientales de Pensilvania, la familia Watras fue evacuada. En los dos años siguientes se inspeccionaron más de 18 000 viviendas del área, y casi un 60 % presentaban niveles de radón no seguros.[2] También se vieron afectados algunos colegios y edificios públicos.[2]

La casa de los Watras se saneó mediante una bomba sencilla que extrae el gas radón de debajo de los cimientos del edificio y lo libera al exterior. Una vez fuera, el radón se disipa rápidamente y deja de ser un riesgo para la salud. Tras instalar la bomba, se comprobó que el aire dentro de la vivienda era seguro.[3] La familia regresó y, según los registros de 2015, seguía viviendo allí felizmente.[3]

En la actualidad, la EPA estima que una de cada quince viviendas de Estados Unidos contiene niveles no seguros de radón.[9] Aunque ningún estado exige hacer pruebas, muchos obligan a informar de los resultados a los posibles compradores. Algunos gobiernos locales, como el del condado de Montgomery —al suroeste de Baltimore, Maryland—, solicitan que se haga un análisis antes de la venta de una casa.[6] Esta medida se implantó en 2015 y, al año siguiente, el valor medio de las viviendas en el condado aumentó en 18 000 dólares, lo que sugiere que la detección y comunicación del radón no devalúan una propiedad.[10]

Por supuesto, el problema del radón no se limita a Estados Unidos. En China, un 19 % de las guarderías analizadas en Pekín superaban los niveles permitidos para nuevas construcciones.[11] En Brasil se han hallado concentraciones de radón en interiores diez veces superiores al umbral fijado por la Organización Mundial de la Salud.[12] Pese a ello, pocas personas en el mundo son conscientes del peligro que supone, a pesar de que es la segunda causa principal de cáncer de pulmón.[13] La mayoría de estos casos podrían evitarse con pruebas sencillas, una correcta ventilación y barreras que impidan la entrada del gas en las viviendas o los edificios.

Por desgracia, el radón no es el único contaminante invisible del aire interior. Aunque el radón no provoca párkinson, los villanos del capítulo 2, el tricloroetileno (TCE) y el percloroetileno (PCE), pueden evaporarse del suelo o del agua contaminados e infiltrarse en el aire de viviendas, escuelas y oficinas. También pueden causar exposición en el entorno laboral.

A pesar de sus riesgos, estas exposiciones y su posible vínculo con el párkinson han sido escasamente investigadas (véase «El rincón de los escépticos»). Pero la falta de pruebas no equivale necesariamente a su inexistencia.[14] Solo significa que debemos buscar con más empeño, a veces con mucho empeño, para llegar a la verdad.

EL RINCÓN DE LOS ESCÉPTICOS: **LA AUSENCIA DE PRUEBAS**

Desde que se identificó la primera causa genética del párkinson en 1997, los avances en el conocimiento sobre el componente genético de la enfermedad han sido extraordinarios. No puede decirse lo mismo de sus causas ambientales. Aunque los factores ambientales son la principal causa del párkinson, se han publicado seis veces más estudios sobre la genética de la enfermedad (véase la ilustración 1).[15]

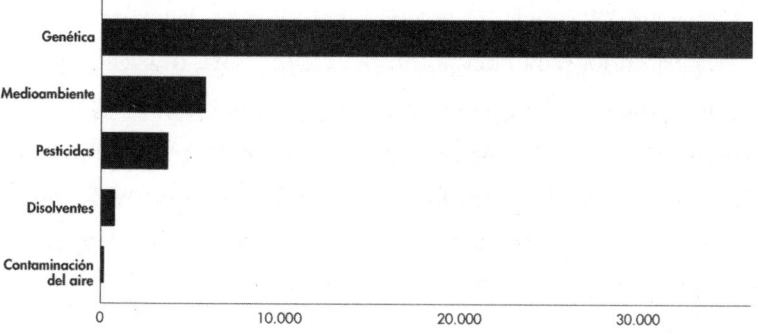

Ilustración 1. Publicaciones sobre la enfermedad de Parkinson y diversos temas, 1953-2024.[16]

En el caso del TCE y su relación con el párkinson, la situación es aún peor. Según la base de datos PubMed de la Biblioteca Nacional de Medicina de Estados Unidos, solo se han publicado cuarenta y dos artículos sobre el tema. Se publican cuatro veces más estudios al mes sobre la genética del párkinson de los que se han publicado sobre el TCE y la enfermedad en más de cincuenta años. (Y el panorama es incluso más desolador en el caso del PCE, que cuenta con apenas seis publicaciones). Se trata de un fracaso de los organismos financiadores, de los científicos y de la ciencia.

Como consecuencia, muchos investigadores del campo siguen mostrando un profundo escepticismo al respecto del factor ambiental del párkinson en general, y del papel del TCE en particular. Uno de los revisores de una reciente solicitud de subvención de Ray llegó a preguntar: «Si el TCE es un factor tan importante para la enfermedad de Parkinson, ¿por qué nadie ha oído hablar de ello?». De hecho, ni Ray ni Michael, pese a su amplia formación, conocían la existencia de este compuesto ni su relación con el párkinson hasta que la doctora Caroline Tanner presentó a Ray el caso del TCE y la historia de Camp Lejeune durante su año sabático, hacia 2017.

Esta brecha de conocimiento puede corregirse, pero hacerlo exige más financiación y un cambio —o al menos una ampliación— en las prioridades científicas.[17] La ciencia ha hecho un trabajo admirable en el estudio de la genética del párkinson. Ha llegado el momento de hacer lo mismo con sus causas ambientales más probables, especialmente el TCE y el PCE.

LA TINTORERÍA ATACA DE NUEVO

Con la gran cantidad de empleados de oficina que había en Rochester, Nueva York, la demanda de servicios de tintorería era muy alta en los años ochenta y noventa. Durante más de cuarenta años, una gran tintorería del centro trató de satisfacer ese crecimiento constante. El problema era cómo deshacerse de todos los productos químicos que utilizaba. En lugar de eliminar los residuos fuera del lugar, aparentemente optó por cavar un foso abierto en el sótano de sus instalaciones, donde vertía los disolventes usados en lo que se conoce como un «pozo seco». Un pozo seco no es más que un agujero excavado en el suelo para deshacerse de líquidos no deseados. Sin embargo, los productos químicos —como el TCE y el PCE— no permanecieron en ese pozo. Contaminaron el terreno y acabaron filtrándose al agua subterránea, desde donde podían evaporarse, como ocurre con el radón, e infiltrarse en los edificios cercanos.

La tintorería estaba situada en pleno centro de Rochester.[18] Justo enfrente había una gran plaza, sede del primer centro comercial cubierto del país. En una ciudad donde las nevadas podían empezar en Halloween y continuar hasta el Día de la Madre, un centro comercial cerrado era una idea excelente. Además de una amplia variedad de tiendas, el complejo incluía un edificio de dieciocho plantas con hotel, restaurantes y oficinas de alto nivel ocupadas por contables, consultores y abogados. También se construyó un aparcamiento subterráneo de tres pisos (véase la ilustración 2).

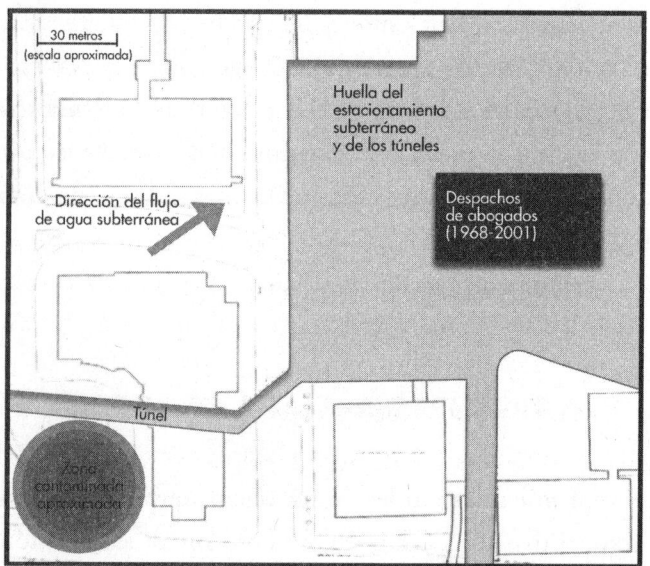

Ilustración 2. Mapa de la zona contaminada de la tintorería y del edificio de oficinas.[18]

Entre los muchos profesionales que trabajaban en el edificio estaba Dan Kinel, un ambicioso abogado de veintiséis años. Nacido y criado en Rochester, Dan había trabajado en Nueva York tras licenciarse en Derecho, pero estaba encantado de volver a su ciudad natal para ejercer su profesión cerca de familiares y amigos. Se incorporó a uno de los bufetes más prestigiosos de la ciudad y se especializó en derecho económico corporativo y bursátil. Las expectativas eran altas, y Dan trabajaba jornadas maratonianas —a veces los siete días de la semana— en ofertas públicas, fusiones, adquisiciones y operaciones financieras de todo tipo. Solía ser el primero en llegar a la oficina, ubicada en la séptima planta, y uno de los últimos en irse.

Aparcaba en el nivel más bajo del garaje subterráneo, donde, como en muchos aparcamientos, la ventilación era muy pobre. El esfuerzo de Dan dio sus frutos: en solo siete años fue nombrado socio del bufete.

Sin que Dan ni sus compañeros lo supieran, es probable que los productos químicos procedentes de la tintorería se filtraran en su dirección. En 1992, una empresa de dispositivos médicos quería construir su nueva sede en el mismo solar del centro de Rochester donde durante años había funcionado la tintorería. Como parte del proceso de planificación, la empresa solicitó que se hiciera una inspección medioambiental que terminó por revelar que el suelo —y probablemente el agua subterránea— estaban contaminados con niveles extremadamente altos de TCE, PCE y otros disolventes usados en la limpieza en seco.[18]

El ayuntamiento de Rochester emprendió una larga y costosa operación de limpieza, con una inversión de varios millones de dólares, que implicó excavar miles de toneladas de tierra contaminada y casi dos mil litros de TCE y PCE. Pero los productos tóxicos no respetan los límites de una propiedad, y es casi seguro que la contaminación no se detuvo en el perímetro de la nueva sede corporativa. Lo más probable es que se extendiera bajo tierra, y que los compuestos químicos acabaran infiltrándose en el aire interior del edificio donde trabajaba Dan, así como en el garaje donde muchas personas aparcaban sus coches para ir a trabajar, de compras o de visita.

El TCE y el PCE pueden evaporarse del suelo o del agua contaminados y penetrar en viviendas, escuelas o lugares de trabajo a través de grietas en los suelos o cimientos, huecos para conducciones u otras aberturas. Este fenómeno —la migración de gases tóxicos desde fuentes subterráneas al interior de los edificios— se conoce como intrusión de vapores (véase la ilustración 3) y fue precisamente lo que ocurrió en la casa de los Watras, en Pensilvania, en la década de 1980.[19]

Cuando los compuestos químicos llegan a las aguas subterráneas, pueden formar «plumas» o ríos subterráneos: concentraciones líquidas de contaminantes que se desplazan con el flujo del agua a veces más de un kilómetro desde su origen. Tras recorrer esa distancia bajo tierra, los productos químicos volátiles pueden emerger a la superficie, entrar en los edificios y ser literalmente inhalados por quienes los habitan.[19,21]

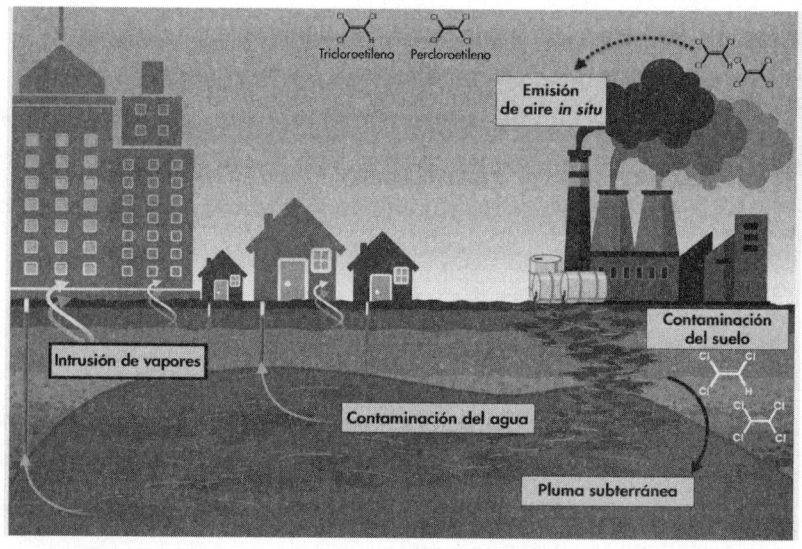

Ilustración 3. Modelo de intrusión de vapores debido a la contaminación del suelo o del agua por TCE y PCE.[18,20]

En la mayoría de los casos, los residentes o los trabajadores no son conscientes de que pueden estar inhalando sustancias químicas peligrosas cada día, durante meses o incluso años.

Dan trabajó durante seis años en la torre donde se encontraba el centro comercial cubierto, antes de trasladarse a una nueva oficina en 2001. Muchos de sus compañeros trabajaron allí durante décadas. En 2013, Dan empezó a notar rigidez en el hombro izquierdo y, poco después, problemas de espalda. Acudió a un fisioterapeuta y, mientras realizaba los ejercicios que le habían indicado, se dio cuenta de que el lado izquierdo de su cuerpo no respondía igual que el derecho. Poco después, apareció un pequeño temblor en el meñique de la mano izquierda.

Preocupado, su médico de cabecera le aconsejó que acudiera cuanto antes a un neurólogo. Durante la visita, y tras una breve exploración, el especialista concluyó que Dan, con apenas cuarenta y tres años, presentaba síntomas de párkinson. Sin embargo, él, al igual que las médicas de la Fuerza Aérea Jana Reed y Sara Whittingham, pensó que era «demasiado joven» para padecer la enfermedad. El neurólogo general salió de la consulta para hablarlo con un colega, mientras Dan y su esposa se quedaron allí sentados, conmocionados. Pensaban en cómo la enfermedad afectaría a su vida y a la de sus dos hijos, que entonces tenían solo diez y ocho años. Tras lo que a ambos les pareció una eternidad, el médico regresó acompañado de un especialista en párkinson, que confirmó rápidamente el diagnóstico.

Una vez superado el impacto inicial, Dan empezó a ser consciente de que no era el único en su bufete que había enfermado. Recordó que algunos de sus excompañeros también habían sido diagnosticados de párkinson. En 2019, decidió iniciar, junto a Ray y su equipo, una investigación para averiguar si sus problemas de salud podían estar relacionados con el entorno laboral.[18]

Durante cuatro años, el equipo estudió a setenta y nueve de los ochenta y dos socios del bufete que habían trabajado al menos un año en la torre contigua a la zona contaminada.[18] De esos setenta y nueve socios, cuatro padecían párkinson y quince habían desarrollado algún tipo de cáncer relacionado con el TCE (véase la ilustración 4). Dieciocho habían fallecido. Lo que resultaba aún más inquietante era que, de los quince casos con registros médicos disponibles, once (el 73 %) habían muerto con al menos una afección vinculada al TCE.

La proporción de casos de párkinson resultó ser superior a la esperada según la edad y el sexo, y el porcentaje de cánceres relacionados con el TCE fue tres veces mayor que el observado en un grupo de abogados que no pertenecían al bufete.[18]

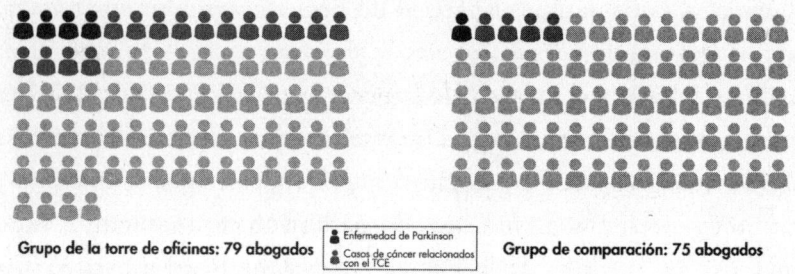

Grupo de la torre de oficinas: 79 abogados — Enfermedad de Parkinson / Casos de cáncer relacionados con el TCE — Grupo de comparación: 75 abogados

Ilustración 4. Afecciones médicas en el grupo de abogados de la torre de oficinas frente a un grupo de comparación de abogados.

Aunque no eran concluyentes, los resultados sí eran preocupantes en cuanto al posible papel que el TCE y el PCE podían estar desempeñando en la salud de Dan y sus compañeros. Según Dan: «Entre mis excolegas solíamos bromear con que había algo en ese antiguo edificio que estaba enfermando a la gente. Pero, por desgracia, probablemente no era broma. Ahora sé que mi enfermedad de Parkinson era, muy posiblemente, totalmente prevenible. Me enfurece pensar que podríamos evitar que tantas personas enfermen, queden discapacitadas o mueran, y aun así no hagamos nada al respecto».

El año pasado, Dan se sometió a una intervención de estimulación cerebral profunda para aliviar las fluctuaciones de sus síntomas. Sin embargo, debido al avance implacable de la enfermedad, tuvo que retirarse de su trabajo como abogado. Aun así, sigue comprometido con encontrar y eliminar las causas principales del párkinson.

Tras el estudio, Dan ha ayudado a sus excompañeros a identificar y localizar otros puntos de Rochester contaminados con TCE, PCE o ambos. En el condado de Monroe, donde se encuentra la ciudad, se han identificado más de un centenar de lugares contaminados con al menos uno de estos disolventes utilizados en la limpieza en seco y el desengrasado industrial (véase la ilustración 5). Algunos son antiguos establecimientos de tintorería, otros pequeñas fábricas y, unos pocos, grandes instalaciones industriales.

Dan sostiene: «Mi esperanza es que esta investigación sirva de base para impedir que las generaciones futuras sufran enfermedades terribles como el párkinson o el cáncer. Llevo once años con la enfermedad y, para mí, ya es tarde. No espero una cura. Pero aún no es tarde para mis hijos y mis nietos. El párkinson y muchos tipos de cáncer son, con toda probabilidad, completamente evitables. Tenemos que reducir y limitar la exposición de las personas a sustancias peligrosas como el TCE y el PCE. Si lo hacemos, podremos construir un mundo sin la enfermedad de Parkinson. Lo único que necesitamos es la voluntad de hacerlo».

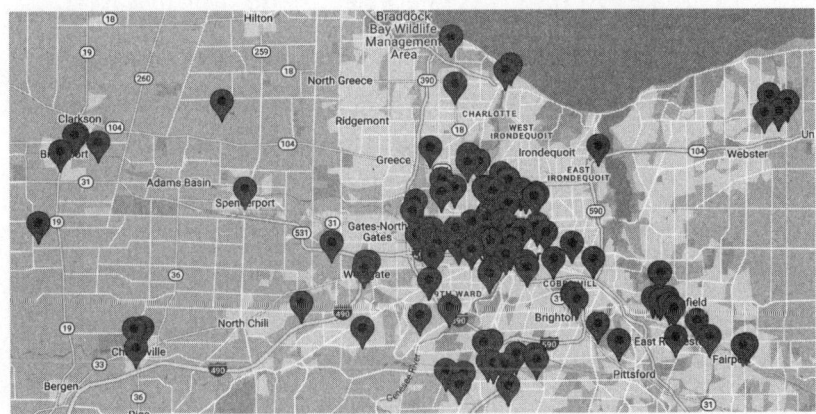

Ilustración 5. Mapa de los sitios contaminados con TCE, PCE o ambos en el condado de Monroe, Nueva York, basado en un análisis de datos del Departamento de Conservación Ambiental del Estado de Nueva York.[22]

EL OLOR A PERCLOROETILENO

Después de la Segunda Guerra Mundial, Samuel Toth quiso ampliar el negocio de tintorería de su padre en Siracusa, Nueva York. Así fue como abrió Toth's 3 Hour Laundry, ubicado unos noventa kilómetros al oeste, en el centro de Rochester. El local se encontraba frente a un pequeño parque urbano, a pocas manzanas de la gran tintorería que, décadas después, podría haber estado relacionada con la enfermedad de Parkinson de Dan. Allí, Toth creó un servicio de recogida rápida en coche, no de hamburguesas y patatas fritas, sino de ropa. Los trabajadores que se dirigían cada mañana a sus oficinas —en una ciudad que albergaba sedes de gigantes como las de Eastman Kodak, Bausch & Lomb y Xerox— podían dejar su colada de camino al trabajo y recogerla, impecable, al volver a casa.

Sammy, como le llamaban sus amigos y compañeros, era un empresario honesto e íntegro. Su familia, muy numerosa, siempre había estado muy presente en la comunidad, y él mismo arbitraba partidos de *hockey* del equipo local profesional. Incluso llegó a formar parte del Salón de la Fama del Hockey del Rochester War Memorial. No tenía ni idea de que los productos químicos que utilizaba en su trabajo eran tóxicos.

Como en muchas tintorerías de Estados Unidos, aquel era un negocio familiar. Sammy y su esposa tenían seis hijos, y todos formaban parte de la empresa. Los mayores, Dave y Patti, acompañaban a su madre al local desde muy pequeños. Estuvieron allí durante sus embarazos, mientras ella daba el pecho, y también cuando regresaban de la universidad para ganar algo de dinero extra. De niños, «se arrastraban por el suelo» y se escondían en los grandes cestos de ropa sucia. Conforme fueron creciendo, comenzaron a preparar perchas o a doblar la ropa y, en la adolescencia, pasaron a atender la ventanilla del servicio rápido. Según cuenta Patti, «nos encantaba estar allí».

El PCE era el producto que usaban para lavar en Toth's 3 Hour Laundry. Dave recuerda: «Me encantaba el olor a percloroetileno». Ese producto de aroma dulzón se usaba no solo para la limpieza en seco, sino también para eliminar la grasa de las máquinas en casa. Los

Toth siempre tenían una botella extra en su hogar para quitar manchas de la ropa.

Después de doce años de brindar servicio a la comunidad, la familia Toth se marchó de Rochester. Durante un tiempo se dedicaron a limpiar uniformes de equipos deportivos y, finalmente, decidieron dejar el negocio por completo. Ahora, los Toth se dedican a vender marcadores, pantallas de vídeo y sistemas de sonido a equipos profesionales y amateurs del oeste del estado de Nueva York.

Aunque el negocio familiar cambió, los posibles efectos del PCE marcaron a los dos hijos mayores de los Toth. En 2011, a Dave le diagnosticaron párkinson y, dos años más tarde, Patti recibió el mismo diagnóstico. No se puede establecer con certeza la causa de su enfermedad, pero la exposición temprana y prolongada al PCE durante la infancia y la adolescencia es motivo de gran preocupación. Un pequeño estudio danés mostró que, en comparación con otras profesiones, las mujeres que trabajaban en lavanderías y tintorerías tenían un riesgo quince veces mayor de padecer párkinson.[23] Ningún otro oficio de los que se ha estudiado presentó un riesgo tan elevado.

Hoy, Dave vive en Victor, Nueva York, donde disfruta orientando a jóvenes en su camino espiritual. Sigue trabajando a tiempo parcial para una empresa tecnológica que se dedica a analizar el contenido nutricional de distintos alimentos, cuida de sus nietos y, al igual que la anestesióloga Sara, va mucho en bicicleta. «Me gusta mucho ir en bici porque, cuando lo hago, todos mis síntomas desaparecen». Está intentando encontrar la combinación adecuada de medicamentos para mantener los síntomas bajo control y se plantea someterse a una cirugía de estimulación cerebral profunda.

Patti, que se sometió a esa intervención hace un año, vive en Dillon, Colorado, y ha publicado recientemente un libro titulado *Chronic Hope* («Esperanza crónica»), con el objetivo de ayudar a quienes sufren, se recuperan de una enfermedad o simplemente necesitan un mensaje de ánimo. También es embajadora de la fundación Davis Phinney, y disfruta esquiando, yendo en bicicleta, haciendo senderismo y pasando tiempo con su familia. Tanto Dave como Patti recuerdan con cariño su infancia, pero les entristece pensar que su salud pudo verse afectada por un producto químico peligroso que se utilizaba en el negocio familiar.

Su padre, que fue el que más tiempo pasó trabajando con PCE, nunca fue diagnosticado con párkinson. Sin embargo, antes de morir en 2021, su familia notó que tenía temblores cada vez más generalizados. En los últimos años de su vida empezó a tener dificultades para recordar algunas palabras o responder con rapidez en una conversación. Con el paso del tiempo, Sammy Toth —que antes era una persona extrovertida y comunicativa— apenas podía articular una o dos palabras.

SALUD ESQUINA FELICIDAD

Después de pasar varios años investigando cuál es el papel del TCE en la enfermedad de Parkinson, Ray empezó a sospechar que aquella sustancia química podía estar en cualquier parte. Pensó cuál podría ser el lugar con menos probabilidad de estar contaminado: Newport Beach, California. Así que Ray, que había ido al instituto en aquella hermosa localidad costera, buscó en Google «tricloroetileno + Newport Beach». Los resultados lo dejaron atónito: no solo había un sitio contaminado en esa ciudad acomodada, sino que se encontraba a unas manzanas de su antiguo instituto.

El sur de California, con sus eternos cielos despejados, sus universidades de prestigio y su espíritu emprendedor, ha sido durante décadas uno de los motores de la industria aeroespacial. Durante la Segunda Guerra Mundial, la región empleó a dos millones de trabajadores del sector y fabricó 300 000 aviones. En los años ochenta, un tercio de los ingenieros aeroespaciales del país trabajaban allí.

En 1957 se inauguró una gran planta aeroespacial en Newport Beach dedicada a la «investigación, ingeniería y fabricación de [...] componentes de guiado de misiles, motores de cohete y *hardware* informático».[24] Para sorpresa de nadie, aquella actividad generaba una gran cantidad de grasa, que se limpiaba muy fácilmente con productos químicos como el TCE y el PCE. Después de que la Guerra Fría llegara a su fin a comienzos de los años noventa, la industria aeroespacial se redujo y la planta, situada a cinco kilómetros del océano Pacífico, cerró sus puertas.[25, 26, 27, 28]

Cuando se demolieron las instalaciones, se detectó la presencia de TCE y PCE en el suelo y en las aguas subterráneas, por lo que en 1996 se iniciaron las tareas de limpieza. Posteriormente, el terreno se recalificó de uso industrial a residencial. Sin embargo, la limpieza nunca se completó y la contaminación siguió ahí. A comienzos de los años 2000, aún se encontraban TCE y PCE en el vapor del suelo y en las aguas subterráneas superficiales. En ese momento no se consideró un riesgo para la salud, quizá porque el agua no se empleaba para el consumo humano. Pero en 2017, la Junta de Aguas de Santa Ana empezó a preocuparse ante la posibilidad de que los vapores de TCE y PCE pudieran desplazarse e infiltrarse en el aire de viviendas, iglesias y otros edificios.

Se instalaron decenas de pozos de control en toda la zona (véase la ilustración 6). En varios de ellos se detectaron niveles elevados de gases del suelo, en algunos casos cien veces por encima de los valores de referencia. En las proximidades de estos pozos había viviendas situadas cerca de la esquina de las calles llamadas «La Salud» y «La Felicidad».

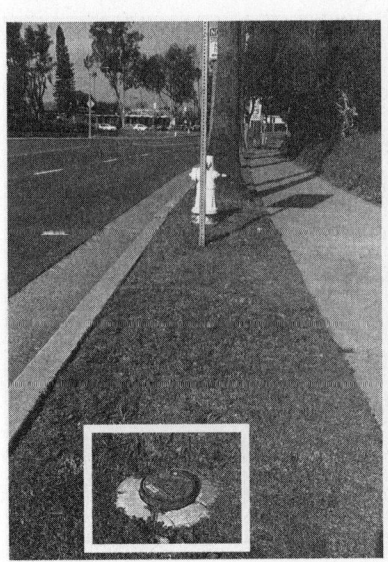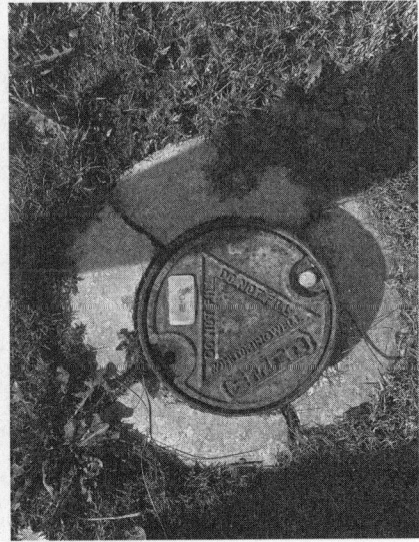

Ilustración 6. Pozo de monitorización de TCE y PCE cerca del instituto de Ray, en Newport Beach, California.

A partir de 2018 se empezaron a analizar los niveles de contaminación del aire en el interior de las viviendas de Newport Beach, y se detectaron concentraciones de TCE y PCE superiores a los niveles de referencia en aproximadamente un tercio de las 390 casas examinadas.[26] Las concentraciones más altas se hallaron en dormitorios, salones y cuartos de juegos infantiles. En veintinueve de esas viviendas se concluyó que se estaba produciendo una intrusión de vapores, «según las evaluaciones específicas realizadas en cada propiedad».[26] La solución propuesta para eliminar estos compuestos cancerígenos del aire interior de las viviendas incluía el uso de purificadores de aire y sistemas de descontaminación.

Pese a la magnitud de la contaminación, muchos vecinos siguen sin ser conscientes del riesgo. Catherine Keligan, vecina de Newport Beach de toda la vida, se enteró del problema al escuchar un pódcast en el que entrevistaban a Ray. Cuando oyó el nombre de su ciudad, prestó atención de inmediato. Aunque ella nunca había vivido en la zona donde antes estaba la empresa aeroespacial, tenía amigos que sí, y había pasado muchas tardes y noches allí. Recordaba también los rumores sobre casos de cáncer entre los padres de sus compañeros de colegio. «Se sabía que la gente de ese barrio enfermaba de cáncer. Todos pensaban que era por un vertedero», recuerda. Pero el vertedero más cercano que Ray pudo localizar estaba a varios kilómetros de distancia.[29]

Hoy, Catherine considera que existen soluciones viables, como las pruebas ambientales y la descontaminación. Según ella, la mayoría de los residentes podrían pagar entre 1000 y 2000 dólares para sanear sus casas, pero nadie les habla del cáncer de mama o del párkinson. Su prometido, Harrison Avisto, comparte su opinión. Hace poco le preguntó a un amigo que creció en la zona afectada si había oído hablar de la contaminación. «Ahhhh, síííí... Muchísima gente hablaba de eso. Se analizaba el suelo constantemente. Había zonas con niveles muy altos de químicos... y un montón de casos de cáncer en el vecindario», le respondió. Harrison reflexiona: «Si esto está ocurriendo en uno de los lugares más bonitos y acomodados del país, ¿qué estará pasando en los demás?».

JUNGLA DE CEMENTO

El TCE y el PCE no necesitan filtrarse desde el suelo o las aguas subterráneas contaminadas para llegar al interior de las viviendas. A veces, simplemente ascienden desde el piso de abajo.

A comienzos de la década de 1990, el Departamento de Salud del Estado de Nueva York evaluó la concentración de PCE en el aire de apartamentos situados sobre tintorerías a nivel de calle en Albany y en la ciudad de Nueva York. En treinta y nueve de los cuarenta edificios analizados (el 98 %), las concentraciones de PCE en el aire interior resultaron ser inseguras.[30] En algunos casos, los niveles superaban más de mil veces el umbral considerado seguro.[30] En una carta enviada en 1992 a la EPA, el Departamento de Salud de Nueva York advertía: «[Nuestros] datos sugieren que incluso los equipos más avanzados pueden no proteger de forma adecuada a las muchas personas que viven en apartamentos contiguos a tintorerías».[30] Muchos neoyorquinos viven cerca de alguna de las más de mil tintorerías del estado.[31] Solo en la ciudad de Nueva York, a mediados de los noventa, había unas quinientas instaladas en edificios residenciales.[30] Un estudio realizado por entonces mostró que veinticuatro de los veintinueve apartamentos analizados (el 83 %) presentaban concentraciones elevadas de PCE en el aire interior (véase la ilustración 7). Los investigadores concluyeron que la exposición representaba «un riesgo para la salud de los residentes».[30] Dado que los efectos del PCE —y también del TCE— en el desarrollo del párkinson pueden tardar décadas en manifestarse, ese peligro podría hacerse visible solo con el tiempo. Por desgracia, los vecinos no son conscientes de ello. Los autores del estudio escribieron: «Hasta donde sabemos, ninguna agencia gubernamental responsable ha intentado de forma sistemática identificar a las personas expuestas a altos niveles [de PCE] en apartamentos situados sobre tintorerías, informarles de los posibles riesgos o evaluar su grado de exposición y su estado de salud».[30]

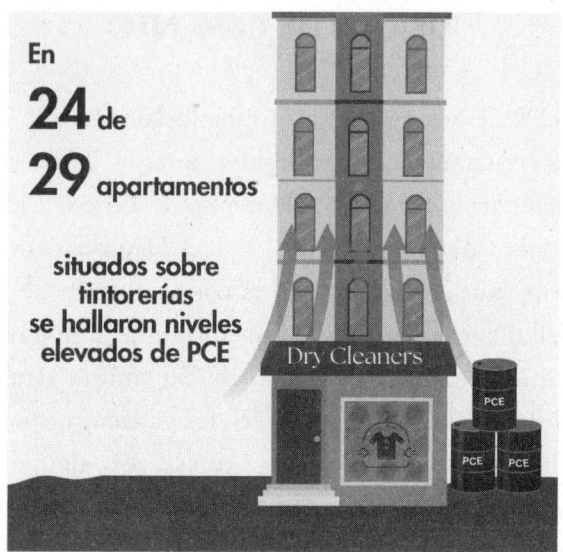

Ilustración 7. Los apartamentos situados sobre tintorerías presentaban niveles elevados de PCE en el aire interior.[30]

Por desgracia, la exposición no terminó en la década de 1990. Entre 2001 y 2003, un grupo de investigadores analizó sesenta y cinco apartamentos de veinticuatro edificios en los que se utilizaba PCE en el propio local. En una cuarta parte de las viviendas estudiadas, los niveles de PCE en el aire interior eran inseguros. Además, «las concentraciones [medias de PCE] en el aire interior de los barrios poblados por minorías eran cuatro veces más altas que en los barrios no poblados por minorías […] y más de diez veces superiores en las zonas de bajos ingresos que en las de rentas más altas».[32] En 2020, Nueva York se convirtió en el segundo estado —después de Minnesota— en prohibir el TCE y en vetar el uso de PCE en tintorerías situadas en edificios residenciales.[31, 33]

Sin embargo, estas prohibiciones no afectan a los miles de lugares ya contaminados en Nueva York, a las decenas de miles en todo el país ni a los cientos de miles en el resto del mundo. Esa contaminación persiste, pese a los riesgos bien documentados que se conocen hoy. En 2021 se detectaron gases tóxicos en un popular club de *shuffleboard* de la ciudad de Nueva York.[34] Las concentraciones bajo el edificio superaban más de 10 000 veces los límites permitidos por el estado.[34] Según el portal Gothamist, de la emisora pública de Nueva York, «probablemente haya miles de personas que han estado expuestas al tricloroetileno» en ese club, situado en un antiguo «brownfield», es decir, un terreno previamente contaminado.[34]

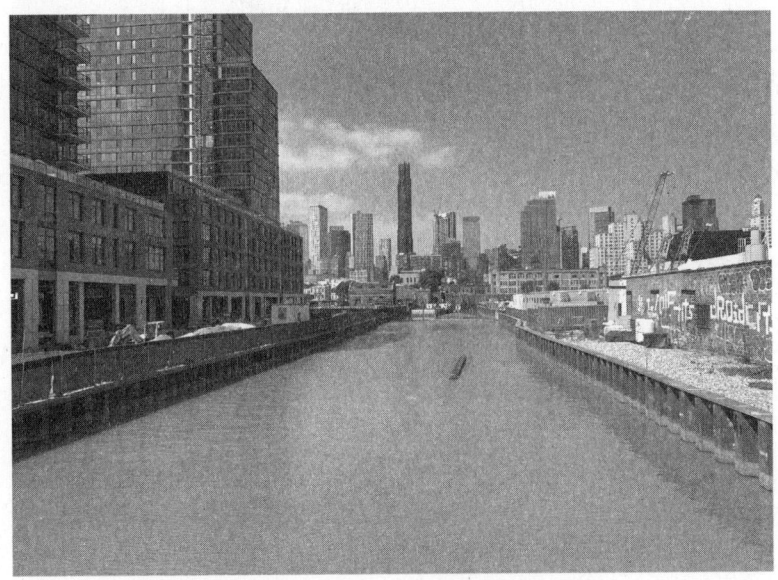

Ilustración 8. Fotografía del canal Gowanus, Brooklyn, a finales de 2020.[34]

La contaminación —conocida por los vecinos como «mayonesa negra»— en esta zona incluye el canal de Gowanus, que atraviesa Brooklyn (véase la ilustración 8).[34] En la actualidad, más de un centenar de manzanas de la ciudad se encuentran bajo investigación. En 2024, se informó de que varios edificios del área presentaban niveles de TCE en el aire interior 450 veces superiores al límite considerado seguro. En otra zona, donde funcionaban veintidós negocios, la concentración de TCE superaba más de 250 veces el umbral de seguridad.

Como ocurre en muchos de estos lugares contaminados, la mayoría de los vecinos desconocía el peligro. Un agente inmobiliario local confesó: «Me sorprende lo poco que se menciona el tema del [sitio contaminado] en Gowanus. Normalmente soy yo quien lo saca, cuando la gente empieza a hablar de jardinería: en este suelo no puedes plantar nada que luego quieras comer».[35] Una activista añadió: «No hay señales por ninguna parte, ningún aviso» sobre la contaminación.[36]

En 2010, la zona de Gowanus fue declarada un emplazamiento Superfund, una de las áreas más tóxicas del país.[35] En Estados Unidos existen unas 1300 zonas Superfund, repartidas por todo el territorio. Veinte millones de personas viven a menos de dos kilómetros —la distancia que pueden recorrer las plumas subterráneas de TCE o PCE— de uno de estos lugares.[37, 38, 39] Y, como hemos visto, estos puntos solo son la punta del iceberg de la contaminación existente en el país y en el mundo.[40]

Estados Unidos no tiene el monopolio de la contaminación del aire relacionada con las tintorerías. En la ciudad alemana de Mülheim, en el oeste del país, se han detectado altos niveles de PCE y TCE en el aire interior de los apartamentos, y los vecinos presentan niveles medibles de TCE en sangre.[40, 41] Los supermercados también pueden verse afectados. Tanto el TCE como el PCE son excelentes desengrasantes porque se disuelven en la grasa. Lamentablemente, esta capacidad no es exclusiva de la grasa industrial: en supermercados alemanes situados junto a tintorerías se ha encontrado PCE en la mantequilla y el queso.[40]

¿A SALVO EN EL TRABAJO?

Lógicamente, el desengrasado constituye un proceso esencial en la industria automovilística. Un médico de la empresa Chrysler estaba preocupado por los posibles efectos que el «milagroso» desengrasante TCE podía tener en la salud.[42] El doctor Carey McCord, de Cincinnati, Ohio, reconocía el enorme valor que este compuesto tenía para la industria automovilística, pero también le inquietaba su «naturaleza tóxica». Así que aplicó TCE sobre la piel de conejos y todos murieron en cuestión de semanas, o incluso de días. Luego les hizo inhalar TCE y murieron en apenas unos días, o incluso en unas horas.

Después de eso, concluyó: «Cualquier fabricante que contemple el uso del tricloroetileno hallará en él muchas cualidades deseables. Pero si no dispone de sistemas cerrados de operación, puede encontrar en este disolvente el origen de un desastre para los trabajadores expuestos». Los resultados de sus experimentos se publicaron en el *Journal of the American Medical Association* en 1932.[42]

Aquella advertencia premonitoria fue, en gran medida, ignorada. El primer caso documentado que relacionó el TCE con la enfermedad de Parkinson no se registró hasta 1969. Se trataba de un hombre de 59 años de Alemania que había trabajado con TCE durante más de tres décadas y que, con el tiempo, desarrolló síntomas de la enfermedad. Tras su muerte, la autopsia reveló la pérdida de neuronas productoras de dopamina en la sustancia negra, la región del cerebro afectada por el párkinson.[43] Treinta años después, una mujer francesa trabajó durante meses como empleada de limpieza en una habitación mal ventilada donde utilizaba TCE, y después durante seis años en una habitación aún más pequeña de una fábrica de plásticos, expuesta al TCE y a otros compuestos volátiles. Tres años más tarde, le diagnosticaron párkinson, con apenas treinta y siete años.[44]

En 2008, investigadores de la Universidad de Kentucky estaban reclutando a una persona con párkinson para un ensayo clínico cuando el voluntario mencionó que varios compañeros de su fábrica, en Berea, Kentucky, también padecían la enfermedad. Dirigido por el doctor Don Gash, el equipo de investigación emprendió un estudio sin precedentes para evaluar al menos a treinta trabajadores de aquella pequeña planta, que fabricaba medidores metálicos y otros instrumentos.[45,46]

Durante veinticinco años, aquel participante del estudio, de cuarenta y nueve años, había trabajado con TCE para desengrasar piezas metálicas. Él y un compañero introducían las piezas, para limpiarlas, en un recipiente grande y abierto que contenía TCE. No usaban ningún tipo de protección: ni guantes, ni mascarillas, ni delantales. Después pasaban las piezas limpias, a mano, a una mujer de cincuenta y seis años que se encargaba de secarlas. Los tres desarrollaron párkinson.[45]

Los investigadores evaluaron a otras personas que trabajaban en el mismo taller y descubrieron que: «Los compañeros situados más lejos de la fuente de tricloroetileno, expuestos de forma crónica por inhalación, mostraban muchos signos de parkinsonismo, entre ellos una notable lentitud motora».[45]

Como sucede con ciertos pesticidas, numerosos estudios realizados en distintos países han demostrado que los animales de laboratorio que ingieren TCE desarrollan síntomas y patologías propias del párkinson.[47,48] Dado que la exposición humana más habitual al TCE se produce por inhalación, la doctora Briana de Miranda, de la Universidad de Alabama, Birmingham, quiso averiguar qué ocurriría si ratones y ratas inhalaban el compuesto.[48]

Comprobó que, en comparación con los animales que respiraban aire filtrado, los que se exponían a TCE durante ocho semanas perdían el 50% de las neuronas que producen dopamina. Además, caminaban más despacio. La dosis inhalada era, además, inferior a la administrada por vía oral en estudios previos. Para De Miranda y sus colegas, los resultados indicaban que «la inhalación de TCE causa una potente neurotoxicidad dopaminérgica incluso a dosis mucho más bajas que las estudiadas hasta ahora, lo que aporta un vínculo mecanicista entre la exposición al TCE y el riesgo de párkinson».[48]

Estas exposiciones laborales son frecuentes. En la década de 1970, se estimaba que unos diez millones de estadounidenses trabajaban con TCE o con sustancias similares. En Reino Unido, se estima que uno de cada doce trabajadores podría haber estado expuesto al TCE en su entorno laboral.[49, 50, 51]

Ejemplos de profesiones en las que puede haber existido una exposición al tricloroetileno

Embalsamadores	Operarios de redes de alcantarillado
Especialistas en armamento	Pegadores de caucho
Especialistas en informática	Pintores
Fabricantes de artículos de cuero	Procesadores de petróleo
Fabricantes de equipos náuticos	Profesionales involucrados en el proceso de reducir la nicotina de los cigarrillos
Fabricantes de insecticidas	Serigrafistas
Fabricantes de pesticidas	Taxidermistas
Fabricantes de productos electrónicos	Técnicos de misiles
Fabricantes de refrigerantes	Técnicos de radar
Fabricantes textiles	Técnicos en control de corrosión
Instaladores de maquinaria	Técnicos en reparación de equipos de comunicación
Limpiadores de tejidos y prendas	Técnicos en sistemas
Mecánicos	Tintoreros
Mecánicos aeronáuticos	Trabajadores de destilerías
Mecánicos de motores a reacción	Trabajadores de fábricas de automóviles
Operarios que trabajan con barnices	Trabajadores de plantas de tratamiento de residuos
Operarios de imprentas	Trabajadores dedicados al tratamiento de metales
Operarios de la industria farmacéutica	Trabajadores de la industria alimentaria
Operarios de la producción de resinas	Zapateros

Tabla 1. Ejemplos de profesiones en las que puede producirse exposición al TCE. Adaptado de la fuente original.[47]

La lista de profesiones con posible exposición al TCE es extensa (véase la tabla 1) e incluye desde pintores y operarios de imprentas hasta mecánicos y embalsamadores. Un ingeniero aeroespacial llegó a decir que «nadaba» en TCE.[47]

UNA FUENTE PROBABLE

Entre las personas que probablemente estuvieron expuestas al TCE se encuentran Jana Reed y Sara Whittingham. En su intento por encontrar una posible causa de su enfermedad de Parkinson, Ray les envió un correo electrónico preguntándoles en qué bases habían servido durante su paso por la Fuerza Aérea. Lo que descubrió sorprendió a todos.

Año	Cargo	Base	¿Contaminación por TCE?
1991-1995	Cadete	Academia de la Fuerza Aérea de EE. UU.	
1996,1998	Servicio activo	Base Aérea de Brooks	✓
1997	Servicio activo	Base Aérea de Travis	✓
1998	Servicio activo	Base Aérea Wright-Patterson	✓
2002-2006	Médica de urgencias	Base Aérea de Andrews	
2006-2007	Médica de urgencias	Base Aérea de Bitburg	✓
2007-2011	Médica de urgencias	Base Aérea de Ramstein	
2009-2010	Médica de urgencias	Base Operativa Avanzada Lightning (Afganistán)	
2011-2012	Médica de urgencias, reservista	Base Aérea Wright-Patterson	✓

| 2012-2016 | Médica aeronáutica, reservista | Base Aérea Wright-Patterson | ✓ |
| 2016 - presente | Médica aeronáutica, Guardia Nacional Aérea | Base Aérea de Moffett | ✓ |

Tabla 2. Bases en las que sirvió la doctora Jana Reed.

Año	Cargo	Base	¿Contaminación por TCE?
1992-1996	Cadete	Academia de la Fuerza Aérea de EE. UU.	
1996-1998	Oficial de mantenimiento de aeronaves	Base Aérea de Kelly	✓
2002-2003	Médica interna	Base Aérea de Lackland	
2003	Escuela de Medicina Aeroespacial	Base Aérea de Brooks	✓
2003-2004	Médica aeronáutica	Base Aérea de Kunsan	
2004	Personal médico	Base Aérea de Osan	✓
2004-2005	Médica aeronáutica	Base Aérea de Ramstein	
2004-2006	Médica aeronáutica	Base Aérea de Travis	✓
2009-2011	Anestesióloga	Base Aérea de Nellis	✓
2010-2011	Anestesióloga	Base Aérea de Bagram	
2011-2019	Médica de vuelo, reservista	Base Aérea de Hills	✓

Tabla 3. Bases en las que sirvió la doctora Sara Whittingham.

Desde que ingresó en la Academia de la Fuerza Aérea de Estados Unidos, a comienzos de la década de 1990, Jana ha servido en ocho bases aéreas distintas. Cinco de ellas estaban contaminadas con TCE (véase la tabla 2).[52, 53, 54, 55, 56, 57, 58, 59] En el caso de Sara, la historia no fue muy distinta: ha servido en diez bases, y seis de ellas estaban contaminadas con TCE (véase la tabla 3).[52, 53, 60, 61, 62, 63, 64]

Antes de solicitar su ingreso en la facultad de medicina, Sara trabajó como oficial de mantenimiento de aeronaves en la Base Aérea de Kelly, en San Antonio, Texas. Allí supervisaba la limpieza y desengrasado de motores de reacción que llegaban desde todos los rincones del mundo para su mantenimiento periódico. Su pequeña oficina se encontraba justo encima del área donde se llevaban a cabo esas tareas de desengrasado. La base y las comunidades civiles aledañas estaban contaminadas con TCE, y los vecinos denunciaban numerosos casos de cáncer y malformaciones congénitas.[60] Aquella experiencia, vivida veinte años antes de que Sara desarrollara los primeros síntomas de párkinson, no fue precisamente de sus favoritas, y la impulsó a dedicarse a la medicina.

En los dos capítulos anteriores hemos visto cómo dos simples compuestos químicos, que pueden ingerirse o inhalarse, han contribuido probablemente al desarrollo del párkinson en bases militares y en innumerables comunidades, oficinas, tintorerías, apartamentos urbanos, fábricas e incluso hospitales. En un pequeño estudio con gemelos, estos productos químicos se asociaron a un incremento del 500 % en el riesgo de padecer la enfermedad.[65] En un estudio observacional de mayor escala, el aumento fue del 70 %.[66] El TCE imita los efectos biológicos de la causa genética más común del párkinson,[20] y ambos compuestos dañan las estructuras celulares encargadas de producir energía, las mismas que sabemos que están alteradas en la enfermedad.[45] En los estudios con animales, el TCE provoca la pérdida de neuronas productoras de dopamina y la aparición de rasgos parkinsonianos.[47] Estos químicos están por todas partes, y, sin embargo, en la mayoría de los casos, las personas nunca supieron que habían estado expuestas a ellos.[49,66]

En Estados Unidos, el TCE y el PCE podrían ser las causas ambientales más relevantes del párkinson. En las zonas rurales, determinados pesticidas parecen desempeñar un papel dominante, pero en los entornos suburbanos y urbanos es probable que el TCE y el PCE sean los principales responsables.

Las investigaciones adicionales sobre la relación entre TCE, PCE y párkinson deberían haberse realizado hace mucho tiempo.[18] Mientras tanto, hay varias medidas que pueden ayudarnos a reducir el riesgo. La primera es prohibir el TCE y el PCE, como hizo Estados Unidos recientemente. Sin embargo, en enero de 2025, esa prohibición fue «suspendida» o pospuesta.[67] El uso de TCE debe cesar, tanto en Estados Unidos como en el resto del mundo. Hay compañías que promocionan alternativas más seguras y, de hecho, muchos países las han adoptado.[68, 69, 70, 71] Nadie debería enfermar de párkinson solo para que la ropa no se encoja.

La segunda es que las personas que trabajan con esos productos químicos o pasan tiempo cerca de las zonas contaminadas tengan el derecho a saber los riesgos que eso implica. Solo con esa información podrán tomar medidas para proteger la salud de sus compañeros, de sus familias y de sí mismos. La tercera es que realizar pruebas al agua (especialmente los pozos) y al aire interior debería ser algo más habitual. Ese tipo de análisis para detectar plomo o radón ha aportado enormes beneficios a la salud pública y ha protegido a millones de personas de sus efectos nocivos. Lo mismo debería hacerse con el TCE y el PCE. La cuarta es que hay que reducir los riesgos. Implementar el uso de equipos de protección para los trabajadores, filtros de carbón activado para el agua y sistemas domésticos de descontaminación. Son todas medidas infinitamente más asequibles que el coste humano y económico del párkinson o del cáncer.[72,73]

Y por último, es necesario que los lugares contaminados se limpien. De todas las recomendaciones, esta es la única que requiere recursos considerables. Sin embargo, hay claros responsables de esta contaminación, y deben ser ellos —no los militares, los trabajadores, los vecinos ni los niños— quienes asuman el coste.

4

LA PUERTA DE ENTRADA
AL CEREBRO

Desde que el ser humano empezó a quemar cosas, la
contaminación del aire ha sido una asesina silenciosa.

TIM SMEDLEY, autor de *Clearing the Air*

En Ciudad de México, los niños solían pintar el cielo de color marrón. Los pájaros se desplomaban, sin vida, en pleno vuelo. En 1992, la capital del país tenía la peor contaminación atmosférica del mundo.[1]

La población de la mayor ciudad de América del Norte es joven. También lo era la doctora Lilian Calderón-Garcidueñas, que se matriculó en la Facultad de Medicina de la Universidad Nacional de México con solo quince años. Le preocupaba el impacto de la contaminación del aire en los niños y jóvenes del país: de los veinte millones de habitantes de la ciudad, ocho son menores.[2] Así que decidió hacer algo sin precedentes. Examinó bajo el microscopio los cerebros de 203 personas de Ciudad de México que habían muerto de forma prematura, generalmente en accidentes de tráfico o por armas de fuego. La edad media era de veinticinco años; la persona más mayor tenía cuarenta y la más joven era un bebé de once meses.[3, 4, 5]

Ninguno de ellos había sido diagnosticado de enfermedad de Parkinson, por supuesto. Eran demasiado jóvenes (véase «El rincón de los escépticos»). Sin embargo, Calderón-Garcidueñas encontró en los cerebros de estos individuos signos patológicos de párkinson. En casi una cuarta parte de los menores de veinticinco años halló la proteína alfa-sinucleína mal plegada, característica de la enfermedad. La encontró en el centro olfativo del cerebro, en la sustancia negra y en otras regiones que se sabe que resultan afectadas por el párkinson.[4] También descubrió lesiones propias del alzhéimer en el 99 % de los cerebros que examinó. Los efectos nocivos de la contaminación del aire sobre el cerebro empiezan muy pronto.[5]

EL RINCÓN DE LOS ESCÉPTICOS: LONGEVIDAD

Quizá el mayor logro del siglo XX fue el aumento de treinta años en la esperanza de vida en casi todas las regiones del mundo.[6] Y, en la mayoría de los casos, vivir mucho tiempo es un requisito previo para desarrollar párkinson. Es poco frecuente que la enfermedad se desarrolle antes de los cuarenta años; a partir de esa edad, el número de nuevos casos —la llamada «incidencia»— se triplica con cada década que pasa (véase la ilustración 1).[7]

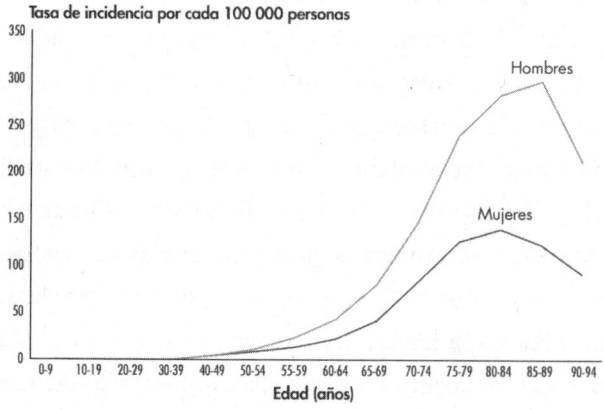

Ilustración 1. Número de nuevos casos de la enfermedad de Parkinson por edad en Reino Unido.

Sin longevidad, la enfermedad difícilmente llegaría a manifestarse. Las investigaciones de la doctora Calderón-Garcidueñas nos muestran que la patología inicial del párkinson está presente mucho antes de que aparezcan los síntomas. Pueden pasar años, o incluso décadas, hasta que la alfa-sinucleína mal plegada se propague y aparezcan los síntomas. Por ejemplo, Brian Grant probablemente estuvo expuesto al tricloroetileno en Camp Lejeune cuando tenía apenas tres años, pero no desarrolló los síntomas hasta treinta años después.

Sin embargo, la longevidad por sí sola no basta para explicar el aumento del párkinson. Esta es, de hecho, una de las enfermedades neurológicas de más rápido crecimiento en el mundo, incluso ajustando los datos por edad.[8] En comparación, la carga global del alzhéimer se ha más que duplicado en la última generación pero, una vez controlado el efecto del envejecimiento poblacional, su prevalencia apenas ha cambiado.[8] Además, prácticamente no existe evidencia de que el envejecimiento, por sí solo, cause párkinson. Los animales de laboratorio no desarrollan espontáneamente la enfermedad, a menos que sus genes sean modificados o se expongan a sustancias tóxicas.

El párkinson tampoco es la única enfermedad que rara vez se da antes de los cuarenta y que triplica su incidencia cada década a partir de esa edad. Con el cáncer de pulmón sucede lo mismo (véase la ilustración 2).[7] Pero envejecer no causa cáncer de pulmón. Fumar sí. De hecho, el cáncer de pulmón era «una rareza casi inexistente» antes de la llegada del tabaco.[9] Incluso hoy, más del 80 % de los casos se deben al consumo de cigarrillos.[10] Por lo general: sin tabaco, no hay cáncer de pulmón.

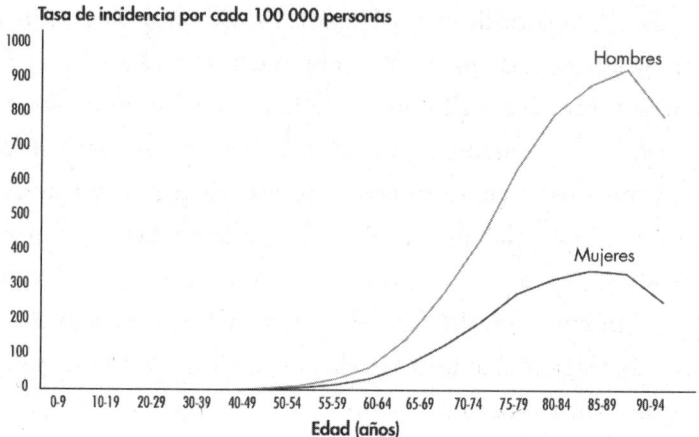

Ilustración 2. Cantidad de casos nuevos de cáncer de pulmón según la edad en Reino Unido.

Y probablemente ocurra algo parecido con el párkinson: sin exposición a sustancias químicas, no hay párkinson.

El origen de la patología que observó Calderón-Garcidueñas —hoy médica, toxicóloga y profesora en la Universidad de Montana— podría encontrarse en el centro olfativo del cerebro, conocido como «bulbo olfatorio». En niños pequeños, ha identificado huellas de párkinson en esta red de células nerviosas situada justo encima de la nariz y detrás de los ojos. Al examinar los cerebros de cincuenta y siete personas que fallecieron antes de los veinte años, descubrió que dos tercios presentaban células nerviosas alteradas que contenían la proteína alfa-sinucleína anómala.[3] Algunas de esas células ya habían muerto. Sus hallazgos coinciden con otros estudios que han detectado patología de párkinson en los centros olfativos de más del 90 % de los pacientes diagnosticados con la enfermedad.[11]

En consonancia con este daño en el centro del olfato, los adolescentes y adultos jóvenes de Ciudad de México obtienen puntuaciones bajas en las pruebas de olfato.[3] La pérdida de olfato puede preceder a los síntomas del párkinson en hasta el 90 % de las personas jóvenes afectadas.[12,13] A partir de estos resultados, Calderón-Garcidueñas aboga por tomar medidas para proteger a los niños, adolescentes y jóvenes adultos. Escribió: «El control de la contaminación debe ser una prioridad. [...] La medicina preventiva debe ser nuestro objetivo, y debemos valorar las consecuencias que tiene la exposición continua a los contaminantes del aire en los niños, y hacer todo lo posible por protegerlos».[3]

La contaminación del aire tiene muchas fuentes y, en el caso de Ciudad de México, el automóvil fue la principal.[1,14] Por suerte, gracias a los avances tecnológicos y a los cambios en las políticas públicas, la calidad del aire ha mejorado un 75 % desde 1992.[1] El cielo ha vuelto a ser azul.

UNA HISTORIA DE LOS ÁNGELES

El lunes 26 de julio de 1943, dos años después de Pearl Harbor, los habitantes de Los Ángeles se despertaron bajo una espesa nube de humo que reducía la visibilidad a apenas tres manzanas. Los ojos les ardían, la garganta les picaba y el olor era insoportable. En las calles reinaba el caos: «Los conductores, cegados, daban volantazos para evitar los choques. Las madres recogían a sus hijos aterrados y buscaban refugio en los lujosos vestíbulos de los edificios».[15] Los trabajadores «apenas podían soportar los vapores nauseabundos», y los jueces intentaron cerrar los tribunales.[15] Sin embargo, el culpable de aquel desorden no era el ejército japonés, sino la nueva pasión de los californianos: el automóvil.[16]

Los Ángeles no siempre estuvo dominada por el coche.[17] De hecho, había tranvías eléctricos que recorrían antaño la soleada ciudad a lo largo de más de 2400 kilómetros de vías.[16] Sin embargo, una supuesta conspiración entre empresas automovilísticas, de neumáticos y petroleras acabó por socavar el sistema eléctrico y alimentar la expansión del automóvil.[16,18] En 1915 circulaban por la ciudad 55 000 coches; una generación más tarde, ya eran un millón.[19]

Los coches con motor de gasolina contaminan el aire al liberar gases tóxicos y «partículas en suspensión», que incluyen tierra, polvo, hollín y humo. Algunas partículas son lo bastante grandes como para verse en las nubes de esmog que envuelven Los Ángeles. Estas partículas grandes irritan los ojos y la garganta, pero normalmente son filtradas por los pelos de la nariz o expulsadas al toser.

Sin embargo, las más peligrosas son las que no se ven. Las partículas más pequeñas —unas treinta veces más finas que el grosor de un pelo humano (véase la ilustración 3)— eluden nuestros mecanismos naturales de defensa y pueden llegar directamente a los pulmones. La contaminación del aire está relacionada con el asma, los infartos, el cáncer de pulmón, los accidentes cerebrovasculares e incluso la infertilidad masculina.[20, 21, 22] El aire sucio no solo nos enferma: también nos mata. Cada persona pierde, de media, casi tres años de vida debido a la contaminación del aire.[23]

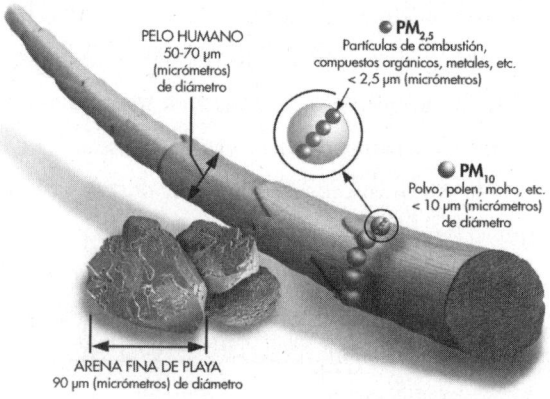

Ilustración 3. Comparación del tamaño relativo del material particulado (PM, por sus siglas en inglés), la arena fina de playa y el cabello humano.

Y esta pérdida ni siquiera tiene en cuenta los efectos nocivos que la contaminación ejerce sobre el cerebro. Los nervios responsables del olfato se extienden hacia la parte superior de nuestras fosas nasales.[25] A través de los pequeños orificios por los que salen del cráneo, estas fibras nerviosas abren un camino directo para que diminutas partículas del aire penetren en el cerebro. Una vez que alcanzan el centro olfativo, pueden extenderse a regiones implicadas en la memoria o el movimiento.

Estas micropartículas transportan peligrosos polizones: metales como el plomo (procedente de la gasolina con plomo), el platino (de los catalizadores) o el hierro (de los frenos). Los cerebros de las personas expuestas a la contaminación del aire presentan concentraciones de estos metales hasta cien veces superiores a lo considerado normal.[26] Estos metales pueden dañar las células nerviosas y provocar el mal plegamiento de proteínas.

La contaminación del aire en Los Ángeles (véase la ilustración 4) no empezó a abordarse hasta 1967, cuando Ronald Reagan, entonces gobernador de California, impulsó la creación del California Air Resources Board, una agencia estatal encargada de establecer límites a las emisiones de los automóviles.[27] Los esfuerzos pioneros del estado llevaron finalmente al presidente Richard Nixon, oriundo del sur de California, a promulgar en 1970 la Ley de Aire Limpio, que restringía las emisiones industriales y de vehículos en todo el país.

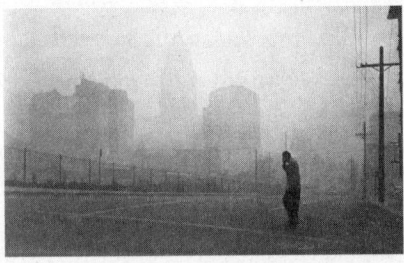

Ilustración 4. La calidad del aire en Los Ángeles en 1955. Fotografía tomada por *Los Angeles Times* vía Getty Images.[28]

Gracias a esta nueva legislación y a la reducción de emisiones, la calidad del aire en Los Ángeles comenzó a mejorar en la década de 1980. La cantidad de días con esmog se redujo en un 40 % en el transcurso de treinta años.[29] Durante el confinamiento de la pandemia de COVID-19, en marzo de 2020, la drástica caída del tráfico provocó «el aire más limpio que jamás se haya registrado».[29] Pero, por desgracia, ese respiro duró poco: seis meses después, impulsado por el calor y los incendios forestales, Los Ángeles sufrió su peor episodio de esmog en casi tres décadas.[30]

LA CONEXIÓN CON EL PÁRKINSON

Hoy, Los Ángeles sigue siendo una de las ciudades más contaminadas del país y la incidencia de párkinson en el condado se encuentra entre las más altas de Estados Unidos.[31] Investigadores de la Universidad de California en Los Ángeles han demostrado que la contaminación del aire asociada al tráfico está vinculada a un mayor riesgo de desarrollar párkinson.[25,32,33] Estudios similares han relacionado la contaminación procedente de los automóviles con la enfermedad en lugares tan diversos como Dinamarca o Taiwán.[32, 33, 34, 35]

En 2023, los doctores Brittany Krzyzanowski, geógrafa, y Brad Racette, neurólogo del Instituto Neurológico Barrow, de Phoenix, llevaron a cabo un estudio pionero. Querían saber si la exposición previa a altos niveles de partículas en suspensión estaba asociada al párkinson en todo el país. Para ello, analizaron mapas detallados de la contaminación del aire en Estados Unidos y los relacionaron con los diagnósticos de la enfermedad. Descubrieron una correlación a escala nacional entre las partículas en suspensión y el riesgo de párkinson: las personas que vivían en zonas con niveles habituales de contaminación tenían un riesgo un 56 % mayor de desarrollar la enfermedad que quienes respiraban el aire más limpio. Como muestra la ilustración 5, el riesgo de párkinson era especialmente alto en el sur de California y en el valle de los ríos Misisipi y Ohio, las regiones con peores índices de contaminación del país. Por el contrario, quienes viven en las Montañas Rocosas disfrutan de un aire más limpio y menores tasas de párkinson.[36,37]

La contaminación del aire no nació con el automóvil ni se originó en América del Norte. La primera región del mundo que desarrolló altos niveles de partículas en suspensión fue también el lugar donde el párkinson se describió por primera vez.

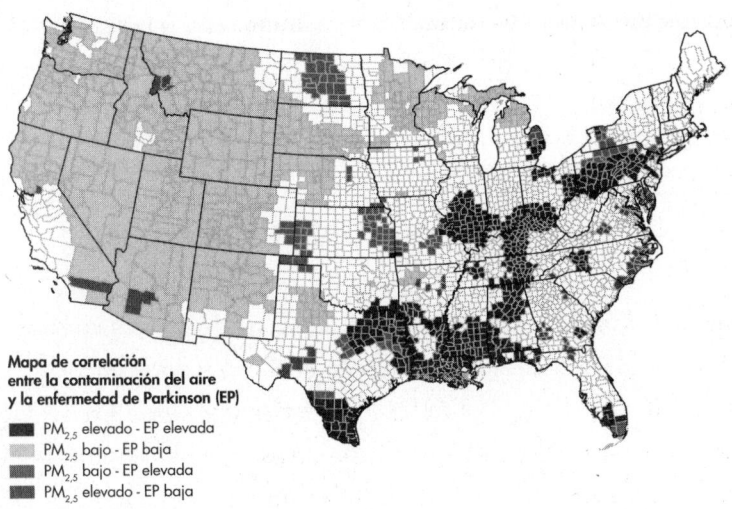

**Mapa de correlación
entre la contaminación del aire
y la enfermedad de Parkinson (EP)**

■ PM$_{2.5}$ elevado - EP elevada
▓ PM$_{2.5}$ bajo - EP baja
▒ PM$_{2.5}$ bajo - EP elevada
■ PM$_{2.5}$ elevado - EP baja

Ilustración 5. Niveles de contaminación del aire («material particulado fino») en Estados Unidos por condado, 2000-2016.[36]

PURÉ DE GUISANTES

La contaminación del aire —procedente sobre todo de las fábricas que quemaban carbón— afecta Londres desde, al menos, el siglo XVII. Durante el siglo XIX, la ciudad quedaba periódicamente «sumida en la oscuridad».

Fue allí, en medio de una impenetrable «niebla» londinense, donde el doctor James Parkinson describió por primera vez a seis pacientes en su famoso ensayo.[38] Aquellos individuos presentaban un «movimiento tembloroso [involuntario], con disminución de la fuerza muscular [...], una tendencia a inclinar el tronco hacia delante y a pasar de andar a correr».[38] La contaminación del aire en el Londres de 1800 duplicaba los niveles registrados durante los denominados «*pea soupers*» (días de sopa de guisantes), el término que designaba la niebla espesa y contaminada característica de la ciudad en la década de 1950 (véase la ilustración 6). La calidad del aire en Londres hace dos siglos era comparable a la de Delhi, en la India, hoy en día. Y, en paralelo al aumento de la contaminación durante el siglo XIX, los casos de párkinson comenzaron a ser algo más frecuentes, tanto en las consultas médicas como en las autopsias.[39, 40, 41]

Concentración media de material particulado en Londres y Delhi, 1700-2016

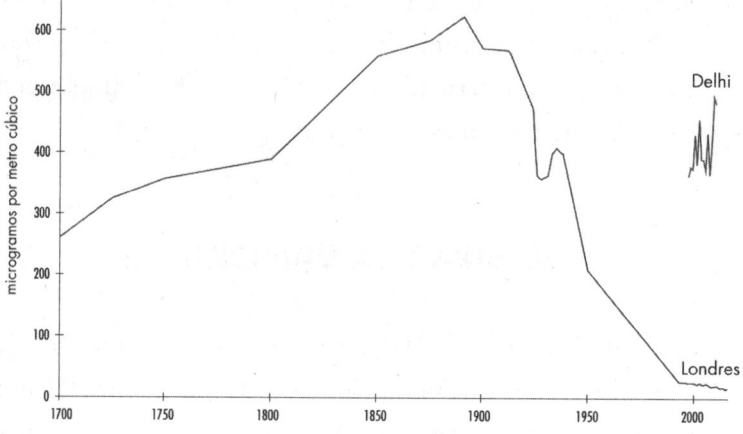

Ilustración 6. Contaminación del aire en Londres y Delhi, 1700-2016.
Modificado de la fuente.[42]

Ni Ciudad de México, ni Los Ángeles, ni Londres tienen el monopolio de la contaminación atmosférica. Se trata de un problema global, y muchas de las ciudades más contaminadas del mundo se encuentran en Asia (véase la ilustración 7), donde los casos de párkinson están aumentando con mayor rapidez.[43, 44]

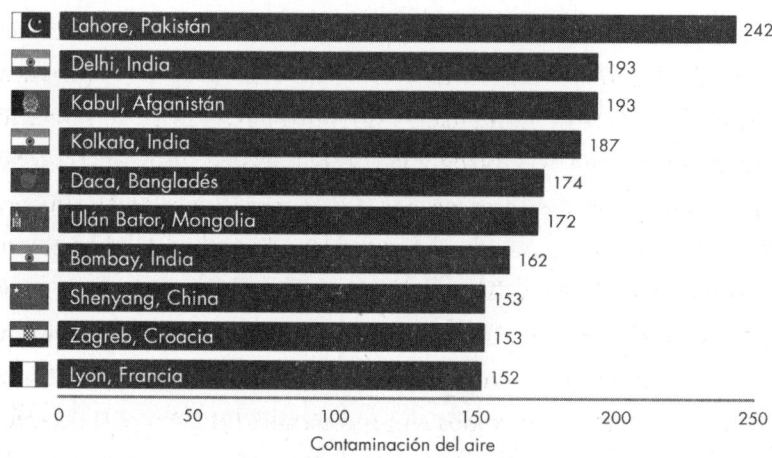

Ilustración 7. Las diez ciudades más contaminadas del mundo según el
Índice de Calidad del Aire. Modificado de la fuente.[4]

Los automóviles y el carbón están lejos de ser las únicas fuentes de contaminación exterior. La lista es larga e incluye las emisiones de centrales eléctricas, combustibles domésticos, el transporte marítimo y aéreo, la agricultura, los vertederos y la minería.[45] Esta última podría haber tenido las víctimas más inesperadas.

EL PAPA Y LA CANTERA

Cuando fue elegido papa en 1978, con cincuenta y ocho años, Juan Pablo II era la imagen misma de la salud. Hacía caminatas por la montaña, corría, levantaba pesas, esquiaba y nadaba con tanta energía que un periódico llegó a llamarlo «el papa deportista».

Sin embargo, posiblemente ya en 1991, los médicos le diagnosticaron párkinson (o una enfermedad estrechamente relacionada).[46] Al principio, el pontífice —gran defensor de la democracia— no se dejó intimidar. Cuando sus colaboradores le pedían que redujera sus viajes —visitó 129 países durante su pontificado—, él respondía con humor: «Si crollo, crollo» («Si me derrumbo, me derrumbo»).[47] Y así sucedió. En 1993, sufrió una caída que le provocó una dislocación de hombro; al año siguiente, se rompió una pierna.[48]

No fue hasta 2001 cuando uno de sus médicos confirmó públicamente el diagnóstico de párkinson.[49] Para entonces, los especialistas en la enfermedad ya comentaban sus síntomas visibles: la salivación excesiva, la postura encorvada y la voz debilitada.[50] Su sonrisa cálida desapareció, y «su rostro se negaba a expresar lo que sentía su corazón».[51] En esa época, «un Juan Pablo II visiblemente tembloroso fue incapaz de terminar un discurso en Armenia».[52] Tras agradecer al patriarca armenio su cordial bienvenida, «se desplomó en su asiento, empezó a babear, su respiración se hizo audible y las manos le temblaban sin control. Durante veintidós largos segundos, el papa pareció esforzarse por recuperarse y continuar la lectura». Finalmente, un sacerdote armenio se acercó al micrófono y terminó el discurso por él. Dos años después, según el periodista británico John Cornwell, autor de

The Pope in Winter («El papa en invierno»), el pontífice ya tenía dificultades para reconocer a sus colaboradores más cercanos, incluido el arzobispo de Canterbury. Tras una visita, llegó a preguntar: «[Díganme], ¿quiénes eran esas personas?».[53]

En 2005, aquel papa antes tan vital ya no podía hablar. Dado que cada vez tenía más dificultades para tragar, los médicos tuvieron que insertarle una sonda respiratoria en la tráquea. Ese Domingo de Pascua, apareció en la ventana de su apartamento y, según el Vaticano, «en silencio, levantó la mano derecha y bendijo a la ciudad y al mundo».[54] Esa fue su última aparición pública. Pocos días después, el papa contrajo una infección urinaria y falleció. Como escribió un comentarista, el párkinson «le había arrebatado, a lo largo de catorce años, todo aquello que definía su oficio y su vida».[51]

Las raíces de aquel robo quizá se remonten sesenta y cinco años. En 1940, durante la Segunda Guerra Mundial, la Alemania nazi ocupó Polonia y, para evitar la deportación y los campos de concentración, todos los hombres de entre catorce y sesenta años estaban obligados a tener un trabajo manual.[55] El futuro papa, entonces llamado Karol Wojtyła, tenía veinte años y empezó a trabajar en la cantera de Zakrzówek, a las afueras de Cracovia, al sur de Polonia. Allí rompía bloques de piedra caliza y transportaba carretillas cargadas de escombros desde las profundidades de la cantera, donde las temperaturas solían estar muy por debajo de cero. Más tarde, cuando aún no había ingresado en el seminario, utilizó explosivos para volar los muros de piedra,[55] y las rocas resultantes se enviaban a una empresa química que las empleaba para producir carbonato sódico y fabricar desde bicarbonato de sodio hasta vidrio.

Además de piedra caliza, la cantera contenía altas concentraciones de un metal llamado manganeso que, al ser extraído, se libera en el aire.[58] La inhalación de manganeso puede provocar párkinson o una enfermedad muy parecida.[59,60] La toxicidad neurológica del manganeso se describió por primera vez en 1837, en cinco trabajadores que trituraban mineral de manganeso en Francia.[59,61] Desde entonces, se han documentado numerosos casos de una afección similar entre mineros, fundidores y soldadores, todos ellos expuestos al metal tóxico por inhalación.[59,62] La exposición crónica a metales pesados, especialmente al manganeso, se asocia a un mayor riesgo de padecer párkinson;[63] de hecho, un estudio reveló que los mineros cuadruplicaban sus probabilidades de desarrollar la enfermedad.[64]

Determinar y demostrar la causa exacta del parkinsonismo de Juan Pablo II sería difícil, si no imposible, pero existen indicios. A medida que Wojtyła y sus compañeros excavaban a mayor profundidad en la mina, la probabilidad de que respiraran aire contaminado con manganeso era cada vez mayor. A más de veinte metros de profundidad, la concentración del metal se multiplicaba por diez o más.[58] La ventilación era probablemente deficiente y la calidad del aire, muy baja. Décadas más tarde, Juan Pablo II mostraría muchos de los síntomas propios de la exposición al manganeso: postura encorvada, pérdida del equilibrio, caídas, voz débil, expresión facial reducida y salivación excesiva.[59]

Hoy, la cantera de Zakrzówek tiene una vida completamente nueva.[65] En la década de 1990, un operador perforó el nivel freático, lo que provocó la inundación de la mina. Lo que alguna vez fue un campo de trabajo forzoso ahora es un parque, con cinco piscinas naturales valladas, incluida una infantil. El acceso al embalse es gratuito, y en los cálidos días de verano, turistas de todo el mundo hacen cola durante horas para disfrutar de un entorno idílico y unas vistas espléndidas.

Los visitantes incluso pueden bucear y explorar los restos de la antigua cantera,[65] donde pueden encontrar una placa conmemorativa en polaco que reza: «En esta cantera trabajó físicamente uno de los polacos más grandes, el difunto Karol Wojtyła, papa Juan Pablo II. Bajo tu protección nos encomendamos, los buceadores».[55]

¿DEMASIADO VERDE?

Como la mayoría de los ejercicios físicos, el golf puede ser beneficioso para las personas con párkinson. Un pequeño estudio incluso observó que el golf mejoraba el rendimiento más que el tai chi en una prueba de marcha, y que quienes padecían la enfermedad eran más propensos a mantener esta actividad con el tiempo.[68] Una revisión publicada en 2021 concluyó que «jugar al golf con regularidad puede reducir el riesgo de caídas en adultos mayores con enfermedad de Parkinson y contribuir a mejorar su calidad de vida».[69]

Sin embargo, en los últimos años ha surgido una pregunta más inquietante: ¿podría vivir cerca de un campo de golf aumentar el riesgo de padecer párkinson? En 2013, dos neurólogos consideraron que la cuestión merecía un estudio después de descubrir que diecinueve de los veintiséis pacientes de su cohorte con párkinson vivían a menos de tres kilómetros de un campo de golf, y que dieciséis de ellos estaban situados en la dirección del viento predominante.[70]

Desde los diez años, Karl Robb, un empresario del sector tecnológico, vivió en un barrio residencial de Charlotte, Carolina del Norte, justo junto al hoyo trece de un campo de golf. Cuando llovía, los golfistas cruzaban la valla blanca de su casa y buscaban refugio en el porche cubierto. En su adolescencia, Karl quería conseguir un trabajo de verano y se incorporó a la «brigada del césped» del campo. Cada mañana ayudaba a reparar los *greens* y arreglar los hoyos, y disfrutaba tanto del ambiente del equipo como de la oportunidad de jugar al tenis después del trabajo.

A los diecisiete años, su pie izquierdo empezó a tener movimientos involuntarios. Poco después notó que arrastraba ese pie y que la suela de sus zapatillas de tenis se desgastaba de forma desigual. Su voz se volvió más débil, y sus familiares comenzaron a decirle que se sentara erguido.

Preocupado, y en una época en la que aún no existía internet, empezó a ir a la biblioteca. Consultó manuales médicos y llegó a convencerse de que tenía un tumor cerebral. Pasaron seis años y nueve médicos distintos antes de que le diagnosticaran la enfermedad de Parkinson, a los veintitrés años.

Karl, licenciado por la Universidad de Carolina del Norte, trabajaba en Washington D. C. cuando se convirtió en uno de los primeros usuarios de las páginas de citas en línea a comienzos de los noventa. Empezó a intercambiar mensajes con una desarrolladora web de AOL. La conversación fluía, y finalmente Karl decidió contarle su diagnóstico. Ante eso, ella ni se inmutó porque Karl la hacía reír. Tiempo después, su futura esposa, diría: «Yo amo al hombre, no al diagnóstico».

Karl afirma que «la enfermedad de Parkinson me ha dado un propósito. Me ha dado una esposa y una socia». Angela y Karl han trabajado juntos en numerosos proyectos empresariales, entre ellos el desarrollo de un lápiz óptico para pantallas táctiles, cuyo principal cliente fue el Servicio Postal de Estados Unidos.

Ambos son defensores incansables de la comunidad del párkinson. Durante veinte años consecutivos, Karl visitó el Capitolio en representación de las personas afectadas, y durante seis años formó parte del consejo de la Parkinson's Action Network. Por su parte, Angela ha dado voz a los cuidadores de todo el país, y en 2015 la Casa Blanca la reconoció como «Champion for Change» por su labor en favor de las personas con párkinson.

Actualmente, viven en Fairfax, Virginia, y acaban de regresar de un viaje de un mes por Europa. Karl tiene cada vez más dificultades para controlar los movimientos involuntarios, un efecto secundario de la levodopa, pero asegura que «quizá escriba uno o dos libros más». Cuando se le pregunta por la posible exposición a pesticidas tras haber vivido y trabajado junto a un campo de golf, responde: «No guardo rencor, pero necesitamos comprender mejor las consecuencias de exponerse a estos productos químicos, tanto al jugar como al trabajar. Es algo realmente inquietante».

En la década de 1990, el fiscal general del estado de Nueva York publicó un informe titulado «Toxic Fairways» («Calles tóxicas»).[71] El documento analizaba el uso de pesticidas en los campos de golf de Long Island, y revelaba que, en un solo año, cincuenta y dos campos habían utilizado 90 toneladas de pesticidas secos y más de 34 000 litros de formulaciones líquidas. Eso se traducía en el uso de dos toneladas de pesticidas por campo y año, que costaban, en algunos casos, más de 50 000 dólares anuales.[71] Uno de los herbicidas empleados contenía uno de los dos ingredientes principales del Agente Naranja.[72] Estos productos, que se usan en algunos de los campos de golf más prestigiosos del país, pueden contaminar los acuíferos y ser inhalados por trabajadores y jugadores.[71]

Quienes trabajaban en espacios verdes, como jardineros, paisajistas o empleados de campos de golf, presentan un mayor riesgo de desarrollar párkinson.[73] Durante cincuenta años, Joe Smith trabajó en el mantenimiento de campos de golf aplicando pesticidas. Es licenciado en horticultura y trabajó en algunos de los mejores campos del país, y en todos ellos utilizó pesticidas. Según recuerda, «había mucha presión para que los campos tuvieran un aspecto determinado». A veces cuestionaba la cantidad de pesticida que se empleaba, pero quizá no insistió lo suficiente.

A los sesenta y cinco años, su mano derecha empezó a temblar, y después siguió la izquierda. Un neurólogo le indicó una prueba de imagen avanzada, cuyos resultados confirmaron el diagnóstico de párkinson. El tratamiento con levodopa ha reducido notablemente sus síntomas, aunque él confiesa tener algunos remordimientos: «Sigo pensando que habría hecho el mismo trabajo, pero habría usado más a menudo un equipo de protección individual, como un traje para hacer la pulverización». Hoy, dice de forma categórica: «No quiero acercarme ni a una gota de pesticida. Sé que es la razón por la cual hoy tengo párkinson».

MONTAR EL PUZLE

En 2003, el brillante patólogo alemán Heiko Braak propuso por primera vez una idea revolucionaria: la enfermedad de Parkinson, un trastorno neurológico, no empieza en el cerebro.[74] Tras analizar cerebros de personas afectadas, observó que la patología característica aparecía antes en el centro olfativo (el bulbo olfatorio) o en las neuronas que inervan el intestino (el nervio vago). Braak planteó que el párkinson podría deberse a una «neuroinvasión», quizá causada por un agente infeccioso que entra por el aparato digestivo y se propaga hacia el cerebro a través del sistema nervioso, «como una hilera de fichas de dominó que caen una tras otra».[74]

Dieciséis años más tarde, el médico y científico danés Per Borghammer y su colega Nathalie van den Burge ampliaron ese modelo y propusieron que la enfermedad de Parkinson y la demencia con cuerpos de Lewy —una patología estrechamente relacionada— comienzan en la nariz o en el intestino.[75] La demencia con cuerpos de Lewy presenta síntomas similares al párkinson, como temblores y lentitud de movimientos, pero además afecta la cognición y causa alucinaciones desde etapas tempranas.[76] Esta enfermedad, que podría afectar a un millón de estadounidenses, fue también la que padeció el querido actor y humorista Robin Williams.[77]

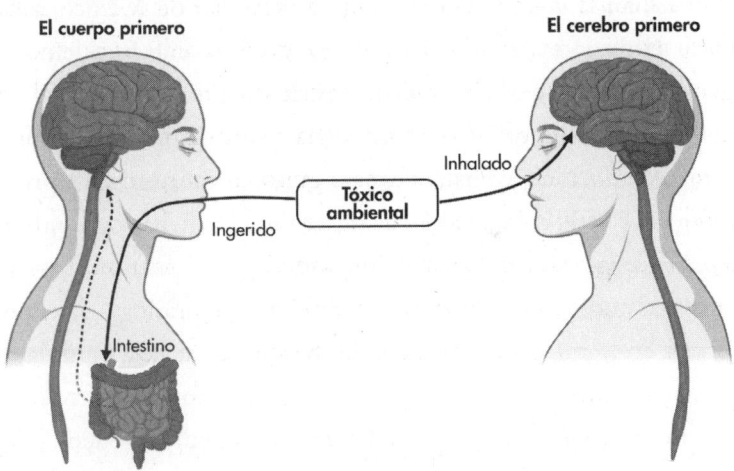

Ilustración 8. Modelo «el cuerpo primero» y «el cerebro primero» de la enfermedad de Parkinson y otros trastornos con cuerpos de Lewy.[75]

Borghammer y otros investigadores[78] han defendido que la demencia con cuerpos de Lewy y el párkinson avanzado con demencia «son, en realidad, la misma enfermedad».[79] Al comparar los síntomas, las imágenes cerebrales —campo de especialidad de Borghammer— y la patología, concluyen que ambas resultan «indistinguibles».[79]

La principal diferencia podría estar en el punto de partida. En la mayoría de los casos, el párkinson comienza en la nariz, mientras que la demencia con cuerpos de Lewy se origina en el intestino. El primero corresponde a un modelo «brain-first» (el cerebro primero) de la enfermedad; el segundo, a un modelo «body-first» (el cuerpo primero) (véase la ilustración 8).[75]

Este modelo encaja bien con las causas ambientales inhaladas o ingeridas que probablemente contribuyen a ambas enfermedades.[80] Por ejemplo, las sustancias químicas o partículas que se inhalan podrían desencadenar principalmente el párkinson, al comenzar en la nariz, mientras que las que se ingieren con los alimentos o el agua podrían dar lugar sobre todo a demencia con cuerpos de Lewy, al iniciarse en el intestino.

Los contaminantes inhalados, como mostraron los estudios de la doctora Lilian Calderón-Garcidueñas en Ciudad de México, pueden provocar el plegamiento anómalo de la proteína alfa-sinucleína en el centro olfativo del cerebro. Esa alteración se propaga después hacia atrás, desde el bulbo olfatorio, pasando por la amígdala (la región que procesa las emociones), hasta alcanzar la sustancia negra. La proteína mal plegada puede continuar su avance, como las fichas de dominó de Braak, hacia los centros nerviosos que regulan el sueño y funciones automáticas como la digestión. A medida que la patología se extiende por el cerebro, aparecen distintos síntomas: primero, una pérdida temprana del olfato (quizá), luego lentitud de movimientos y temblores (habitualmente en un solo lado del cuerpo). Después pueden aparecer trastornos del sueño (moverse en sueños como si estuvieran despiertos) y estreñimiento, y, mucho más tarde, demencia.[80]

A diferencia de los agentes inhalados, las sustancias químicas ingeridas a través de agua de pozo contaminada o de los alimentos podrían provocar que la patología se inicie en el intestino, tal como propuso Braak. La proteína mal plegada se propagaría entonces hacia arriba, alcanzando las zonas inferiores del cerebro y, con el tiempo, el centro del movimiento (la sustancia negra) y las áreas superiores encargadas del pensamiento. De nuevo, los síntomas de la enfermedad guardan una correspondencia aproximada con la extensión de la patología.

Cuando el proceso empieza en el intestino, el estreñimiento suele ser uno de los primeros signos, seguido de trastornos del sueño. Dado que el intestino recibe inervación de ambos lados del cuerpo, las personas afectadas tienden a presentar temblores o lentitud de movimientos más simétricos, y tienen mayor probabilidad de desarrollar alteraciones cognitivas y alucinaciones.[80] Según los doctores Honglei Chen, médico y epidemiólogo de la Universidad Estatal de Míchigan, y Beate Ritz, epidemióloga de la Universidad de California en Los Ángeles, la nariz y el intestino «son los dos lugares del cuerpo que interactúan directamente con el entorno, donde la inflamación es frecuente y desde los cuales existen vías bien establecidas hacia el cerebro».[81]

En ambos casos, la propagación de la proteína mal plegada puede producirse a lo largo de años, décadas o incluso generaciones. Los síntomas solo aparecen cuando muere una gran cantidad de neuronas, un proceso que requiere tiempo.

Las «ventanas de vulnerabilidad» a estos agentes tóxicos parecen ser más amplias en las primeras etapas de la vida.[82] La exposición relevante puede producirse en el útero materno, durante la infancia (como en el caso del jugador de baloncesto Brian Grant), la adolescencia (Karl Robb), la juventud (la capitana de la Marina Amy Lindberg) o la edad adulta (el abogado Dan Kinel).

En términos generales, el riesgo de desarrollar párkinson parece depender de tres conjuntos de factores (véase la ilustración 9).[80] El primero es la exposición: la dosis, la duración, el momento y la vía de entrada. Las sustancias químicas inhaladas son un factor que genera preocupación en torno a la enfermedad de Parkinson.[83] Luego, tal como veremos en los próximos capítulos, la interacción con genes u otros factores ambientales (como traumatismos craneales) podrían determinar quién, de entre los expuestos, desarrolla la enfermedad. Y, por último está el azar, que también puede tener un papel.

Existen, además, múltiples factores que intervienen en la probabilidad de enfermar. Con la edad, ciertas funciones biológicas —entre ellas, la capacidad de eliminar proteínas mal plegadas— van disminuyendo.[84]

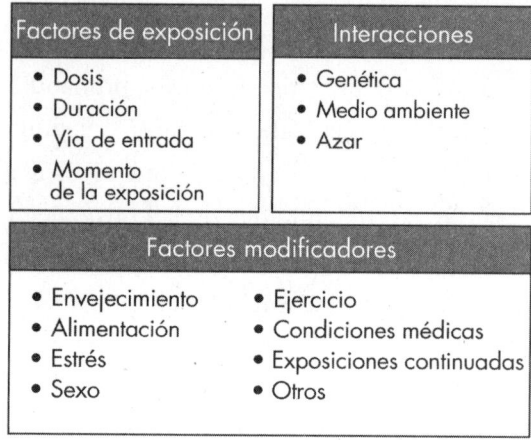

Ilustración 9. Factores que influyen en quién desarrolla la enfermedad de Parkinson.[80]

La alimentación, el ejercicio, el sexo, el sueño, otras dolencias (como la diabetes), las nuevas enfermedades, el estrés y la exposición continuada o reciente a sustancias tóxicas pueden influir tanto en la aparición como en la evolución de la enfermedad.

Al igual que ocurre con los productos químicos presentes en los alimentos y el agua, la contaminación del aire es un problema que puede abordarse. De hecho, la calidad del aire en los países industrializados de Occidente es hoy entre un 50% y un 90% mejor que hace apenas unas décadas.[85] Esta mejora podría estar contribuyendo a frenar el aumento de casos de alzhéimer y podría hacer lo mismo con el párkinson.[85, 86, 87] Debemos mantener y ampliar estos esfuerzos, para que todos los niños puedan respirar aire limpio y contemplar cielos azules.

Nuestro riesgo de padecer párkinson, y nuestra salud en general, reflejan los entornos del pasado. Estos entornos son el resultado de decisiones que tomamos como individuos, comunidades y, sobre todo, como sociedades. Hoy sabemos cuáles son las causas más probables del párkinson. Si queremos poner fin a esta enfermedad, para nosotros, para nuestros hijos y para siempre, podemos hacerlo. Solo tenemos que eliminar las causas.

PARTE 2

LOGRAR ENTENDER

5

ENTENDER POR QUÉ

El inicio, la propagación y la progresión

Las enfermedades no nos llegan de la nada. Se
desarrollan a partir de pequeños pecados cotidianos
contra la naturaleza. Cuando se hayan acumulado
suficientes, las enfermedades aparecerán de repente.

HIPÓCRATES

La enfermedad de Parkinson tiene múltiples causas. En los capítulos anteriores hemos visto cómo los productos químicos presentes en los alimentos, el agua y el aire contribuyen a su desarrollo. Sin embargo, no todos los agricultores que trabajan con paraquat, ni todos los marines que bebieron agua contaminada, ni todas las personas que trabajan en tintorerías, ni todos los niños de Ciudad de México desarrollarán párkinson. De hecho, solo una minoría lo hará.

Aproximadamente solo un 10% de los fumadores desarrolla cáncer de pulmón.[1,2] Pero eso no significa que el tabaco no cause cáncer de pulmón ni que el paraquat no cause párkinson. Sí lo hacen. Lo que esto significa es que hay algo más detrás. Y, efectivamente, es así. Debemos lograr entender por qué.

Este capítulo explora por qué comienza el párkinson, por qué se propaga y por qué progresa. Las respuestas a estas preguntas son la clave para prevenir, frenar, tratar y, algún día, curar la enfermedad.

EL INICIO

Un relato griego

A Alejandro Magno le encantaba beber vino y en grandes cantidades. El vino formaba parte de las costumbres militares macedonias. Su médico, Filipo, trató de mitigar los efectos del alcohol añadiendo rábanos a su dieta. Hoy sabemos que los rábanos son ricos en antioxidantes, vitamina C y fibra. Y aunque los antioxidantes pueden favorecer la salud intestinal, no bastan para contrarrestar un consumo excesivo de alcohol.

Durante su último banquete, «bebió vino sin diluir de su copa y de pronto gritó de dolor, como si le hubieran atravesado el hígado con una flecha. Al cabo de unos minutos, no pudo soportarlo más y se retiró a su habitación. Desde entonces, quedó postrado en la cama, con deseos ocasionales de vomitar y cada vez más débil».[3] Algunos historiadores creen que Alejandro murió de algo que hoy es, por lo general, prevenible y curable: una úlcera estomacal.

Alejandro Magno construyó uno de los mayores imperios de la historia. Hipócrates, contemporáneo de esos hechos, sostenía que toda enfermedad tiene una causa subyacente. Nunca se descubrió la causa exacta del mal que acabó con la vida de Alejandro, que murió a los treinta y dos años. Si sus médicos hubiesen conocido el origen de su enfermedad y logrado eliminar la causa, ¿qué más habría logrado Alejandro? ¿Y cómo sería el mundo hoy?

A finales de la década de 1960, las úlceras hemorrágicas eran una de las principales causas de muerte en el mundo.[4,5] Muchos creían conocer su origen. Los expertos estaban convencidos de que el estrés, los alimentos picantes y el exceso de ácido estomacal eran la tríada culpable. Durante años, los médicos recomendaron reducir el estrés o cambiar de trabajo, seguir dietas insípidas y someterse a cirugías invasivas. Aun así, las personas seguían sufriendo, desangrándose y muriendo.

Una idea revolucionaria sobre la causa de las úlceras gástricas fue propuesta por dos científicos australianos, Barry Marshall y Robin

Warren. Según ellos, las úlceras de estómago (también conocidas como úlceras pépticas) eran provocadas por una infección. Afirmaban que una bacteria espiral era la responsable, y que todos nuestros consejos sobre evitar el estrés o los alimentos picantes eran una pérdida de tiempo.

En lugar de recibir sus hallazgos con entusiasmo, muchos colegas los tacharon de charlatanes. La ortodoxia médica sostenía que ninguna bacteria podía sobrevivir en el baño de ácido del estómago humano. Warren recordaba: «Cada vez que hablaba con un clínico me decía: "Robin, si esas bacterias son la causa, como dices, ¿por qué nadie lo ha descrito antes?"». Después de estudiar a un centenar de pacientes y lograr cultivar en el laboratorio la bacteria *Helicobacter pylori*, Marshall decidió publicar sus resultados, pero la comunidad científica no los tomó en serio. Aun así, Marshall y Warren insistieron.[6]

La resistencia con la que se encontraban era feroz. Los revisores de las revistas especializadas no consideraban que sus hallazgos fueran importantes ni dignos de publicarse.[6] Finalmente, Marshall decidió actuar por su cuenta, o, mejor dicho, con su propio estómago. Bebió una solución que contenía *H. pylori* y desarrolló una inflamación gástrica. Luego se sometió a una biopsia que demostró la causa, y después se trató con antibióticos, y así demostró la cura. Marshall probó en carne propia tanto la causa como el remedio de la enfermedad ulcerosa. Aun así, pasaron años hasta que la comunidad médica aceptó su descubrimiento.[7, 8, 10, 11]

Hoy, gracias a la tenacidad de estos dos médicos australianos, las úlceras de estómago se curan a diario. El tratamiento consiste en una combinación de antibióticos y un fármaco que reduce la acidez gástrica. Las muertes y hospitalizaciones por úlcera péptica han disminuido drásticamente.[6]

El «por qué comenzó» en el caso de las úlceras fue la identificación de una bacteria en forma de sacacorchos. Ese descubrimiento condujo a los científicos hacia la verdadera causa de la enfermedad. Una vez que logramos entender el por qué, el camino se hizo evidente: el tratamiento ya existía, solo hacía falta ponerlo en marcha.

Desde entonces, cientos de científicos de todo el mundo han intentado descubrir «por qué comienza el párkinson». Lamentablemente, todavía sabemos muy poco al respecto. Nuestros intentos por desentrañar las causas de esta enfermedad se ven lastrados por la falta de financiación, por herramientas inadecuadas para estudiar las exposiciones y, en el caso de los fabricantes de paraquat, por el ocultamiento deliberado de pruebas.

La genética y más

Dan Kinel era un joven abogado de cuarenta y tres años que residía en Rochester, Nueva York, cuando le diagnosticaron enfermedad de Parkinson. ¿Por qué Dan desarrolló párkinson, mientras que otros socios de su bufete enfermaron de cáncer? ¿Por qué algunos se vieron afectados y otros no?

En el caso de Dan, sospechamos que el responsable fue el tricloroetileno (TCE), un compuesto químico sintético procedente de la tintorería contaminada situada junto a su despacho. Si esto fuera cierto, el TCE habría atacado partes esenciales de las neuronas de Dan, las llamadas «mitocondrias». Las mitocondrias son las centrales energéticas de las células humanas y son fundamentales para la producción de energía cerebral. Cuando sustancias químicas dañan esas centrales, pueden surgir enfermedades devastadoras como el párkinson. Si no logramos entender «por qué comienza», ¿cómo esperamos descubrir por qué algunas personas enferman y otras no? ¿O cómo podríamos frenar su progresión o encontrar una cura?

Aunque las causas genéticas del párkinson corresponden a una minoría de los casos, en 2024 los científicos Thomas Gasser, Andrew Singleton y Ellen Sidransky recibieron el Breakthrough Prize in Life Sciences por sus descubrimientos pioneros en la genética del párkinson.

Durante la infancia de Thomas Gasser en Stuttgart, Alemania, su padre formaba parte de un equipo de ingenieros que modernizó los antiguos teléfonos de disco —en los que se marcaban los números girando una rueda— y los sustituyó por los primeros modelos con botones y marcación por tonos. Al igual que su padre, Thomas soñaba con participar en un hallazgo que beneficiara a la sociedad.

En su época de estudiante, dudaba entre hacer bioquímica o medicina, y finalmente se decantó por esta última, convencido de que debía ser un «bateador ambidiestro», capaz de combinar la práctica médica con la ciencia. Mientras se formaba como neurólogo en Múnich, el párkinson se cruzó en su camino por casualidad: su puesto estaba financiado por una empresa interesada en desarrollar fármacos dirigidos a los receptores de dopamina, un campo en el que no tenía experiencia. Aunque el trabajo le resultaba interesante, no sería el equivalente del teléfono de tonos.

Thomas se planteó si una parte de la enfermedad de Parkinson podría deberse a alteraciones en el ADN. Si su hipótesis era correcta, identificar los genes relacionados con el párkinson podría sentar las bases para abordar una necesidad médica creciente. El momento era propicio: las nuevas técnicas genómicas comenzaban a permitir la búsqueda de anomalías genéticas asociadas a enfermedades neurológicas. Tal vez, si existía un gen del párkinson, podría servir para lograr entender por qué empieza la enfermedad.

Con esa idea, Gasser viajó a Harvard para hacer su posdoctorado bajo la dirección de Xandra Breakfield, una profesora con una trayectoria consolidada que había clonado el primer gen asociado a una enfermedad —la distonía—, un trastorno con rasgos parecidos al párkinson. En la mente de Gasser, si había un gen para la distonía, también debía haberlo para el párkinson.

Mientras Thomas progresaba en su camino por descifrar la genética del párkinson, Andy Singleton vivía en una pequeña isla. Guernsey, la segunda más grande y la más meridional de las islas del Canal, situada entre Gran Bretaña y Francia, tiene apenas sesenta mil habitantes. Andy adoraba la isla, pero el colegio y el trabajo no le resultaban estimulantes. Se aburría tanto en la escuela que no logró terminarla debido a su bajo desempeño. También se aburría en su trabajo de oficina y se preguntaba cómo sería la vida más allá de Guernsey, en un entorno universitario.

La madre de Andy murió de cáncer de mama cuando él tenía doce años. Lo crio su padre, carpintero de profesión. Su abuela, una mujer de gran carácter e influencia, fue una figura decisiva. Fue ella quien lo convenció de que era muy inteligente y que podría graduarse en la universidad a pesar de haber abandonado la secundaria. Hubo una que apostó por él, y hoy Singleton es uno de sus graduados más ilustres.

Desde el principio, su talento en el laboratorio no pasó desapercibido. Lo invitaron a trasladarse al noreste de Inglaterra, a la Universidad de Newcastle, para estudiar la química, los tejidos y la genética de una enfermedad llamada «alzhéimer». Andy se apasionó con ese trabajo y fue tan prolífico que lo animaron a hacer un doctorado. Aprendió a separar fragmentos de ADN mediante simples soluciones de gel y pronto dominó un campo emergente: el de la secuenciación radiactiva. Con una paciencia infinita, Andy podía determinar la secuencia exacta de nucleótidos del ADN y buscar anomalías que pudieran estar relacionadas con enfermedades neurológicas. Era un trabajo muy lento y muchas veces fallaba. Pero cada vez que lograba leer una secuencia completa, sentía una emoción indescriptible. Aunque más tarde la técnica se automatizó, la experiencia y el aprendizaje que adquirió se convirtieron en los cimientos de su carrera científica. Singleton, como su padre, se había convertido en carpintero, pero no de madera, sino de genes: estaba construyendo la arquitectura genética de las enfermedades neurodegenerativas. Su trabajo junto a Thomas Gasser culminó con el descubrimiento del gen más común del párkinson: el LRRK2. [12, 13, 14]

La tercera protagonista de esta historia genómica es Ellen Sidransky. Ellen nació en Nueva Orleans, pero creció en Pittsburgh. Le fascinaban la arqueología, la historia y la ciencia. Durante sus estudios de grado en la Universidad Brandeis de Boston, Massachusetts, se enamoró de un nuevo y prometedor campo: la genética médica. Más tarde, como estudiante avanzada de medicina en la Universidad de Tulane, hizo una rotación en los Institutos Nacionales de Salud (NIH, por sus siglas en inglés). Quedó maravillada por la tecnología, las máquinas, las personas y, por supuesto, por la ciencia. En aquel momento, los NIH estaban transformando el panorama genético de la ciencia y la medicina.

Tras completar su residencia en pediatría, Ellen decidió dar un giro a su carrera y se trasladó a Israel, donde ejerció durante cuatro años como pediatra general. Sin embargo, no pudo dejar de lado su pasión por la genética. Por eso regresó a los NIH y dedicó los siguientes treinta y cinco años a estudiar el gen responsable de una enfermedad rara llamada «enfermedad de Gaucher». En el síndrome de Gaucher, una enzima esencial escasea o está ausente, lo que provoca una acumulación de grasa en el hígado, el bazo, la médula ósea y, en algunos casos, en el cerebro. Ni Ellen ni nadie sospechaban entonces que el gen implicado en Gaucher, el GBA, resultaría ser un importante factor de riesgo para la enfermedad de Parkinson.

Ellen comenzó su investigación con tres muestras de cerebro, envueltas en papel de aluminio y enviadas por correo postal por un residente de patología que se formaba en el Hospital General de Massachusetts, de Harvard, y que había leído su último artículo. Cuando analizó la secuencia del gen GBA, Ellen quedó asombrada: las tres muestras presentaban mutaciones en el GBA1. Pudo confirmar la presencia simultánea de Gaucher y de párkinson en los mismos tejidos cerebrales. Fue un hallazgo revolucionario. Además, se descubrió que la enfermedad de Gaucher también estaba fuertemente asociada a otra dolencia, la demencia con cuerpos de Lewy, estrechamente emparentada con el párkinson.[15, 16, 17]

Thomas, Andy y Ellen comparten la misma convicción de que la investigación sobre el párkinson debe partir de una premisa sencilla: «Todavía no entendemos por qué comienza». Thomas dice que «lo que sabemos hoy es, siendo generosos, bastante endeble».

Aunque la historia genómica ya tiene un cuarto de siglo, sigue incompleta y no puede explicar el conjunto. Un sorprendente 87% de los estadounidenses con párkinson no presenta mutaciones en ninguno de los dos genes más frecuentemente asociados a la enfermedad (LRRK2 y GBA).[18] Además, no todos los portadores de una mutación genética llegan a desarrollar la enfermedad. Al parecer, las alteraciones genéticas, al igual que las exposiciones ambientales, suelen ser insuficientes por sí solas para desencadenarla. Por ejemplo, solo el 30 % de quienes portan una mutación en el LRRK2 la desarrollan; la mayoría, no.[19, 20, 21] En el caso de las mutaciones en el GBA, el riesgo a lo largo de la vida es aún menor: inferior al 10 %.[22, 23, 24] ¿Qué es, entonces, lo que activa o desactiva el interruptor del párkinson? Necesitamos entender por qué empieza. Los científicos creen que quienes heredan mutaciones genéticas relacionadas con el párkinson podrían ser más vulnerables a los pesticidas y a otras exposiciones químicas. Y, de hecho, todo apunta a que así es.[22, 25, 26, 27]

Los genes han desempeñado un papel fundamental a la hora de desvelar pistas cruciales sobre las causas de la enfermedad de Parkinson. La genómica ha permitido comprender mejor procesos esenciales que ocurren en el interior microscópico de las células cerebrales. Los estudios genéticos nos han orientado hacia una pieza clave del rompecabezas del párkinson: las mitocondrias, las productoras de energía de cada célula. Muchos de los probables factores ambientales implicados en la enfermedad —como el paraquat, la rotenona o el TCE— dañan directamente las mitocondrias. Curiosamente, los genes (y algunos de estos compuestos químicos) también nos han dirigido hacia otro protagonista celular: los lisosomas, responsables de degradar los desechos y residuos dentro de cada célula.[28] Pero entonces, ¿cuál es la causa del 87 % de los casos de párkinson en los que no existe una mutación genética identificable? ¿Y qué papel desempeña el entorno?

Parte de la explicación podría ser que las diferencias genéticas no causan directamente la enfermedad ni aumentan el riesgo, sino que modifican la manera en que cada persona descompone las sustancias químicas. Sabemos, por ejemplo, que las variaciones genéticas influyen en cómo los pacientes metabolizan los fármacos. Lo mismo podría aplicarse al metabolismo de los pesticidas.[29, 30] Así, se ha observado que ciertas variantes genéticas se asocian con un riesgo doble de desarrollar párkinson tras la exposición a determinados tipos de pesticidas.[31] Por último, comprender las interacciones entre factores ambientales (como traumatismos craneales y pesticidas, o distintos pesticidas entre sí) podría ser clave para descubrir por qué empieza la enfermedad.

LA PROPAGACIÓN

Las vacas locas

A mediados de los años ochenta, los ganaderos de Reino Unido empezaron a notar que sus vacas, normalmente tranquilas, se estaban volviendo irritables. Se mostraban inusualmente torpes, y algunas incluso tenían dificultades para mantenerse en pie. Había aparecido una enfermedad nunca vista. Quienes vivieron aquella época recuerdan el miedo generalizado a comer carne y contraer la llamada «enfermedad de las vacas locas». Los científicos la bautizaron como encefalopatía espongiforme bovina, por la combinación de síntomas que presentaban los animales y por el aspecto del cerebro, que bajo el microscopio parecía una esponja.[32, 33, 34]

La causa resultó ser una proteína infecciosa, descrita por primera vez en 1982 por Stanley Prusiner, de la Universidad de California en San Francisco.[35, 36, 37, 38, 39, 40, 41, 42, 42] Como en la historia de Barry Marshall y Robin Warren con las úlceras gástricas, sus colegas consideraron que Prusiner se había vuelto loco, porque su hipótesis desafiaba principios básicos sobre cómo se transmiten las enfermedades y cómo funcionan las proteínas. La versión humana de esta enfermedad ya había sido descrita en los años veinte por los neurólogos alemanes Hans Gerhard Creutzfeldt y Alfons Maria Jakob, de quienes tomó su nombre: enfermedad de Creutzfeldt-Jakob. Prusiner, que describió la proteína infecciosa, pasó de ser visto como un científico chiflado a recibir el Premio Nobel por su descubrimiento revolucionario.

Hoy sabemos que las proteínas pueden comportarse como agentes infecciosos (por ejemplo, los virus), y que pueden propagarse por el cerebro y el sistema nervioso. De esta idea nace el término «priónico» o de «tipo prion», que se aplica al párkinson para describir cómo ciertas proteínas pueden propagarse de una región cerebral a otra. Esto no significa, sin embargo, que el párkinson sea una infección. ¿Cómo se propagan estas proteínas? Creemos que la clave está en la forma en que se pliegan: ciertas conformaciones les otorgan la capacidad de pasar de una célula cerebral a otra.

Quince años después del descubrimiento de Prusiner sobre las proteínas mal plegadas que se extendían en el cerebro de las vacas, el patólogo alemán Heiko Braak propuso que la patología del párkinson también podría propagarse de una célula nerviosa a otra, «como una fila de fichas de dominó que caen una tras otra».[43] Braak sostenía que el párkinson podría empezar en el intestino y extenderse hasta el cerebro. Más tarde, en 2008, Jeffrey Kordower, un neurocientífico que hoy trabaja en la Universidad Estatal de Arizona, observó algo que respaldaba esta teoría y dejó perplejos a los expertos en el área. Analizó bajo el microscopio tejidos cerebrales de personas que habían recibido trasplantes de células dopaminérgicas para tratar su párkinson. Las células implantadas eran «minifábricas» sanas de dopamina. Pero al examinarlas, Kordower descubrió que también habían enfermado, mostrando las lesiones típicas del párkinson.[44, 46, 46] La patología del párkinson podía extenderse desde las zonas enfermas del cerebro a las sanas. Debemos lograr entender por qué.

A raíz de estas investigaciones, se ha desarrollado una nueva prueba diagnóstica capaz de detectar fragmentos de la proteína mal plegada en el líquido cefalorraquídeo. Este avance ha desatado una carrera por identificar otros biomarcadores de la enfermedad, con el objetivo final de lograr el diagnóstico mediante un simple análisis de sangre.[47, 48, 49] Estos análisis podrían ayudar a diagnosticar la enfermedad e, idealmente, medir su progresión y la eficacia de nuevos tratamientos. Gracias a un simple análisis de sangre se puede evaluar el colesterol y comprobar la respuesta a los fármacos que lo reducen, lo cual ha contribuido a prevenir infartos. Quizá se pueda hacer algo similar con el párkinson.

Una nueva teoría

Per Borghammer creció en Aarhus, la segunda ciudad más grande de Dinamarca, y el lugar donde su familia lleva viviendo más de mil años. Su padre era profesor de física y matemáticas, y su madre, cartera. Desde pequeño, Per sentía una profunda curiosidad por descubrir el origen del universo. Sin embargo, en lugar de convertirse en astrónomo, decidió investigar el «porqué» de algo igualmente misterioso: el párkinson.

El destino de Borghammer se había sellado veinte años antes, cuando los políticos daneses se enamoraron de un campo llamado medicina nuclear. Hoy en día, Dinamarca cuenta con más escáneres de tomografía por emisión de positrones (PET) por habitante que ningún otro país del mundo. Este tipo de escáner permite medir sustancias químicas en el cerebro y en el resto del cuerpo. Además, más de la mitad de los médicos daneses especializados en medicina nuclear poseen dos títulos universitarios, el de medicina y un doctorado en investigación. En Dinamarca, estudiar medicina nuclear es la opción más lógica para quienes desean ser médicos y científicos a la vez.

La medicina nuclear es una especialidad poco conocida que utiliza trazadores radiactivos para identificar y diagnosticar enfermedades. El procedimiento comienza con la inyección de una molécula marcada en una vena, que viaja hasta una región concreta del cerebro. Una cámara especial registra su recorrido, como si elaborara un diario visual del viaje, muy similar a los que la NASA utiliza para documentar sus misiones espaciales. En un logro tecnológico extraordinario, los científicos han logrado combinar las imágenes PET, que miden la radiactividad, con las obtenidas mediante tomografía computarizada (TC) o resonancia magnética (RM). El resultado es una imagen sin precedentes del párkinson. Borghammer ha identificado patrones que muestran distintas formas de propagación de la enfermedad y diferencias en la aparición de los síntomas.

Como ya se ha comentado, Borghammer ha postulado que existen dos formas de párkinson y de enfermedades relacionadas: una que comienza en el intestino («body-first») y otra que se inicia en la nariz («brain-first»). Los compuestos químicos ingeridos podrían provocar la forma de origen corporal, que arranca en el intestino, mientras que los inhalados o aspirados podrían causar una forma de origen cerebral, que empieza en la nariz.[50] Gracias a sus avanzadas técnicas de imagen, Borghammer y su equipo están trazando el mapa de la expansión del párkinson desde estos puntos de origen.[51]

Muchos científicos creen que, para entender «por qué el párkinson se propaga», será necesario descubrir su *big bang* y rastrear el origen de todas las proteínas cerebrales implicadas en su aparición. En la actualidad, además de desarrollar nuevas tecnologías de RM y PET, se están creando análisis de sangre capaces de detectar pequeñas cantidades de una de las proteínas anómalas presentes en los cuerpos de Lewy, la alfa-sinucleína. Borghammer está convencido de que la combinación de técnicas de imagen cerebral mejoradas y pruebas de sangre será una herramienta decisiva. Estos análisis podrían servir para estudiar a personas con riesgo genético o, especialmente, con riesgo ambiental de padecer la enfermedad.

LA PROGRESIÓN

Modelos de párkinson más fiables

El párkinson en ratones dista mucho de la forma humana de la enfermedad. En el ámbito científico, se bromea con que cada mes aparece un nuevo grupo de investigación que publica una «cura» para el párkinson. Pero esas curas, por supuesto, no son en humanos, sino en ratones. Y lo cierto es que ninguna de esas terapias ha logrado dar el salto del laboratorio al paciente. Necesitamos modelos animales más precisos para estudiar el párkinson y, siempre que sea posible, modelos que no requieran el uso de animales.

El profesor de neurociencia Ron Mandel, de la Universidad de Florida, y el investigador Jeff Kordower se han enfrentado durante años a las limitaciones de los modelos animales. Su consejo es «apuntar más alto». Necesitamos modelos más cercanos al ser humano. Sabemos que el cerebro humano consume una enorme cantidad de energía, así que, si hemos de recurrir a animales, debemos replicar la condición humana con la mayor fidelidad posible.

Los primates, los cerdos y las ovejas son animales grandes con circuitos neuronales y sistemas inmunitarios muy similares a los humanos. Esa semejanza en los circuitos neuronales resulta esencial en el movimiento, los mecanismos de recompensa y la enfermedad de Parkinson. El rasgo más singular de la sustancia negra humana es la neuromelanina, un pigmento similar a la melanina que da color a la piel. La melanina también está presente en el pelo y los ojos, pero en el cerebro tiene un papel clave en el control del movimiento, el estado de ánimo y el sueño. Sin embargo, ninguna otra especie posee verdadera neuromelanina. Hoy en día, los científicos pueden insertar genes para crear ratones con neuromelanina similar a la humana, y confían en que pronto podrán aplicar este avance a modelos animales de mayor tamaño.[52]

También es característica exclusiva de los primates, frente a los roedores, la red neuronal que sustenta la memoria y el pensamiento. El deterioro cognitivo y la demencia son síntomas frecuentes y devastadores en la enfermedad de Parkinson, y en la actualidad existen muy pocos tratamientos eficaces. Probar nuevas terapias en primates no humanos podría abrir el camino a tratamientos muy necesarios. De cara al futuro, también deberíamos priorizar modelos animales cuyos sistemas inmunitarios y respuestas inflamatorias sean similares a los del ser humano. Los modelos animales son esenciales para comprender la progresión del párkinson y para desarrollar nuevas terapias, pero los científicos que los emplean deben protegerlos, cuidarlos y minimizar al máximo cualquier daño.

Otro desafío importante es que solo existen siete centros de investigación con primates financiados por los NIH en Estados Unidos. A menos que un investigador disponga de una beca de los NIH para un proyecto en concreto, no tiene permitido usar primates en estos centros, aunque cuente con fondos institucionales o privados para cubrir los gastos. Jeff Kordower lo resume con claridad: «El gasto que implican los simios y darnos acceso a ellos sigue siendo muy inferior al de otro ensayo clínico fallido». Y lo cierto es que, en lo que va de este siglo, el fracaso ha sido la norma en los ensayos clínicos sobre párkinson.

Un cambio reciente en el panorama de los modelos animales ha sido el reconocimiento de que la presencia de los cuerpos de Lewy no es el único hallazgo relevante en la enfermedad. Un hecho poco conocido es que la mayoría de los cerebros con párkinson, cuando se examinan tras la autopsia, presentan más de una patología (copatologías): además de cuerpos de Lewy, contienen dos proteínas implicadas en el alzhéimer, tau y amiloide. Kordower y su colega John Morrison, de la Icahn School of Medicine at Mount Sinai, Nueva York, están trabajando en una solución que permita estudiar cerebros con múltiples enfermedades a la vez. Su objetivo es crear modelos de párkinson que reproduzcan las alteraciones propias de ambas patologías, lo que podría reflejar mejor la realidad humana de la enfermedad.[53, 54] Modelos como estos atraerán más financiación para la investigación y favorecerán el desarrollo de tratamientos más eficaces.

Minicerebros cultivados en laboratorios

Para descubrir «por qué» progresa la enfermedad de Parkinson será necesario crear un sistema mejor, más humano y respetuoso, que nos permita estudiarla en profundidad. Muchos expertos creen que el uso de células madre para construir «minicerebros» en un laboratorio impulsará de forma decisiva la investigación y, con el tiempo, ayudará a reducir la necesidad de realizar experimentos con animales.

Las células madre tienen una capacidad única: pueden transformarse en distintos tipos de células. Son capaces de autorrenovarse, lo que genera más células madre, o bien de convertirse en células especializadas de múltiples tejidos. Son muy importantes para el crecimiento, la curación y la reparación. Lograr desarrollar nuevas células cerebrales con una conectividad masiva, capaces de replicar la arquitectura de una neurona madura productora de dopamina en una placa de laboratorio, podría resultar transformador. Las células madre ofrecen una vía para impulsar la investigación y comprender mejor cómo progresa la enfermedad de Parkinson.

Los organoides —estructuras tridimensionales generadas a partir de células madre— son, en esencia, minicerebros cultivados en una placa de laboratorio. Su valor radica en que pueden imitar la arquitectura y la función de los órganos humanos reales, incluido el cerebro. ¿Podremos crear un organoide que reproduzca un cerebro con párkinson? ¿Podríamos añadirle neuronas productoras de dopamina e incorporar los circuitos cerebrales implicados en el movimiento, el estado de ánimo y el pensamiento? Esto es fundamental, ya que necesitamos con urgencia modelos de párkinson que abarquen más que el simple deterioro motor. Esta tecnología evoluciona a gran velocidad y promete ser una herramienta extraordinariamente poderosa.

Cómo se protege el cerebro

Matthew Lavoie, hijo de un químico, creció en Yorktown Heights, un pequeño pueblo del estado de Nueva York famoso por su papel en la guerra de la Independencia de Estados Unidos. Allí veía a su padre desentrañar los secretos de los fármacos contra el cáncer, y pronto sintió la misma atracción por la ciencia, especialmente por la idea de que un doctorado le permitiría dedicarse a fondo a un campo de conocimiento concreto. Le fascinaba atrapar ranas y tortugas, pero sobre todo comprender el «porqué» de la biología.

Tras dos décadas de investigación sobre el párkinson y el alzhéimer, hoy dirige un centro de investigación en neurodegeneración en la Universidad de Florida. Matt cree que ha llegado el momento de replantearse por qué la enfermedad de Parkinson es un síndrome progresivo. ¿No deberían las células de nuestro cuerpo estar preparadas para frenar la evolución del párkinson? Y una vez que la enfermedad comienza, ¿por qué nuestro sistema inmunitario y los mecanismos de protección celular no logran detenerla?

Según Matt, deberíamos centrar más esfuerzos en entender qué permite que una célula cerebral sobreviva. ¿Cuáles son las debilidades de nuestras neuronas y de los circuitos cerebrales que las conectan? Nos recuerda que la fortaleza de las células y de sus conexiones es fundamental. Necesitamos profundizar en lo que hace que esos enlaces sean tan importantes durante el envejecimiento y en cómo el párkinson consigue superar nuestras defensas naturales a medida que avanza.

Aunque muchos investigadores se han concentrado en buscar tratamientos, pasando por alto el funcionamiento normal de las células, Matt considera que eso es un error. Estamos perdidos en un bosque muy oscuro, y para salir de él primero hay que reconocer el terreno. Todas las células del cuerpo humano son, en mayor o menor medida, vulnerables a algo. Los científicos llaman a esta característica vulnerabilidad selectiva. Si la proteína alfa-sinucleína, relacionada con el párkinson, se encuentra de manera normal en todo el cerebro, ¿por qué solo en ciertas zonas se enreda en un proceso degenerativo progresivo? Del mismo modo que algunas personas son más sensibles a determinados productos químicos o pesticidas, otras podrían serlo a una progresión más rápida de la enfermedad. Es necesario que invirtamos en entender estas diferencias.

El neurólogo e investigador Buz Jinnah, de la Universidad de Emory, sugiere que el «estado zen» que alcancen nuestras células cerebrales puede ser decisivo. La palabra científica para describirlo es «homeostasis». Si las células pierden ese equilibrio, según creen Buz y otros expertos, este podría ser un factor determinante no solo de si nuestro cerebro acabará desarrollando párkinson, sino también del tipo de párkinson y de la velocidad con que progrese. ¿Sería posible que los hábitos que se pueden modificar y las decisiones influyan en la evolución de la enfermedad? ¿Podría el sueño ayudar a eliminar las sustancias tóxicas del cerebro? ¿Podría el ejercicio físico reforzar las conexiones neuronales? Necesitamos invertir en comprender qué podemos hacer para conservar el «estado zen» de nuestras células cerebrales.

Las neuronas dopaminérgicas son células cerebrales voraces. Se comunican disparando impulsos de manera constante para mantener miles de millones de conexiones activas en todo el cerebro. Las células que producen dopamina, en especial las que se encuentran en la sustancia negra y en otras regiones afectadas por el párkinson, están liberando continuamente sustancias químicas y estableciendo comunicación con grupos de células cercanas y lejanas. Esa actividad eléctrica es esencial para el movimiento, la motivación y la cognición, y exige una enorme cantidad de energía. Estas células deben alimentarse constantemente. Comprender qué mantiene felices o descontentas a estas células tan exigentes podría ofrecer pistas valiosas sobre por qué progresa la enfermedad de Parkinson. El ejercicio, el estrés, el envejecimiento, las infecciones o incluso ciertos medicamentos (como los fármacos para la pérdida de peso basados en GLP-1) podrían influir en su bienestar y, con ello, en la evolución de la enfermedad.

Mejores herramientas para comprender por qué progresa el párkinson

Mientras los demás niños hablaban de los Dallas Cowboys, Ed Boyden, con apenas nueve años, reflexionaba en profundidad sobre el sentido de la vida. En Plano, un suburbio del norte de Dallas, él se preguntaba por el propósito de la religión, el valor de la ciencia y, en última instancia, el significado de nuestra existencia. Fue uno de los 150 estudiantes seleccionados en todo Texas para asistir a la Texas Academy of Mathematics and Science, un programa de excelencia que implicaba abandonar el hogar a los catorce años, en lugar de a los dieciocho, y saltarse cuatro años escolares (octavo, décimo, undécimo y duodécimo). Cuando llegó, llevaba grandes preguntas en su maleta: ¿cómo podemos comprender mejor la condición humana? ¿Cómo se puede explicar la verdadera naturaleza de nuestra existencia? ¿Podemos modificar nuestro ADN? Ed se enamoró de la química y empezó a trabajar en un laboratorio mezclando compuestos para recrear ADN. A los dieciséis años se trasladó al Instituto de Tecnología de Massachusetts (MIT), donde su pasión y creatividad científica se transformaron en un impulso imparable. Era un pensador claro, lógico y crítico, y entendía bien el poder de una hipótesis. Desde joven aprendió que podía formular y desmontar argumentos con la misma habilidad, y se convirtió en un firme defensor de cuestionar los dogmas.

Aunque nadie catalogaría a Ed como un investigador centrado exclusivamente en el párkinson, muchas de sus técnicas e innovaciones han sido adoptadas por los principales científicos del campo.

Para él, todo se reduce a una pregunta clave: «¿Qué abordaje ofrece la mejor posibilidad de lograr un impacto real?». Fomentar la innovación, explica, significa construir desde abajo, desarrollando y aplicando el conocimiento técnico necesario para crear un cambio tangible. A menudo olvidamos la importancia de la ingeniería y de las herramientas que hacen avanzar la ciencia. Si no somos capaces de visualizar algo con claridad, ¿cómo vamos a tratarlo o curarlo? Ed pone como ejemplo la física: sin la invención del microchip, muchas teorías se habrían quedado en el papel, sin llegar a transformar el mundo.

Para Ed, es fundamental visualizar por completo la estructura que sostiene una enfermedad, porque solo así puede llegarse a ese «momento revelador» en el que comprendemos su funcionamiento. Debemos invertir en herramientas que permitan visualizar e interpretar el párkinson, especialmente aquello diminuto que escapa a nuestro campo de visión humano. Técnicas como la resonancia magnética mejorada (RM), los microscopios de alta precisión o los nuevos métodos basados en imágenes de calcio nos permitirán asomarnos a la actividad real de las células cerebrales. Para fomentar la innovación, Ed nos recuerda que debemos entender la orquesta de células: cómo se activan al unísono... o no, y cómo funcionan las redes que las conectan. Por ejemplo, los científicos han estado perfeccionando una proteína que emite un resplandor verde (llamada «GCaMP6») para observar en acción las células vivas. Otro ejemplo es una técnica de desarrollo y visualización, conocida como «imágenes de voltaje», que permite medir la activación de las células cerebrales a partir de los cambios en su actividad eléctrica. Ed está convencido de que los avances en ingeniería desarrollados desde los niveles más básicos —molecular y celular— pueden, y podrán, marcar la diferencia en el párkinson, sobre todo si se combinan con una visión global e integral de la persona que vive con la enfermedad.

El cerebro alberga más de mil tipos distintos de células, por lo que cartografiarlo, controlarlo dinámicamente y crear nuevas tecnologías aplicadas al párkinson requerirá el uso de inteligencia artificial. Ed utiliza una técnica llamada «microscopía de expansión», que ofrece una precisión a escala nanométrica. Puede captar imágenes con una resolución de unos setenta nanómetros, es decir, entre mil y mil cuatrocientas veces menor que el grosor de un pelo humano y treinta y cinco veces el diámetro de una hebra de ADN. Esta herramienta permitirá mapear las proteínas en los espacios entre las neuronas, identificar nuevas proteínas en las uniones celulares y analizar los perfiles de expresión genética a nivel de una sola célula cerebral.[55, 56, 57, 58] Recientemente, Ed y su equipo han conseguido observar estructuras de apenas cinco nanómetros, solo el doble del ancho del ADN humano.

Para lograr entender por qué se origina, se propaga y progresa el párkinson, antes debemos entender su estructura, observar su dinámica en tiempo real, aprender a controlarla y aplicar aprendizaje automático para responder a las preguntas esenciales. Ed, al igual que muchos investigadores del campo, teme que estemos demasiado centrados en las placas y depósitos cerebrales y que, por ello, estemos pasando por alto los cambios iniciales, los verdaderamente decisivos.

¿Qué estamos pasando por alto porque aún no hemos desarrollado las herramientas necesarias para verlo? Las respuestas a cómo se origina, se propaga y progresa el párkinson dependerán, en gran medida, de las herramientas que tengamos a nuestro alcance.

Nadar a contracorriente para hallar las respuestas

El premio Nobel de 1937 Albert Szent-Györgyi afirmaba: «En la ciencia es importante nadar a contracorriente». Szent-Györgyi, célebre por haber descubierto el papel de la vitamina C en la prevención del escorbuto,[59] sostenía que «descubrir consiste en ver lo que todos han visto y pensar lo que nadie ha pensado». Hacía especial hincapié en la importancia de nadar en contra de las «corrientes dominantes del pensamiento científico». En el caso de la enfermedad de Parkinson, llevamos demasiado tiempo removiendo el sedimento acumulado río abajo, como los depósitos de alfa-sinucleína y los cuerpos de Lewy. Necesitamos mirar río arriba para responder a las tres grandes preguntas: por qué se origina, por qué se propaga y por qué progresa.

Ya se han hecho algunos intentos de mirar en esa dirección, por ejemplo analizando las alteraciones en las mitocondrias, las partes de las células encargadas de producir energía. Las mitocondrias parecen estar vinculadas a los primeros cambios del párkinson, incluidos los que afectan a la producción de energía. También se han estudiado las anomalías del estrés oxidativo, que se producen por un desequilibrio en la generación de moléculas reactivas cuando las células usan oxígeno para producir energía. Debemos comprender mejor cómo ayudar al cerebro a desintoxicarse de esas moléculas.

Además, aún no sabemos si la inflamación crónica es un fenómeno temprano que desencadena la neurodegeneración. Sabemos que el sistema inmunitario del cerebro cuenta con un ejército de células defensivas (llamadas «microglías»), que en la enfermedad se activan y liberan sustancias proinflamatorias. Sabemos que las fluctuaciones del calcio pueden dañar o incluso destruir las células. Sabemos también que en el párkinson el cerebro no consigue eliminar los desechos de forma eficiente. Pero ¿dónde y cuándo empiezan exactamente estos cambios? ¿Y cómo contribuyen a que la enfermedad se extienda y avance?

Estos ámbitos suponen posibles vías para intervenir de forma temprana en el párkinson y, si llegamos a entenderlos bien, podrían permitirnos frenar su progresión mucho antes de que se acumulen los aglomerados tóxicos de alfa-sinucleína. El exsecretario de Defensa estadounidense Donald Rumsfeld, en una célebre rueda de prensa de 2002, dijo: «Los informes que afirman que algo no ha ocurrido siempre me resultan interesantes, porque, como sabemos, hay cosas que sabemos que sabemos. También sabemos que hay cosas que sabemos que no sabemos. Pero además, hay cosas que no sabemos que no sabemos». Si Albert Szent-Györgyi viviera hoy, seguramente animaría a los investigadores del párkinson a nadar a contracorriente para responder a esas tres preguntas, en busca, precisamente, de descubrir aquello que «no sabemos que no sabemos».

La importancia de entender el porqué

Debemos comprender el «porqué» si queremos descubrir nuevos tratamientos y curas para la enfermedad de Parkinson. No se puede curar una enfermedad médica sin conocer y entender su causa. En su día, la poliomielitis fue la enfermedad más temida del mundo. Quienes lograban sobrevivir solían necesitar aparatos ortopédicos, muletas o una silla de ruedas, y algunas personas incluso dependían de un pulmón de acero para poder respirar. Si no se lograba identificar la causa, no había esperanza de llegar a una cura. Lo mismo ocurre hoy con el párkinson.

En 1908, el inmunólogo vienés Karl Landsteiner identificó que el virus de la polio era el agente responsable de la enfermedad. Apenas dos años después, se descubrió la presencia de anticuerpos en la sangre de las personas infectadas. Décadas más tarde, en 1949, los investigadores John Enders, Thomas Weller y Frederick Robbins, del Hospital Infantil de Boston, lograron cultivar el virus de la polio en tejido humano. En 1954, los tres recibieron el Premio Nobel por los hallazgos que ayudaron a resolver las grandes preguntas sobre dicha enfermedad: por qué se origina, por qué se propaga y por qué progresa.

Gracias a esas respuestas, Jonas Salk y Albert Sabin lograron crear vacunas para prevenir la polio. Para lograr un mundo prácticamente libre de poliomielitis, Salk y Sabin necesitaron saber el porqué. De igual modo, si queremos prevenir, frenar y, algún día, curar el párkinson, debemos invertir en responder a las tres preguntas y recordar las palabras atribuidas a Hipócrates: «Las enfermedades no nos llegan de la nada. Se desarrollan a parir de pequeños pecados cotidianos en contra de la naturaleza. Cuando se hayan acumulado suficientes, las enfermedades aparecerán de repente».

6

LAS 25 MEDIDAS CONTRA EL PÁRKINSON

Una onza de prevención vale más que una libra de cura.

Benjamin Franklin

Si el párkinson se debe a los productos químicos presentes en nuestros alimentos, el agua y el aire, debe de ser una enfermedad prevenible. Y lo es.

Aquí detallamos veinticinco medidas que las personas pueden adoptar para reducir su riesgo de padecer párkinson. Estas recomendaciones pueden ser especialmente importantes para quienes tienen predisposición genética o antecedentes familiares de la enfermedad, se exponen o se han expuesto a sustancias tóxicas o incluso a quienes ya conviven con ella. Cuando se diagnostica un caso de párkinson, alrededor del 60% de las neuronas que producen dopamina en la sustancia negra ya han muerto.[1] Debemos proteger el 40% restante.

Y nunca es demasiado tarde para empezar. Podemos aprender de lo que ocurre con el tabaco: dejar de fumar aporta beneficios a cualquier edad, y empiezan a verse muy pronto.[2,3] Ya a los veinte minutos de haber fumado el último cigarrillo, el ritmo cardíaco vuelve a la normalidad. Al cabo de un día, el riesgo de infarto disminuye. A los nueve meses, la tos se reduce y, después de una década, el riesgo de contraer cáncer de pulmón se reduce a la mitad.[2] Lo mismo podría suceder con los contaminantes ambientales y el párkinson.

Dejemos de esperar pasivamente a que el párkinson aparezca. Pongamos en práctica lo que ya sabemos y empecemos a prevenir la enfermedad desde ya.

COMIDA

1. Lava las frutas y verduras, aunque sean ecológicas

Los pesticidas han llegado a nuestra cadena alimentaria. En 2024, un estudio de Consumer Reports reveló que un 20 % de los alimentos más comunes —como los arándanos, los pimientos y las patatas— contenían restos de pesticidas a niveles preocupantes.[4] Comprar frutas, verduras, lácteos y carnes ecológicos puede ayudar a reducir la exposición, pero hasta los productos ecológicos pueden contener residuos peligrosos.[4] Entonces, ¿qué debemos hacer?

Lávalos siempre, sean ecológicos o convencionales. Usa agua y, si es posible, un limpiador específico para vegetales, ya que muchos pesticidas, al igual que la suciedad, no se disuelven solo con agua. Estos productos están disponibles en muchos supermercados. Por ejemplo, el que utiliza Ray cuesta unos 4 dólares y dura varios meses. También puedes recurrir a mezclas de vinagre o de sal, que son buenas alternativas.[5] Para determinar qué niveles de pesticidas son seguros, el Departamento de Agricultura de Estados Unidos analiza los alimentos tras lavarlos con agua durante 15 a 20 segundos.[4] Si ellos lo hacen de esa forma, tú deberías lavarlos más tiempo.

Otra forma de reducir la exposición sin comprar exclusivamente alimentos ecológicos es consultar los informes del Environmental Working Group (EWG), que publica las listas de los alimentos con mayor carga de pesticidas (llamados «Dirty Dozen»; Los doce más-contaminados) y los de menor riesgo («Clean Fifteen»; Los quince-más limpios), disponibles en <www.ewg.org/foodnews>. Por último, comprar directamente a agricultores locales o cooperativas de producción sostenible permite conocer de primera mano los métodos de cultivo y los pesticidas utilizados.

2. Cambia tu dieta

Seguir una dieta mediterránea, rica en frutas y verduras y baja en productos de origen animal, puede reducir el riesgo de padecer párkinson.[6,7] Además, este tipo de dieta también puede ser beneficiosa para quienes ya conviven con la enfermedad.[8] Las razones que lo explican no se conocen del todo, pero probablemente sean varias. Entre ellas, una menor exposición a pesticidas y otras sustancias tóxicas presentes en la carne y los lácteos, y una mayor ingesta de compuestos saludables (como los antioxidantes) que se encuentran en los alimentos de origen vegetal.

Además de los pesticidas, otros productos químicos como los PCB (bifenilos policlorados) —utilizados ampliamente en la industria electrónica— tienden a acumularse en la grasa animal.[9] Los PCB tienen una estructura similar al DDT y a otros pesticidas relacionados con el párkinson. Al igual que el BMAA en los zorros voladores de Guam, los PCB se concentran en los animales a medida que ascienden en la cadena alimentaria. Las ballenas, por ejemplo, acumulan PCB en su grasa corporal, del mismo modo que las vacas concentran pesticidas en su leche. Y se ha observado que un alto consumo de carne de ballena se asocia con un mayor riesgo de párkinson.[10] Otra buena razón para reducir el consumo de productos animales.

3. Asegúrate de que el supermercado donde compras sea seguro

El percloroetileno (PCE), el producto químico usado en la limpieza en seco, puede propagarse fácilmente más allá de las paredes de una tintorería. En Alemania, se ha detectado PCE en productos lácteos de supermercados situados cerca de tintorerías, en niveles entre dos y veinte veces superiores a los encontrados en establecimientos más alejados.[11, 12] Por ello, Alemania ha prohibido la instalación de supermercados en las inmediaciones de tintorerías.

La próxima vez que vayas a hacer la compra, echa un vistazo a tu alrededor y fíjate en qué negocios hay cerca.

4. Disfruta del vino sin pesticidas

Como ocurre con las frutas y verduras, los vinos ecológicos no están completamente libres de pesticidas, pero sus niveles son menores y, por lo tanto, también lo es el riesgo para la salud. Además, los viñedos ecológicos son más seguros para quienes trabajan en ellos y para las comunidades cercanas. En la actualidad, los vinos ecológicos suponen solo un 3 % de las ventas mundiales, aproximadamente, aunque su popularidad no deja de crecer.[13] Elegir alimentos y bebidas ecológicos puede mejorar la salud de los consumidores, los agricultores y el entorno.

5. Evita, o al menos controla, la diabetes

Muchos estudios han demostrado que la diabetes se asocia con un mayor riesgo de desarrollar párkinson en el futuro y que puede acelerar su progresión.[14, 15, 16, 17, 18] Aunque es poco probable que la diabetes sea una causa directa de la enfermedad, sí parece actuar como un importante factor de aceleración, y su prevalencia sigue aumentando en todo el mundo.[19] Por eso, prevenir la diabetes mediante una dieta equilibrada y actividad física regular es fundamental. Y si ya la padeces, mantén bajo control tus niveles de glucosa en sangre.

6. Tómate una taza de café con cafeína

Las investigaciones han demostrado en reiteradas ocasiones que el consumo de cafeína está asociado con un menor riesgo de desarrollar párkinson.[20, 21] La cafeína podría proteger las neuronas productoras de dopamina frente al daño que provocan los tóxicos ambientales.[22]

Al parecer, el beneficio se produce independientemente de la bebida que se elija (por ejemplo, café o té), aunque no se observa con las bebidas descafeinadas.[20, 21] Eso sí, la cafeína puede tener efectos secundarios, como ansiedad o dolor de cabeza. Más allá de eso, ahora tienes una razón más para disfrutar de tu taza de café por las mañanas.

7. Practica la agricultura de forma segura

La agricultura es la profesión más común del mundo: más de mil ochocientas millones de personas, es decir, una quinta parte de la población mundial, se dedican a ella.[23] Por desgracia, la mayoría utiliza pesticidas y cada vez en mayor cantidad.[23, 24] Estos productos han contribuido a mejorar el rendimiento de los cultivos y reducir enfermedades, y pueden ser útiles. Sin embargo, su uso indiscriminado y sin protección es perjudicial.

Los agricultores que trabajan con determinados pesticidas presentan un mayor riesgo de padecer párkinson.[25, 26, 27] Este riesgo puede reducirse disminuyendo la cantidad de pesticidas empleados, espaciando su aplicación y optando por productos de menor toxicidad. No todos los pesticidas están relacionados con el párkinson[27] —de hecho, la mayoría probablemente no lo están—, pero evitar los más peligrosos, como el paraquat (usado en campos de maíz, algodón y uva), el clorpirifós (empleado en huertos de manzanos) y los organoclorados (el DDT es el ejemplo más conocido), es un buen comienzo. El uso de equipos de protección individual (EPI), como guantes, mascarillas y gafas, también puede reducir la exposición a estas sustancias y disminuir el riesgo de desarrollar párkinson.[26,28]

Los agricultores pueden, sin saberlo, llevar pesticidas a su hogar en la ropa o el calzado de trabajo. Por eso, dejar los zapatos y la ropa de trabajo fuera de casa puede ser una forma de proteger a sus familias.

AGUA

8. Revisa tu pozo de agua

Hasta cuarenta millones de estadounidenses obtienen el agua potable de pozos privados. A diferencia del agua municipal, estos pozos no están regulados por la Ley de Agua Potable Segura y, como hemos visto, pueden contaminarse fácilmente con pesticidas o productos químicos industriales si no se analizan a menudo.

Si utilizas un pozo privado, hazle análisis periódicos (por ejemplo, una vez al año) y asegúrate de incluir en ellos la detección de pesticidas y de sustancias químicas como el tricloroetileno (TCE), además de las bacterias habituales. Este tipo de pruebas no siempre se realiza de forma rutinaria y quizá sea necesario solicitarlo expresamente. La Agencia de Protección Ambiental (EPA) dispone de un listado de laboratorios certificados para análisis de agua, y también ofrece opciones de envío por correo.[29]

Fuera de Estados Unidos, una de cada cuatro personas no tiene acceso a agua segura.[30] A medida que aumenta el uso global de pesticidas y crece el riesgo de contaminación de los pozos, garantizar agua limpia para todos será cada vez más urgente.

9. Usa un filtro de agua

Del mismo modo que los filtros de aire reducen la exposición a partículas contaminantes dentro del hogar, un filtro de agua puede disminuir la presencia de pesticidas y TCE. Un simple filtro de carbón activado, que se puede conseguir fácilmente en los supermercados, puede reducir la exposición a pesticidas, TCE y otros productos químicos.[31,32]

Estos filtros de carbón activado pueden instalarse en toda la vivienda (en el llamado «punto de entrada») o en puntos de uso específicos, como grifos o jarras de agua.[33]

AIRE INTERIOR

10. Valora usar un filtro de aire

Los purificadores de aire son una forma sencilla y eficaz de reducir la contaminación del aire interior y, con ello, el riesgo de enfermedades. También pueden ser beneficiosos para quienes ya padecen párkinson, ya que los altos niveles de contaminación atmosférica se han relacionado con un mayor riesgo de hospitalización.[34] Es importante tener en cuenta que los purificadores de aire varían mucho en su precio (pueden ir desde unos 10 dólares hasta más de 1000), requieren limpieza y sustitución periódica de los filtros, y, en algunos casos, es necesario instalar varios según el tamaño de la vivienda, el colegio o el lugar de trabajo. Además, asegúrate de utilizar purificadores con filtros de carbono, diseñados para eliminar los «compuestos orgánicos volátiles», como el TCE.[35]

11. No te envenenes

A veces, el remedio es peor que la enfermedad. Los insectos —pulgas, hormigas o polillas— pueden ser molestos y, por desgracia, algunos insecticidas de uso común pueden aumentar el riesgo de párkinson.

Una familia sintética de insecticidas, los piretroides, se emplea ampliamente para eliminar insectos.[36] Entre ellos se encuentra la permetrina,[37] cuya exposición se ha relacionado, en estudios con animales, con la pérdida de neuronas dopaminérgicas, y la exposición temprana podría favorecer el desarrollo posterior de párkinson.[38,39] Este pesticida está presente en collares antipulgas, aerosoles para hormigas, bolas de naftalina y en la ropa para actividades al aire libre que se pulveriza con repelente. Muchos de los productos que lo contienen —y otros similares— son marcas muy conocidas, disponibles en tiendas y presentes en millones de hogares y garajes, quizá también en el tuyo.

La mejor estrategia es evitar el contacto siempre que sea posible y, cuando no lo sea, reducir la exposición al mínimo: usa mascarilla, ventila bien, evita pulverizar cerca de los niños y busca alternativas más seguras.[40,41]

12. Elige bien dónde vivir

Más de setenta millones de estadounidenses (el 22% de la población) viven a menos de cinco kilómetros de un emplazamiento Superfund.[42] De ellos, veinte millones residen a menos de dos kilómetros. La mayoría de estos lugares no están señalizados ni vallados, y pasan desapercibidos para quienes viven cerca. La EPA dispone de una base de datos pública donde se pueden buscar estos sitios contaminados,[43] aunque los de menor grado de contaminación pueden ser más difíciles de encontrar. Algunos estados mantienen sus propios registros, y las búsquedas en internet también pueden revelar información útil.

Si vives cerca de un lugar contaminado con TCE o PCE, no todo está perdido. De hecho, prevenir los efectos de esta contaminación en el hogar, la escuela o el trabajo es perfectamente posible. Una empresa de análisis ambiental puede evaluar el aire interior y determinar si hay presencia de TCE o PCE.[44] Si se detecta alguno de ellos, puede instalarse un sistema de ventilación que extrae el aire de debajo de los cimientos y lo expulsa por encima del tejado, similar a los sistemas usados para eliminar el radón (véase la ilustración 1).[45]

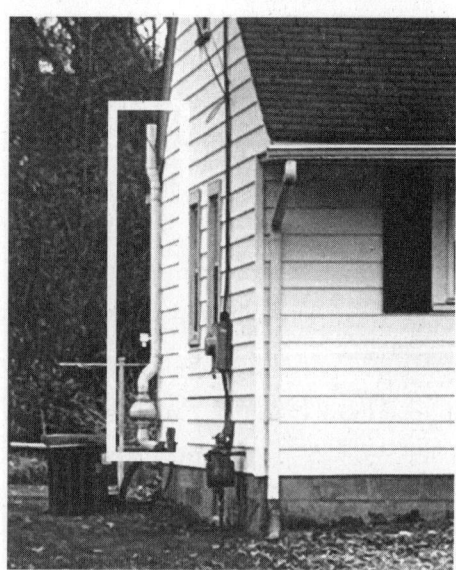

Ilustración 1. Imagen de un sistema de mitigación de tricloroetileno y percloroetileno.[45]

13. Precaución al llevar la ropa a la tintorería

La ropa recién salida de la tintorería «desprende» sustancias químicas peligrosas, como el tricloroetileno (TCE) y el percloroetileno (PCE). Si llevas la colada limpia en el coche, puedes estar respirando PCE durante el trayecto a casa.[46] Una vez que guardas la ropa en el armario, estos compuestos pueden dispersarse por el aire del hogar.

Para reducir la exposición, para empezar, busca una tintorería que no utilice PCE. Si no la encuentras, intenta espaciar las visitas a la tintorería y, cuando vayas, deja que las prendas se aireen antes de meterlas en casa. Quita la bolsa de plástico y deja que la ropa respire: así tú no tendrás que respirar los productos químicos.

14. Fíjate en lo que hay en la planta baja

Antes de mudarte a un edificio, conviene comprobar qué negocios hay en la planta baja. Si hay una tintorería, el aire interior podría no ser seguro.

Si en tu edificio actual (o en uno al que estés pensando en mudarte) hay una tintorería, pregunta si hacen la limpieza en seco en el mismo local —a veces solo es un punto de recogida— y si emplean PCE, conocido en el sector como «perc». Si lo utilizan, sería recomendable analizar la calidad del aire interior.

15. Fíjate en qué hay cerca de la guardería de tu hijo

Las tintorerías pueden contaminar el suelo y las aguas subterráneas, y estos compuestos volátiles pueden penetrar en las viviendas, escuelas, lugares de trabajo o guarderías cercanas. En el estado de Washington, Elmer Díaz, toxicólogo del Departamento de Salud estatal, identificó ochenta guarderías situadas a menos de cien metros de un local que hoy en día es o fue una tintorería. Las que se encuentran a esa distancia —en muchos casos ubicadas en pequeños centros comerciales— pueden sufrir contaminación del aire interior por los productos químicos de la limpieza en seco. Díaz y su equipo trabajan para informar sobre los riesgos de la exposición infantil a estas sustancias y reducirlos. Una exposición temprana a los productos químicos podría sentar las bases de futuros casos de párkinson, así que elige una guardería que esté alejada de tintorerías.

CONTAMINACIÓN DEL AIRE EXTERIOR

16. Sube las ventanillas en los atascos

La contaminación del aire procedente del tráfico, como la que se acumula en calles congestionadas, se ha asociado con un mayor riesgo de párkinson y alzhéimer. La próxima vez que te quedes atrapado en un atasco o atravesando un túnel lleno de coches, sube las ventanillas y activa la recirculación del aire dentro del vehículo (véase la ilustración 2) para evitar respirar los gases tóxicos del exterior.

17. Sé prudente al cuidar tu jardín

Las plantas, como los crisantemos, no quieren ser devoradas por los insectos, por eso producen sus propios pesticidas naturales. Los humanos utilizan crisantemos secos para eliminar insectos desde hace más de 2000 años.[47] Estas flores producen un aceite llamado «piretro», que contiene seis insecticidas naturales conocidos como piretrinas y pueden inhalarse o ingerirse.[48]

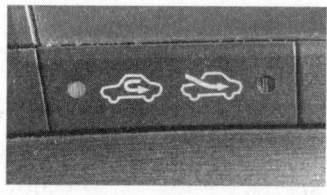

Ilustración 2. Botón del coche que permite recircular el aire al conducir por zonas con contaminación.

Además de afectar al sistema nervioso de los insectos, las piretrinas también pueden dañar las neuronas del cerebro humano que producen dopamina.[49, 50, 51] Los crisantemos son tan eficaces contra los insectos que los químicos sintetizaron compuestos de estructura similar —los piretroides—, que también se han relacionado con el párkinson y que, como vimos antes, están presentes en muchos productos domésticos.

Los jardineros aficionados y paisajistas pueden exponerse fácilmente a estos peligros. Por ejemplo, quienes utilizaron herbicidas en su jardín unos 160 días al año tuvieron un 70 % más de riesgo de desarrollar párkinson que quienes no lo hacían. Los que emplearon insecticidas en el jardín registraron un 50 % más de riesgo, y los que usaban pesticidas dentro del hogar, un 70 % más.[52] Quienes trabajan en el jardín deberían usar guantes, y si pasan mucho tiempo manipulando plantas, protegerse además con mascarilla o trabajar en zonas bien ventiladas.

A veces puede ser necesario usar pesticidas, pero las aplicaciones regulares casi nunca lo son. Si es indispensable, recurre a profesionales que los usen con moderación y valora optar por alternativas sin pesticidas. Y no olvides preguntar a tus vecinos: lo que rocían al otro lado de la valla puede acabar en tu jardín.

18. Presta atención a los campos de golf

Aunque, hasta donde sabemos, no existen estudios que analicen la incidencia del párkinson entre los golfistas, una investigación de 1996 examinó los certificados de defunción de los encargados de mantenimiento de campos de golf.[53] Los resultados mostraron que estos trabajadores, que utilizan pesticidas a menudo, tenían el doble de riesgo de morir por enfermedades del sistema nervioso que la población general.

¿Qué opción les queda a los 25 millones de golfistas estadounidenses y a los 67 millones en todo el mundo?[46, 54, 55] Pregunta en tu club o campo de golf qué pesticidas utilizan y cuándo los aplican. Motívalos a reducir su uso y a buscar alternativas más seguras.

Mientras tanto, evita jugar justo después de las fumigaciones. Y no limpies la bola de golf con la boca, tragar pesticidas nunca es buena idea.

19. Observa el entorno de la escuela de tus hijos

Según un análisis del Environmental Working Group, más de 4000 escuelas primarias estadounidenses están a menos de 60 metros de campos agrícolas.[56] En el estado agrícola de Iowa, el 90% de los distritos escolares públicos tienen algún edificio a menos de 600 metros de un campo de cultivo, lo que «expone a alumnos y profesores a los pesticidas que arrastra el viento durante las fumigaciones».[57, 58]

También conviene fijarse en los patios y campos de juego. Uno de los herbicidas más utilizados en superficies deportivas es el 2,4-D,[59, 60] un pesticida tóxico desarrollado en 1941 y al que millones de niños están expuestos en parques y escuelas de todo el mundo.[61, 62, 63] El 2,4-D se asocia con un aumento del 150% en el riesgo de presentar síntomas de párkinson.[64] Los padres pueden preguntar a los responsables del colegio qué productos se utilizan en los patios y campos deportivos. Los equipos deportivos de todos los niveles pueden reducir el uso de pesticidas o emplear otros que sean menos tóxicos.

20. Usa equipos de protección individual

Además de protegernos frente a virus y bacterias, el equipo de protección individual (EPI) puede reducir los efectos tóxicos de los productos químicos.

Sabemos que el EPI protege a los agricultores, pero también puede ayudar a jardineros, aplicadores de pesticidas o a quienes trabajan con compuestos industriales como el TCE o el PCE.[65] Camisas de manga larga, pantalones, gafas protectoras y mascarillas o respiradores pueden limitar la exposición laboral a estas sustancias. Es cierto que algunas de estas medidas pueden resultar incómodas (en especial cuando hace calor), caras o difíciles de conseguir.

El EPI es también fundamental para los bomberos, por supuesto, que podrían tener un mayor riesgo de desarrollar párkinson por inhalar sustancias tóxicas a menudo,[66, 67] como tolueno o metales como el manganeso y el plomo.[66, 68]

Si eres empleador, protege a tus trabajadores proporcionándoles el equipo adecuado. Si eres trabajador, úsalo siempre. Puede ahorrarte a ti y a tu familia mucho sufrimiento, y también dificultades económicas, en el futuro.

OTRAS RECOMENDACIONES

21. Haz ejercicio

En su libro superventas *Outlive*, el doctor Peter Attia escribió: «Hoy les digo a mis pacientes que el ejercicio es, sin duda, la mejor herramienta que tenemos para prevenir la neurodegeneración».[69] El ejercicio mejora la función de las mitocondrias —las estructuras celulares encargadas de producir energía—, que pueden verse dañadas por toxinas ambientales. La actividad física también estimula la liberación de factores de crecimiento en el cerebro que protegen las neuronas, incluidas las que producen dopamina.

El ejercicio intenso puede reducir el riesgo de desarrollar párkinson,[49, 70, 71, 72] y moverse a diario también beneficia a quienes ya viven con la enfermedad.[73, 74] Un estudio reciente demostró que seis meses de ejercicio aeróbico (como montar en bicicleta estática tres veces por semana) reducen la atrofia cerebral y ralentizan la progresión de la enfermedad.[75]

Así que ya tienes más razones para sudar.

22. Duerme bien

Dormir bien es esencial para la salud del cerebro, y también podría ser clave para prevenir enfermedades neurodegenerativas. El sueño restaura y ayuda a eliminar toxinas del cerebro, incluidas la proteína alfa-sinucleína, relacionada con el párkinson. Cuando duermes mal, estas proteínas y otros residuos se acumulan en el cerebro, lo que aumenta la probabilidad de desarrollar la enfermedad.[76, 77, 78]

Las personas que se mueven mucho cuando duermen o lo hacen como si estuvieran despiertas tienen un mayor riesgo de contraer párkinson,[79] por lo que algunas monitorizan su descanso con sensores portátiles. Dormir más horas y mejorar la calidad del descanso puede aumentar tu rendimiento diario y reducir la inflamación cerebral que contribuye a la enfermedad.[80, 81, 82, 83, 84, 85]

23. Evita los traumatismos craneales

El traumatismo craneal aumenta el riesgo de desarrollar párkinson. Según un informe reciente, quienes han sufrido una conmoción cerebral tienen un 57 % más de riesgo.[86] Además, el daño cerebral puede potenciar los efectos de la exposición a pesticidas. Por ejemplo, la combinación de haber sufrido un traumatismo craneal y vivir cerca de zonas donde se aplica paraquat supone un riesgo tres veces mayor de desarrollar párkinson.[87]

Entonces, ¿qué se debe hacer? En primer lugar, usar siempre el cinturón de seguridad. En segundo, tener precaución con aquellos deportes que suponen un riesgo para la cabeza, como el fútbol americano, especialmente en el caso de los niños.[88,89] Implementar modificaciones sencillas (como prohibir los remates de cabeza en el fútbol) puede hacer que estos deportes sean más seguros y divertidos. Y, en tercer lugar, usar siempre casco para ir en bicicleta, patinar o esquiar.

24. Empieza por tu comunidad

Buena parte de lo que ocurre en nuestro entorno depende directamente de nosotros. Palm Beach, Florida, es una estrecha isla barrera de unos 30 kilómetros, repleta de mansiones multimillonarias, jardines impecables y campos de golf perfectos. Durante décadas ha sido el hogar de la élite y de varios presidentes estadounidenses, desde John F. Kennedy hasta Donald J. Trump.

Cada lunes por la mañana, los camiones cruzan los tres puentes que conectan la isla con el continente. Muchos transportan alimentos, bebidas y productos comerciales, pero un número cada vez mayor lleva pesticidas. Cinco mujeres, vecinas de toda la vida, han empezado a preocuparse al ver cómo estos productos —rociados sobre todo lo verde, desde el césped hasta los arbustos y los campos de golf— podrían estar acabando con los pájaros cantores que daban alegría a su paraíso. Desde hace cinco años, estas mujeres, entre ellas una concejala local y una experiodista, han conseguido reducir el uso de pesticidas en espacios públicos, colegios e incluso campos de golf.

Sin embargo, no hace falta pertenecer a una comunidad rica para actuar. En Henrietta, Nueva York, donde nieva seis meses al año, el supervisor municipal Stephen Schultz ha tomado algunas medidas sencillas, como reducir todo lo posible el uso de pesticidas en rotondas, campos de golf, escuelas y parques de esta localidad de clase media cercana a Rochester. Hace poco comentó que todavía no había tenido que firmar una sola factura de compra de pesticidas en todo el año. Además de ahorrar dinero al municipio, lo está haciendo más saludable.

25. Apoya a los veteranos

Los veteranos representan el 6 % de la población estadounidense, pero el 10 % de las personas con párkinson.[90]

Su riesgo es mayor por tres razones principales: la exposición a pesticidas, al TCE y los traumatismos craneales. Algunas de estas exposiciones pueden prevenirse. El Agente Naranja, por ejemplo, se ha relacionado con el párkinson, y los veteranos expuestos que desarrollan la enfermedad tienen derecho a atención médica y compensación.[90] Muchos miembros del ejército también estuvieron expuestos al TCE, a veces con pleno conocimiento. Quienes sirvieron en Camp Lejeune entre 1953 y 1987 y desarrollaron párkinson pueden acceder a estos beneficios.[91] Además, los traumatismos craneales son frecuentes en el ejército: entre 2000 y 2019, unos 400 000 militares sufrieron lesiones cerebrales.[92] Los veteranos que sufrieron una lesión moderada o grave durante el servicio y posteriormente fueron diagnosticados de párkinson también tienen derecho a compensación.[93]

Servir en el ejército no debería implicar una exposición innecesaria a sustancias tóxicas. La tragedia de Camp Lejeune demuestra que gran parte del sufrimiento pudo haberse evitado si los responsables hubieran actuado cuando supieron de la contaminación. Desgraciadamente, no lo hicieron.

Hoy, decenas de bases militares en Estados Unidos —especialmente de la Fuerza Aérea, donde Jana Reed y Sara Whittingham sirvieron—, y en otros países, siguen contaminadas con TCE.[94, 95, 96] Muchos de los veteranos que estuvieron destinados en ellas jamás han sido informados de su posible exposición ni de las medidas de control o cribado que podrían reducir los efectos sobre su salud. Y, de hecho, muchas de esas bases siguen estando contaminadas. Las personas que no fueron informadas han sufrido y lo siguen haciendo a causa de esta contaminación.

La terrible lección que nos ha dado el caso de Camp Lejeune es que la enfermedad es prevenible. Solo hace falta tener el coraje de actuar.

PARTE 3

AMPLIFICAR

7

AMPLIFICAR LAS VOCES

Hacia un universo más amplio en torno al párkinson

Siempre hay luz. Ojalá tuviéramos el valor de verla.
Ojalá tuviéramos el valor de serla.

AMANDA GORMAN, la poeta más joven que ha participado en una investidura presidencial de la historia de Estados Unidos

Mientras Neil Armstrong caminaba sobre la Luna, Rick Johnson se retiraba del mundo. Veterano de Vietnam y licenciado en Filosofía, decidió volver a la naturaleza porque le preocupaba el futuro del planeta. Inspirado por Henry David Thoreau, adoptó su filosofía de vida: simplifica, simplifica y simplifica. Construyó una cabaña tipo chickee, al estilo de los indígenas seminolas, con un techo de palma sostenido por vigas de madera. Por las noches leía filosofía a la luz de una lámpara de queroseno y dormía bajo una mosquitera. Enterró una fosa séptica y compostaba todo lo que podía, decidido a transformar la materia orgánica en un suelo fértil y vivo. Había encontrado su vida ideal... hasta que el párkinson lo encontró a él.

La soledad, que supo darle sentido a su vida, se vio amenazada por el párkinson. Cuando aparecieron los síntomas, intentó tratarse con plantas, pero su salud se deterioró hasta que ya no pudo valerse por sí

mismo. Supimos de Rick gracias a una vecina preocupada, y él, a rega-
ñadientes, aceptó participar en nuestro programa Operation Housecall.[1] El proyecto, impulsado por la Universidad de Florida junto con la
Fundación Smallwood, ofrecía una atención centrada en la persona a
quienes más la necesitaban. Jóvenes neurólogos en formación diseñaban
planes de acción y conseguían apoyo voluntario de especialistas y miembros de la comunidad.

Rick y otros cinco pacientes con párkinson (dos hombres y tres
mujeres) participaron en la iniciativa y recibieron seguimiento regular
en sus hogares. Cinco de ellos no podían pagar un seguro médico y
uno ni siquiera podía costearse el transporte. Mediante el proyecto,
todos mejoraron tanto en su estado de ánimo como en sus síntomas.
La mayoría siente que recuperó parte de su autonomía para realizar
las actividades cotidianas y que su calidad de vida aumentó notablemente. Aunque el riesgo anual de hospitalización por párkinson ronda
el 30%, ninguno tuvo que ser ingresado.[1] La única víctima de la experiencia fue un escorpión, que murió aplastado bajo el zapato de uno
de los voluntarios.

Entonces, ¿por qué Rick y los demás obtuvieron resultados tan
positivos? ¿Fue gracias a tratamientos farmacológicos avanzados? No.
¿Los jóvenes médicos lograron curar a alguno de ellos? Tampoco.
¿Fue el carisma de estos jóvenes la clave? Muy poco probable. El secreto consistió en transformar el universo del párkinson: el paciente
era el sol, y el equipo interdisciplinar, los planetas que orbitaban a su
alrededor para mejorar su vida. Sus voces no solo fueron escuchadas:
fueron amplificadas.

Cada participante de Operation Housecall contaba con una historia clínica electrónica actualizable y compartida. Las visitas domiciliarias de los neurólogos iban más allá de la atención médica: se
centraban en las voces de los pacientes y sus cuidadores. Eso permitió
detectar necesidades, lo que a su vez llevó a ajustar tratamientos, in-
dicar rehabilitación y programas de ejercicio, e incluso tratar de forma rápida los trastornos del ánimo. En cada visita, la coordinadora
de cuidados hacía una pregunta sencilla: «¿Qué servicios podrían

beneficiar a esta persona?». Si el paciente se desplazaba con pasos cortos y arrastrados o sufría depresión, ella buscaba al especialista adecuado y se ocupaba de cubrir esa necesidad. Uno de los participantes, que no tenía seguro médico, incluso recibió cirugía cerebral de estimulación profunda (DBS, por sus siglas en inglés), algo impensable antes debido a su exorbitante precio.

La atención coordinada debería ser una prioridad fundamental, e incluso un derecho, para las personas con párkinson. Cuando se ofrece una atención bien coordinada, la calidad de vida de los pacientes mejora de forma sustancial. El concepto parte de entender la atención sanitaria como un proceso continuo, práctico, proactivo y preventivo, en el que se evalúan las necesidades y se proporcionan los servicios adecuados a tiempo. Lo sorprendente es que muchos de esos servicios —fisioterapia, terapia ocupacional o del habla, por ejemplo— ya existen dentro de numerosos sistemas de salud. El verdadero reto para quien vive con párkinson es tener una atención proactiva, preventiva y coordinada, porque para la mayoría de los pacientes acceder a esos recursos resulta abrumador. Hoy en día, las posibilidades de que su voz sea escuchada y amplificada dentro del sistema sanitario son prácticamente nulas.

Aunque la prevención es, sin duda, el mejor tratamiento para el párkinson, actualmente más de diez millones de personas conviven con la enfermedad en el mundo, y su número y sus voces siguen creciendo. Algunos, como Brian Grant, se criaron en zonas rurales, mientras que otros, como Michael J. Fox, han vivido en grandes ciudades como Vancouver o Nueva York. Algunos reciben el diagnóstico en la vejez, mientras que otros, como Jana Reed o Sara Whittingham, se ven afectados por la enfermedad a los cuarenta y tantos años. A lo largo del libro hemos conocido muchas historias que subrayan la importancia de la prevención, y todas comparten algo esencial: la experiencia de una enfermedad compleja y exigente, capaz de afectar cada rincón de la vida. Ahora te presentaremos a los profesionales de la salud, científicos y otros agentes que trabajan para crear un plan centrado en una nueva manera de vivir con párkinson. En algunos casos hemos cambiado nombres y detalles para preservar la privacidad de los pacientes.

Seguimos anhelando el avance médico que nos permita curar esta enfermedad, pero mientras tanto, hay mucho que se puede hacer si ponemos al paciente en el centro y «cambiamos las reglas del juego», haciendo que el sistema sanitario trabaje para nosotros. ¿Cómo iluminaremos ese camino? Aunque sería maravilloso que todos pudieran beneficiarse de una iniciativa como Operation Housecall, no es un modelo que se pueda replicar fácilmente. Necesitamos otro modelo. Debemos escuchar y amplificar las voces de las personas con párkinson y de quienes las cuidan. Debemos proporcionarles servicios esenciales. Debemos pensar en grande y reimaginar el universo del párkinson.

UNA NUEVA VERSIÓN DEL UNIVERSO DEL PÁRKINSON

El Sol: es el paciente.

Mercurio: el planeta más cercano al paciente (el Sol) es el cuidador, que orbita constantemente a su alrededor.

Planetas: los demás planetas representan al equipo multidisciplinar, que orbita tanto en torno a Mercurio (el cuidador) como al Sol (el paciente).

Centro de control de misión: sería la coordinación de la atención o el centro operativo.

Plutón: no tiene el tamaño necesario para ser un planeta. Representa el estigma, invisible a veces, pero siempre presente.

Satélites: los satélites que orbitan alrededor del paciente (el Sol) son las nuevas tecnologías —como la telemedicina o los dispositivos portátiles—, que mejoran la atención y la acercan al hogar.

Campos de asteroides: simbolizan los crecientes gastos que supone ofrecer una atención óptima al párkinson.

EL UNIVERSO DEL PÁRKINSON

En 2002, propusimos un modelo sencillo de cuidado de pacientes con párkinson.[2] Según este modelo, el paciente vendría a ser el Sol, y toda la atención multidisciplinar debe orbitar a su alrededor, no en torno a los médicos. El Sol, aunque es vital, no es el único elemento del universo. Así que es momento de ampliar nuestro modelo.

Los cuidadores

Siguiendo con la analogía del universo, los cuidadores serían el planeta Mercurio. Mercurio es el que está más cerca del Sol y, aunque es el más pequeño del sistema solar, es de vital importancia. Además, tiene sentido que Mercurio represente el rol de los cuidadores, ya que el nombre de este planeta proviene del dios romano del comercio y la comunicación. En nuestro modelo, Mercurio (el cuidador) es el mensajero entre el Sol (el paciente) y el resto del universo. La superficie de Mercurio está cubierta de cráteres, fruto de innumerables impactos. Del mismo modo, los cuidadores soportan los golpes y los desafíos de convivir con una persona con párkinson, alternando largos periodos de luz y oscuridad. La conexión de Mercurio (el cuidador) con el Sol (el paciente) es la más próxima y directa, y, a veces, el planeta se calienta demasiado.

Especialistas multidisciplinares

La gravedad del Sol (el paciente) mantiene unido el sistema solar. Sus interacciones impulsan las estaciones, las corrientes oceánicas, el clima. En nuestro modelo, los planetas más allá de Mercurio (el cuidador) representan a los distintos especialistas que, atraídos por la gravedad del Sol (el paciente), permanecen en órbita para ofrecer los elementos esenciales de la atención al párkinson.

Acceso y estigma

Hay muchos obstáculos para lograr una atención óptima del párkinson. Nosotros nos referimos a ellos como asteroides: peligrosos fragmentos rocosos o metálicos que aunque son demasiado pequeños para ser planetas, también orbitan alrededor del Sol. Algunos astrónomos creen que son restos de planetas que no llegaron a formarse, y pueden tener el tamaño de una roca o de una ciudad. Uno de ellos, Ceres, se considera un planeta enano, con apenas 940 kilómetros de diámetro. En el universo del párkinson, los pacientes deben esquivar sus propios asteroides: la dificultad de acceso a la atención, la distancia, el aparcamiento y el estigma. Y por último, en el rincón más oscuro del universo, entre campos de asteroides especialmente peligrosos, se encuentran las compañías de seguros.

Nuevas tecnologías para conectar los cuidados

Los planes modernos de atención de los pacientes con párkinson no estarían completos si no aprovecharan los beneficios de la tecnología. Nosotros concebimos estas tecnologías como satélites en órbita, accesibles en cualquier momento y lugar tanto para la persona con párkinson como para su cuidador. Entre ellas se incluyen la telemedicina, los dispositivos portátiles como Fitbit o Apple Watch, y las herramientas de inteligencia artificial (IA).

Centro de control de misión y coordinación de la atención

En la NASA, el centro de control de misión es el equipo encargado de supervisar y gestionar operaciones complejas. La mayoría de la gente asocia este concepto con la exploración espacial, pero puede aplicarse también a otros tipos de operaciones. En el universo del párkinson, los pacientes y sus familias necesitan un centro de operaciones. Consideramos que este centro de control es vital, especialmente en el lanzamiento (cuando se inician nuevos tratamientos o terapias), la órbita (mantener rutinas como el ejercicio, la alimentación o los hábitos saludables) y la reentrada en la atmósfera (la reintegración social y la lucha contra el estigma). En las misiones espaciales, el centro de control cuenta con especialistas técnicos, directores de vuelo, ingenieros y responsables de comunicación. En este capítulo exploraremos las iniciativas actuales para construir centros de control del párkinson, como el modelo de «centro de servicios y ciencia», la red ParkinsonNet y los Centros de Excelencia, así como los retos y las oportunidades para ampliar estas ideas.

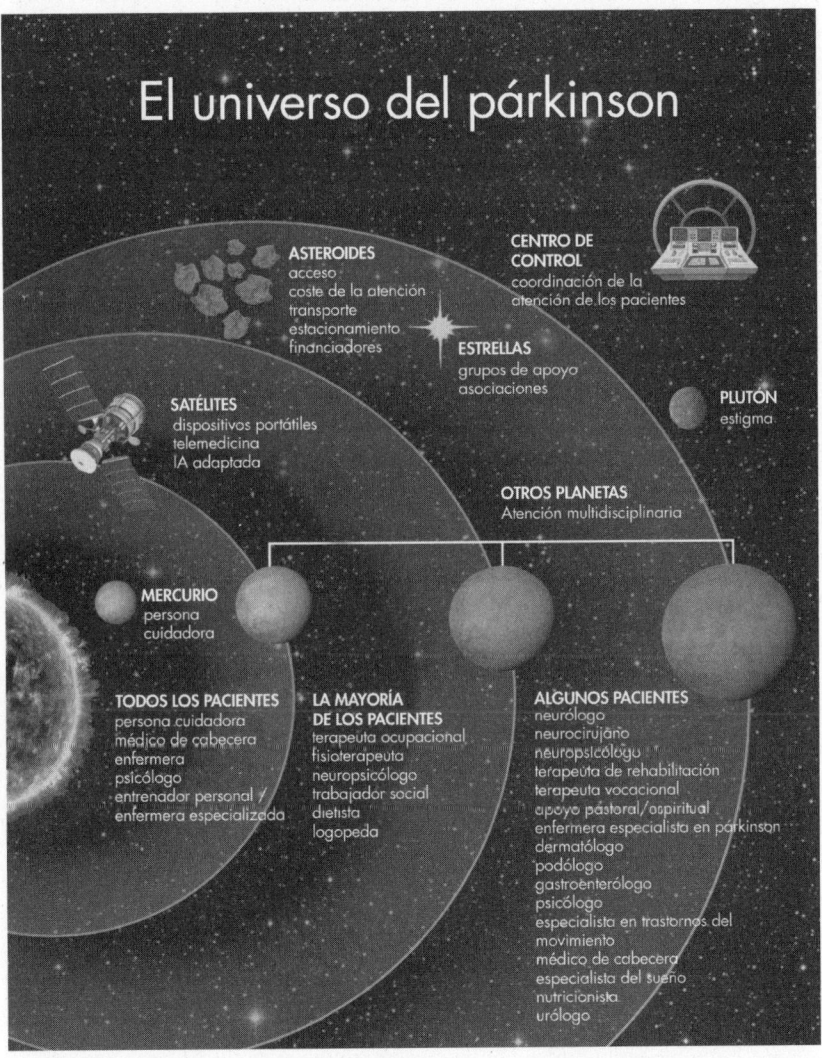

Ilustración 2. Universo del párkinson.

Grupos de apoyo y asociaciones

La última pieza del universo del párkinson está formada por todas las voces, redes de apoyo y familias que conviven con la enfermedad. Vemos estos grupos y organizaciones como las muchas estrellas del cielo: si una persona o su familia miran hacia arriba, siempre encontrarán una luz que ilumine su camino.

El paciente es el Sol

Existen muchas formas de replantear la atención que se brinda a las personas con párkinson. El sistema sanitario estadounidense actual se basa en el modelo del «médico de cabecera», donde el paciente debe elegir un médico de cabecera que actúa como «portero de discoteca» y se encarga de controlar y coordinar quiénes se ocupan de su atención. Cuando surge un problema que está fuera de su ámbito, este médico solicita la derivación a un especialista. Este sistema, sin embargo, plantea numerosas dificultades para los pacientes con párkinson. En primer lugar, puede que no haya especialistas disponibles dentro del seguro médico. Segundo, si los hay, los tiempos de espera pueden ser de varios meses. Tercero, a menudo, el especialista no tiene experiencia suficiente en la enfermedad de Parkinson dentro de su especialidad. Cuarto, rara vez existe una discusión multidisciplinar entre los distintos profesionales.

Las personas con párkinson no necesitan un portero que controle su acceso a la atención: necesitan un sistema que se centre en ellas. La persona con párkinson es el Sol (véase la ilustración 2). Si los planetas representan a los especialistas que orbitan a su alrededor, el verdadero desafío es construir el centro de control de misión que coordine ese universo. En las próximas páginas presentaremos diferentes modelos de atención, entre ellos el modelo estadounidense de «centro de servicios y ciencia», el modelo neerlandés ParkinsonNet, y los Centros de Excelencia de la Parkinson's Foundation.

Dan McDonald esperó más de una década hasta que Gainesville, Florida, contó con su primer especialista en párkinson. Cuando el doctor Michael Okun llegó en julio de 2002, la situación de Dan era angustiante. Su médico de cabecera había hecho lo correcto al derivarlo a neurología avanzada y a rehabilitación, pero la institución carecía de la experiencia necesaria para abordar sus discapacidades.

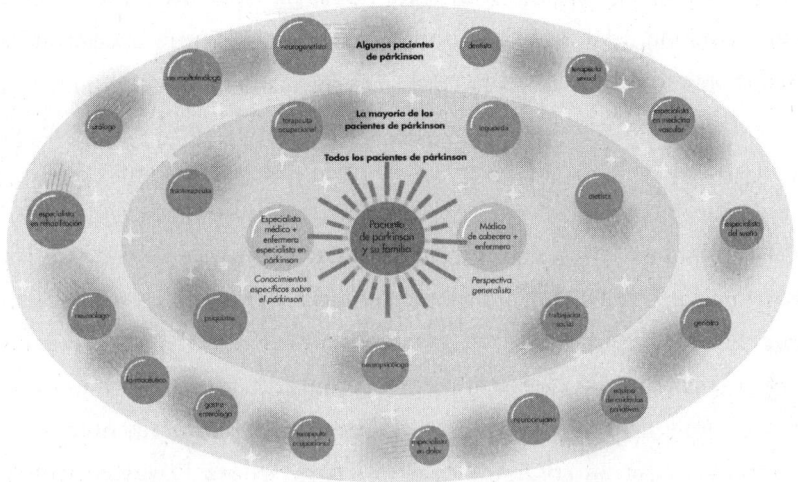

Ilustración 2. «El paciente es el Sol».[2] Cortesía de los doctores Bastiaan Bloem, Christine Klein y Michael Okun.

El camino de Dan hacia la recuperación fue duro y agotador. La mitad de las veces, sus medicamentos no hacían efecto y cuando por fin lo hacían, sufría movimientos anormales, incontrolables y violentos, conocidos como discinesias. Era como una pelota de *ping-pong*, rebotando constantemente de un especialista a otro. Lo peor para Dan era que cada consulta estaba en un edificio distinto dentro de la Universidad de Florida, uno de los campus más grandes del país. Aparcar era una pesadilla, y ver a dos especialistas en un mismo día resultaba imposible.

Dan comenzó con un neurólogo, luego fue derivado a un neuropsicólogo, más tarde a un psiquiatra. Después le tocó el turno a un fisioterapeuta, un terapeuta ocupacional y, por último, un logopeda. Durante las visitas se descubrió que necesitaba una prueba específica para comprobar que no estaba aspirando alimentos a los pulmones.

Y, como era de esperar, eso implicó otra visita más. Tras la intervención de todos los especialistas posibles, se determinó que debía ver a un neurocirujano, el doctor Kelly Foote.

¿Cuándo se produjo el verdadero cambio? En el momento en el que todos los profesionales se reunieron y hablaron entre sí sobre la salud de Dan. Paradójicamente, el nivel más alto de atención médica se alcanza cuando un equipo cualificado comparte abiertamente ideas y puntos de vista. En la mayoría de los sistemas sanitarios, ya es un logro poder ver a un solo médico y aparcar cerca del edificio sin rendirse antes de llegar. Pero cuando varios especialistas te evalúan, se comunican entre ellos y elaboran juntos un plan, las probabilidades de éxito aumentan de forma exponencial. También es la mejor manera de que la voz del paciente sea escuchada y amplificada.

De esa reunión surgió un consenso multidisciplinario, un resumen con recomendaciones compartidas, que se incorporó a un proceso de toma de decisiones conjunto en el que participaron Dan y su familia. Ese tipo de conversación es crucial, porque reúne información de múltiples fuentes y la traduce a un lenguaje comprensible. Necesitamos tener conversaciones reales, donde escuchemos y dialoguemos con pacientes como Dan, y donde podamos expresarles con franqueza lo que pensamos. Aunque esta primera experiencia de coordinación asistencial en la Universidad de Florida no fue eficiente —y moverse por el sistema fue como hacerlo por un laberinto—, marcó el inicio de un proceso de mejora. Dan acabaría siendo el primer paciente en recibir una estimulación cerebral profunda (DBS) en la universidad, con un resultado excelente. Este procedimiento consiste en implantar electrodos en el cerebro conectados a baterías colocadas en el pecho, un sistema similar a un marcapasos cardíaco, pero diseñado para el cerebro. El nacimiento de esta coordinación asistencial aplicada a la DBS se bautizó con acierto como «fast track» (vía rápida), y con el tiempo se convirtió en un modelo estándar para muchos equipos multidisciplinares de DBS en Estados Unidos y otros países.[2, 3, 4, 5, 6, 7]

En Estados Unidos, la atención especializada para trastornos complejos es cara, ineficiente y menos eficaz de lo que podría ser. Para alcanzar una coordinación asistencial óptima, debemos adoptar un principio filosófico fundamental. En el Instituto Fixel de la Universidad de Florida, que realiza unas 20 000 consultas anuales a personas con enfermedad de Parkinson, ese principio se resume así: «El paciente es el Sol, y todos los servicios deben orbitar a su alrededor, no alrededor del médico».[2,8]

A medida que el modelo de coordinación de la atención en la Universidad de Florida evolucionó más allá de la cirugía de estimulación cerebral profunda (DBS), el modelo de centro de servicios y ciencia se transformó en un ejemplo mejorado para todos. El centro neurálgico —o centro de control— permitió corregir fallos del proceso y reorientar a los profesionales hacia lo esencial: la comunicación, la atención preventiva, la eficiencia de las consultas múltiples y el seguimiento de los resultados.

Hay cuatro principios fundamentales para implantar un modelo de atención basado en un centro coordinador:

1. Todos los especialistas implicados en la atención integral trabajan bajo un mismo techo. En el caso del párkinson y otros trastornos del movimiento, esto implica que los especialistas en neurología, neurocirugía, neuropsicología, psiquiatría, fisioterapia, terapia ocupacional, logopedia especializada en el habla y la deglución, y trabajo social trabajen todos en un mismo establecimiento. Los pacientes pueden concertar varias consultas en un mismo día o según la necesidad, y los profesionales pueden interactuar en tiempo real, especialmente cuando la complejidad del caso lo requiere.

2. Escuchamos todas las voces. Cada especialista elabora y comunica un plan de atención individualizado dentro de su área de experiencia. El seguimiento puede realizarse en la comunidad local si el paciente vive lejos. Toda la documentación —evaluaciones, informes y recomendaciones— se envía a los profesionales remitentes y a cualquier otro especialista designado, se comparte directamente con el paciente y queda disponible en su historial médico electrónico.

3. Todo paciente es un posible participante en una investigación, por lo que los resultados de todas las intervenciones terapéuticas se documentan y se siguen cuidadosamente a lo largo del tiempo. Cada persona firma un consentimiento aprobado por el Comité Ético de Investigación, de modo que cada contacto clínico forma parte tanto del registro médico como de la base de datos de investigación. Además, los pacientes pueden autorizar ser contactados para participar en futuros estudios. Los especialistas realizan evaluaciones estructuradas y homogéneas a intervalos regulares, para garantizar la consistencia de los datos clínicos. Los ensayos clínicos también se desarrollan en las mismas instalaciones.

4. La relación entre el paciente y cada uno de los profesionales sanitarios o investigadores es bidireccional. Las interacciones no existen únicamente en beneficio del paciente. El centro coordinador tiene en cuenta las necesidades profesionales y personales de cada miembro del equipo, además de las de cada paciente. Esa bidireccionalidad facilita la investigación destinada a mejorar la atención, potencia la formación de las nuevas generaciones de especialistas y fomenta tanto el desarrollo profesional como la satisfacción laboral.[8]

Entonces, ¿por qué Estados Unidos no ha adoptado de forma generalizada el modelo de centro de servicios y ciencia (el centro de control de misión) para coordinar la atención de los pacientes con párkinson? La implantación de una atención coordinada y compleja para esta enfermedad suele verse entorpecida por varios factores claves, lo que dificulta su expansión a gran escala, especialmente en un territorio tan extenso como el de Estados Unidos. Entre esos obstáculos figuran la mala comunicación, la gran variabilidad en la prestación de servicios, la escasez de datos sobre resultados, la ausencia de un abordaje preventivo, una formación insuficiente de las nuevas generaciones de profesionales, la ausencia de equipos multidisciplinares consolidados y la falta de compromiso financiero. Creemos que la solución ideal para crear centros de control de misión destinados a las personas con párkinson pasa por el compromiso local, cambios en las políticas estatales y federales y una financiación adecuada. El modelo de la Universidad de Florida ha empezado a ganar terreno en los grandes centros académicos de salud, pero el verdadero objetivo es alcanzar a todas las personas afectadas por la enfermedad de Parkinson.

De la atención reactiva a la proactiva: el papel de las enfermeras y los coordinadores

La coordinación asistencial no es un concepto nuevo; sin embargo, los sistemas sanitarios y la sociedad todavía no la han adoptado del todo. En el caso de la enfermedad de Parkinson, no hemos sabido reconocer su importancia crucial ni valorar todo su potencial. Los expertos en salud se refieren a este tipo de atención como «modelo de atención crónica».[9] En pocas palabras: cada vez que una enfermedad cumple las dos «C» (crónica y compleja), este modelo puede transformar la vida del paciente. En el caso de la diabetes, por ejemplo, cuando se designa a una enfermera como coordinadora de atención (la coordinadora del centro de control de misión), la atención pasa de ser reactiva —sin nadie que ejerza ese papel de estrella polar— a ser proactiva. Como ha demostrado el neurólogo Bastiaan Bloem, un modelo de atención crónica transforma el papel del médico, que deja de ser una figura todopoderosa para convertirse en un guía. Los filósofos han descrito este cambio como el paso de concebir al médico como una figura omnipotente y controladora a verlo como una presencia orientadora y acompañante. Este nuevo abordaje favorece interacciones más productivas y humanas, que incluyen tanto a las personas con la enfermedad como a sus familias. Permite que todas las voces sean escuchadas y amplificadas, y que se implementen soluciones de atención más adecuadas.

¿QUÉ ELEMENTOS PODRÍAN «DAR UN GIRO RADICAL» A LA FORMA DE ATENDER A LOS PACIENTES CON PÁRKINSON?

- Fomentar la autogestión del paciente.
- Facilitar la toma de decisiones integradas.
- Proporcionar una atención proactiva.
- Movilizar y aprovechar los recursos comunitarios disponibles.
- Potenciar el uso de registros de pacientes.
- Conectar a especialistas y médicos de atención primaria.
- Integrar los servicios de rehabilitación y salud mental.
- Prevenir caídas y fracturas.
- Evitar hospitalizaciones.
- Utilizar la telemedicina siempre que sea apropiado.

El «porqué» que justifica una transformación radical en la atención a las personas con párkinson es contundente. Seguimos diagnosticando un nuevo caso cada seis minutos,[10] y la población con esta enfermedad se duplicará antes de 2040.[11,12] Millones de personas esperan una cura, pero nuestras estrategias de atención avanzan con lentitud. Es hora de mejorar nuestra capacidad de dirección y coordinación frente al párkinson.

LAS LECCIONES QUE DEBEMOS APRENDER DEL VIH/sida

¿Funcionan los planes de atención integral para las enfermedades crónicas? Desde luego que sí. Uno de los mejores ejemplos recientes es el del VIH/sida.[13, 14, 15, 16, 17, 18] La atención integral frente al VIH/sida aborda de manera proactiva las necesidades médicas, psicológicas y sociales de casi todas las personas que viven con el virus. La mortalidad asociada al VIH/sida, en comparación con otras enfermedades, ha descendido drásticamente. Estos avances se deben, en parte, a los progresos que hubo en el tratamiento, la prevención y la concienciación, pero sobre todo a un cambio de paradigma: la adopción de una estrategia de atención integral que no esperó a la cura para mejorar la vida de los pacientes.

El VIH/sida surgió a comienzos de la década de 1980 y rápidamente se convirtió en una de las principales causas de muerte en el mundo. En 2005 ya ocupaba el cuarto puesto. Veinte años después, la identificación de su causa y la implantación decidida de planes de atención integral transformaron su trayectoria. La reducción de la mortalidad en los países con acceso al tratamiento se debió tanto a la introducción generalizada de la terapia antirretroviral como a la planificación integral de la atención. [19, 20, 21, 22, 23, 24, 25]

Los programas de atención con seguimiento intensivo mejoraron el acceso a los fármacos e incorporaron el control de la carga viral en sangre. Estos programas cambiaron las reglas del juego. ¿El resultado? Una drástica disminución de los casos graves, las hospitalizaciones y las muertes relacionadas con el VIH/sida. Una vez que se diseñó un plan global de salud pública, las organizaciones se sumaron con rapidez y ampliaron los esfuerzos de prevención, detección y tratamiento. [26, 27, 28, 29] Hoy, el VIH/sida ya no figura entre las diez principales causas de muerte.

¿Qué paralelismos existen entre la historia del VIH y la del párkinson? El virus del VIH se descubrió en 1983. La mortalidad asociada al VIH/sida ha descendido de forma drástica en apenas cuatro décadas. Por el contrario, los primeros casos de párkinson se describieron en antiguos textos médicos de la India, unos quinientos años antes del nacimiento de Cristo; sin embargo, miles de años después, el párkinson se ha convertido en una causa cada vez más frecuente de muerte, tanto en Estados Unidos como en otros países. [30, 31, 32, 33, 34, 35, 36, 37, 38]

Creemos que ha llegado el momento de aplicar los elementos del plan del VIH/sida al tratamiento del párkinson. El Plan para el Párkinson debe comenzar escuchando las voces de las personas afectadas y de sus cuidadores, y ofreciendo un manejo óptimo mediante medicación antiparkinsoniana, del mismo modo que el tratamiento antirretroviral transformó la historia del VIH/sida. Además, el plan del VIH/sida tuvo éxito porque ofrecía apoyo continuo para garantizar que los pacientes mantuvieran sus complejas pautas de medicación. Cumplir los tratamientos «a tiempo, siempre a tiempo», como recomienda la Parkinson's Foundation, es un factor esencial para vivir mejor con esta enfermedad neurodegenerativa.[39, 40, 41, 42, 43] ¿Estamos haciendo lo suficiente para optimizar la medicación de las personas con párkinson? No.

El VIH/sida también marcó el camino en cuanto al apoyo psicosocial, al ofrecer servicios de salud mental y redes de apoyo entre iguales. El párkinson, en cambio, ha avanzado de forma irregular en este ámbito. Asimismo, tanto el VIH/sida como el párkinson se asocian con una pérdida de peso progresiva.[44, 45, 46, 47, 48, 49] Pero solo en el caso del VIH/sida se ha logrado un progreso sustancial, gracias a la implantación de un apoyo nutricional regular, con asesoramiento dietético y suplementos nutricionales para todos los pacientes.

Quizá la lección más importante que el párkinson puede aprender del VIH/sida sea la importancia de la gestión de casos, mediante una coordinación asistencial directa y proactiva que ayude a las personas a orientarse dentro de un sistema sanitario complejo y hostil.[50, 51, 52, 53, 54, 55, 56, 57] Los gestores de casos escuchan todas las voces. Ofrecen apoyo, organizan citas médicas y coordinan derivaciones. El VIH/sida también ha sido pionero en el desarrollo de servicios de apoyo para parejas, cuidadores y familias, un terreno que el párkinson debe priorizar de forma urgente si quiere alcanzar ese nivel. El VIH/sida ha conseguido establecer un modelo eficaz de coordinación asistencial (centro de control). Creemos que el párkinson se ha quedado rezagado respecto del VIH/sida porque no hemos actuado con la rapidez necesaria para construir un sistema de atención centrado en la persona que padece la enfermedad.

ORIENTADORES

El neurólogo y epidemiólogo neerlandés Sirwan Darweesh ha dedicado su carrera a investigar los patrones y las causas de la enfermedad. Cuando él y su equipo preguntaron a las personas con párkinson cuáles eran sus principales prioridades, una respuesta apareció una y otra vez: «Un único punto de acceso» al sistema sanitario. Sirwan está convencido de que «la clave es que un solo profesional sanitario actúe como gestor personal de la atención». Este gestor escucha y «responde directamente a las preguntas sencillas, o bien orienta al paciente hacia otros especialistas más adecuados para resolver cada problema, lo que garantiza la integración y la continuidad asistencial entre disciplinas y centros». Las personas con párkinson suelen enfrentarse a múltiples dificultades, como los temblores, el uso de los cubiertos o la inestabilidad al caminar. Y uno de los errores más comunes es creer que un solo médico puede ocuparse de todos esos aspectos. Pero esa idea es equivocada: el profesional más indicado para ayudar con el manejo de los utensilios es el terapeuta ocupacional, y para prevenir caídas lo ideal es contar con la intervención de un fisioterapeuta.

El gestor personal, aunque idealmente sea un profesional de la salud, también puede ser un cónyuge, un cuidador, un familiar o un amigo, siempre que se les escuche, forme y capacite para integrarse en el plan de coordinación, esa «estrella polar» de la atención. El sistema sanitario actual no prioriza la financiación de este tipo de gestión, por lo que debemos buscar vías alternativas para hacerla realidad. La transformación de la atención en el párkinson podría lograrse reuniendo los cuatro pilares de la coordinación asistencial: la orientación del paciente, la provisión de información, la detección temprana de síntomas emergentes y el seguimiento continuo del proceso. Una estrategia viable sería impulsar la figura del orientador del paciente, personas formadas para identificar en tiempo real las necesidades individuales y, tomando como modelo la experiencia de Operation Housecall, conectarlas con los servicios y profesionales adecuados. El orientador (o centro de control de misión) guía al paciente a través de las complejidades del sistema sanitario, resuelve los problemas de acceso y colabora con todos los proveedores de atención. [58, 59, 60, 61]

Tradicionalmente, la figura del orientador siempre estuvo representada por enfermeras, trabajadores sociales, médicos o profesionales sanitarios especializados, pero en algunas enfermedades, como la diabetes, los voluntarios comunitarios, familiares o incluso los propios pacientes también pueden desempeñar ese papel. Existen diversos precedentes de cómo la comunidad no médica puede asumir funciones de orientación y servir de enlace con el sistema sanitario. [62, 63, 64, 65, 66]

La IA podría ayudar a cubrir esta necesidad. Imaginemos un sistema en el que el cónyuge, el cuidador, la familia o los amigos introduzcan de forma regular datos específicos sobre síntomas y cuidados preventivos en una plataforma automatizada capaz de emitir recomendaciones y derivaciones con solo pulsar un botón. Lo ideal sería contar también con una persona real asignada por la aseguradora, pero la mejor forma de conseguir esa inversión sería demostrar antes que el concepto funciona, empezando por una solución más económica y sostenible. A medida que imaginamos cómo será la coordinación asistencial del futuro (el centro de control), los orientadores y la inteligencia artificial podrán sin duda mejorar los resultados y la calidad de vida de las personas con párkinson.

EL MODELO NEERLANDÉS DE CUIDADOS PARA LAS PERSONAS CON PÁRKINSON

Un Día de Acción de Gracias, Michael y su esposa volaban rumbo a los Países Bajos, preguntándose cómo sería pasar una festividad tan importante lejos de casa. A Michael lo habían contratado para ser el conferenciante principal en un encuentro de ParkinsonNet. El evento se celebraba en el Royal Jaarbeurs Event & Exhibition Centre, en la ciudad de Utrecht. Michael se abrió paso entre filas de bicicletas hasta entrar, casi inadvertido, en aquel edificio inconfundible. En cuanto lo hizo, lo envolvió la energía del público que comenzaba a reunirse.

Había más de 2000 terapeutas físicos, ocupacionales y del habla dando vueltas por el vestíbulo, las salas de reuniones y el auditorio principal. El ambiente se parecía más a un concierto de los Beatles que a los sobrios congresos académicos a los que estaba acostumbrado. Michael se acercó a una joven logopeda y le preguntó por qué estaba tan entusiasmada. «Solo hacemos este evento una vez al año —respondió—, y es muy estimulante formar parte de un grupo de terapeutas que está cambiando vidas. Nos encanta».

Aunque la población de Países Bajos es similar en número a la de Florida, y ambas regiones cuentan con un número comparable de personas con párkinson, la calidad de la atención neerlandesa es mucho mejor. Y eso se debe a ParkinsonNet. La iniciativa nació hace unos veinte años de la mano del neurólogo Bastiaan Bloem y su amigo, el fisioterapeuta Marten Munneke,[67,68,69,70,71,72,73,74,75,76,77,78,79,80,81,82,83] ambos del Centro Médico Universitario Radboud, de la pequeña ciudad de Nimega. Los dos estaban frustrados por las «variaciones inaceptables en la calidad de la atención, los resultados subóptimos y, sobre todo, los costes tan elevados» que observaban a su alrededor.

Como respuesta, Bloem y Munneke crearon una red multidisciplinar de profesionales sanitarios repartidos a lo largo y ancho de Países Bajos. Con el tiempo, aquellas pequeñas redes iniciales se multiplicaron hasta cubrir el país entero. A los terapeutas les llenaba de entusiasmo poder conectar con colegas afines. No fue para nada difícil reunirlos cada año en el centro de Utrecht, así como en algunas ciudades más grandes y otras más pequeñas. Las sesiones eran amenas y se centraban en guías de práctica clínica basadas en la evidencia científica. El valor añadido era que todo ese conocimiento podía aplicarse de forma directa a las personas que vivían con párkinson. Hoy, existen sesenta y nueve redes regionales, que agrupan a unos 3000 profesionales de la salud, todos ellos accesibles para los pacientes. Toda la atención está interconectada mediante una historia clínica común. Si tienes párkinson y vives en Países Bajos, tienes acceso garantizado a una atención de calidad. Puedes acudir a cualquier región o profesional —desde un médico hasta una enfermera, un equipo de rehabilitación o un consejero— con la confianza de estar recibiendo la atención más actual y respaldada por la evidencia científica. Con los años, Bloem y Munneke han fortalecido su amistad y han trabajado arduamente para identificar, formar e incorporar nuevas especialidades, desde trabajadores sociales hasta terapeutas sexuales. [67,68,69,70,71,72,73,74,75,76,77,78,79,80,81,82,83]

¿Qué idea basada en el centro de control de misión es la que ha convertido a ParkinsonNet en un modelo tan eficaz? Se explica en pocas palabras: coordinación de la atención. En lugar de confiar la coordinación a una sola persona —como un voluntario del programa Operation Housecall o una enfermera asignada por una aseguradora—, ParkinsonNet creó un sistema de acceso directo a la atención, implantó guías de práctica clínica basadas en la evidencia y potenció la experiencia de los especialistas dedicados al cuidado de las personas con párkinson. Además, la red facilitó una comunicación ágil entre los profesionales.

ParkinsonNet funciona con un centro de coordinación de tamaño modesto (su centro de control) ubicado en Nimega, una de las ciudades más antiguas del país y, en la mayoría de los casos, el profesional de referencia se mantiene a lo largo del tiempo, lo que garantiza la continuidad de la atención. La verdadera magia reside en la red local de voluntarios, en la historia clínica compartida y en herramientas gratuitas de apoyo a la toma de decisiones centradas en el paciente. A medida que el proyecto crecía, Bloem y Munneke advirtieron que faltaban datos sistemáticos sobre los resultados clínicos, por lo que crearon un Registro Nacional de Calidad en la enfermedad de Parkinson. Gracias a esta base de datos, ParkinsonNet pudo comparar y analizar los resultados obtenidos en distintas regiones del país. Bloem y Munneke utilizaron ese registro para identificar las zonas con mejores y peores resultados, y mediante entrevistas y visitas presenciales a los centros, lograron descubrir la fórmula del éxito de cada región, con el objetivo de replicarla y extenderla a otras provincias. Comprobaron que la atención dentro de la red era altamente especializada, y que cada equipo había desarrollado métodos innovadores para mejorar la calidad de la atención y llegar a más personas. En algunos casos, el intercambio de información tuvo efectos espectaculares, como la prevención de la neumonía por aspiración, una de las principales causas de muerte en el párkinson. En otros, mejoró las relaciones de pareja, facilitó los viajes y enriqueció la vida sexual de los pacientes. La red se ha convertido en una herramienta clave para desestigmatizar los síntomas y personalizar la atención.

BRINDAR APOYO A LOS CUIDADORES

Si el paciente es el Sol, el cuidador es Mercurio, el planeta más cercano a él. Y estar tan cerca del paciente (el Sol) puede abrasar. Tal como ha señalado la Organización Mundial de la Salud (OMS), existen factores específicos que aumentan la carga del cuidador, como la naturaleza progresiva del párkinson o el momento en el que aparece la enfermedad. A medida que el trastorno avanza, se suman el deterioro cognitivo, los síntomas psiquiátricos y las alteraciones del sueño, lo que intensifica la carga. También influyen la reducción de las interacciones sociales, la frustración ante los tratamientos complejos y la limitación física o emocional para ofrecer cuidados.[84,85]

Hay una verdad de la que se habla poco, y es que los propios problemas de salud del cuidador también pueden afectar al plan de atención. Sabemos que un cuidado eficaz beneficia tanto al paciente como al cuidador. Si invertimos en el bienestar del cuidador, podemos evitar o retrasar el ingreso en instituciones y reducir hospitalizaciones innecesarias.[86, 87, 88]

Un comité de expertos convocado recientemente por la OMS identificó varios factores que ayudan a reducir la carga del cuidador: «Un diagnóstico precoz, una comunicación eficaz y una formación adecuada sobre el rol del cuidador, los medicamentos y sus efectos adversos, y la implementación de estrategias de rehabilitación y cuidados paliativos, incluidas las prestaciones públicas y la evaluación de la capacidad para tomar decisiones. Además, los trabajadores sociales, los grupos de apoyo y los servicios comunitarios pueden ofrecer recursos eficaces para sostener a los cuidadores».[85]

El Plan para el Párkinson debe reconocer el papel esencial del cuidador y abordar la salud de los dos involucrados: el paciente y el cuidador. Si ampliamos el foco para abarcar a los dos, podremos detectar antes la desmoralización, la depresión y los trastornos del estado de ánimo, mejorando los resultados y reduciendo los costes al mantener la atención en el hogar en lugar de en instituciones u hospitales. La mayoría de los cuidadores de personas con párkinson sufren sobrecarga. [86, 87, 88, 89, 90, 91] Debemos abrir los ojos y comprender que el cuidador es Mercurio, el mensajero que rige la fortuna, la buena suerte y el comercio. Si sostenemos a Mercurio, todo el universo del párkinson será más fuerte. Tenemos que escuchar las voces de los cuidadores y amplificarlas, para dotarlos de los servicios de apoyo y cuidado esenciales que merecen.

DÓNDE BUSCAR APOYO CUANDO LO NECESITAS

Cualquier modelo que aspire a mejorar la atención de las personas con párkinson debe ir más allá de la simple prestación de servicios médicos. Un Plan para el Párkinson no estará completo sin reforzar y multiplicar los grupos de apoyo y las organizaciones de defensa a nivel local, regional, nacional e internacional. Hoy, una persona con párkinson o su cuidador puede mirar en casi cualquier dirección y encontrar la luz de muchas estrellas. Debemos invertir más esfuerzos en enseñar tanto a los pacientes como a los cuidadores a orientarse y navegar entre esas estrellas: la Michael J. Fox Foundation, la Parkinson's Foundation, los PD Avengers, Parkinson's Africa, Parkinson's UK, Parkinson's Australia, entre muchas otras. La navegación ha sido, durante siglos, una habilidad esencial para marineros, exploradores y viajeros. Y, como toda habilidad, puede aprenderse. Debemos enseñar a orientarse, a encontrar el rumbo, y a aprovechar de manera eficaz los grupos de apoyo y las asociaciones. Y también debemos enseñar a escuchar.

De joven, Nathan Slewett, abogado inmobiliario, ayudó a transformar los campos de patatas de Staten Island en barrios residenciales.

Cuando se mudó al sur, cambió su rumbo para dedicarse a desarrollar un centro dedicado al párkinson. Nadie en su familia padecía la enfermedad, pero le conmovió ver los temblores y la dificultad para caminar de un vecino. Así comenzó una búsqueda que duraría toda su vida: recaudar fondos para la investigación del párkinson. Con el tiempo, se convirtió en la figura más reconocida del ámbito no médico y logró reunir más de 100 millones de dólares a lo largo de su carrera. Se convirtió en el presidente y la cara visible de la National Parkinson's Foundation, cargo que ocupó durante más de cuatro décadas, hasta que falleció a los noventa y siete años. Nathan fue una figura clave dentro de un movimiento mundial destinado a transformar nuestra forma de entender la atención al párkinson.

Concibió la idea de otorgar una designación de prestigio a los centros especializados en párkinson como forma de impulsar la calidad de la atención y de la investigación. Creía que era una ventaja reunir a los mejores clínicos junto a los mejores investigadores, y colaborar con los pacientes para orientar la investigación. Así nacieron los Centros de Excelencia para la enfermedad de Parkinson, el primer paso hacia el modelo de centro de servicio y ciencia. En aquel momento, no existía nada similar para ninguna otra enfermedad neurológica. Hoy, en cambio, es una práctica habitual.

Nathan aprovechó sus habilidades como promotor inmobiliario para difundir su idea de centro en centro hasta que logró que prendiera. Cuatro centros universitarios —entre ellos dos de la Ivy League— aceptaron sumarse al proyecto. Todos se sintieron atraídos por la financiación y el prestigio, por supuesto, aunque mostraron resistencia a la idea de estandarizar procedimientos, ya que cada institución estaba convencida de que su forma de atender a los pacientes era la mejor. Hoy sabemos que compartir los resultados de distintos centros y abordajes ha permitido importantes avances en la atención al párkinson. La respuesta no fue un solo modelo aplicable para todos. Actualmente existen cincuenta y cuatro centros médicos en todo el mundo con la designación de Centro de Excelencia de la Parkinson's Foundation. Además, hay decenas de otros centros acreditados por distintas entidades, como los Centros de Investigación, Formación y Asistencia Clínica en Enfermedad de Parkinson (PADRECC, por sus siglas en inglés) del Departamento de Asuntos de Veteranos de Estados Unidos, los Centros de Excelencia de la American Parkinson's Disease Association o los de la European Parkinson's Disease Association. Más recientemente, ha surgido un movimiento que promueve la creación de centros de atención integral, centrados principalmente en la persona, más que en el doble propósito de asistencia e investigación. El Plan para el Párkinson se fortalecerá al colaborar y asociarse con todos estos centros.

Sarah Johnston llamó a la línea de ayuda de la Parkinson's Foundation porque tenía dudas sobre las distintas opciones de cirugía de estimulación cerebral profunda. Quería saber qué zona del cerebro y qué tipo de abordaje podrían ofrecerle un mayor alivio a corto y largo plazo, ya que empezaba a sufrir alucinaciones. El equipo la escuchó con atención, y esa llamada probablemente le salvó la vida, porque someterse a una cirugía de DBS con una psicosis activa puede ser peligroso. Sarah no sabía que la evaluación multidisciplinar de candidatos es el primer paso (y el más importante) para que la intervención tenga éxito. En su caso, la cirugía no era la opción adecuada, pero hizo un ajuste en su medicación que le cambió la vida.

El acceso a información especializada y herramientas de apoyo es esencial para quienes viven con párkinson. Creemos que los sistemas basados en inteligencia artificial algún día tendrán un papel importante en la coordinación de la atención. Sin embargo, nos cuesta imaginar que pueda existir una atención óptima de los pacientes con párkinson sin un componente humano que escuche de verdad la voz de la persona afectada.

NINGUNA PERSONA CON PÁRKINSON DEBE QUEDARSE ATRÁS

Jim Jones tenía setenta y seis años y era un ingeniero jubilado ansioso por participar en los ensayos de los nuevos fármacos contra la enfermedad de

Parkinson, estuvieran ya aprobados o en la fase de ensayo clínico. Asistía religiosamente no solo a las citas con su neurólogo, sino también a las de fisioterapia, terapia ocupacional y logopedia. Adoptó con entusiasmo nuevas rutinas de ejercicio y aprendió a completar pasatiempos pensados para mejorar la agilidad mental, convencido de que fortalecían su músculo cognitivo. Con los años, sin embargo, Jim empezó a volverse más olvidadizo y, un día, desapareció de los registros de la clínica. Su familia había tomado la decisión de ingresarlo en una residencia de ancianos. Su atención se fragmentó, y si hubiera tenido a alguien que lo orientara junto con un plan de coordinación con un objetivo claro que marcara el rumbo, lo más probable es que esto no hubiera pasado. Jim y su familia se desconectaron del universo de la atención al párkinson. Trágicamente, la luz de Jim se apagó, y falleció al cabo de un año.

La neuróloga Sol de Jesus, de la Universidad Estatal de Pensilvania, se ha interesado por saber qué ocurre con los «Jim». Estima que aproximadamente el 20 % de las personas con párkinson son «Jim»: pacientes que manejan bien la enfermedad hasta que pierden el vínculo con su red médica. Sol y sus colegas creen que ha llegado el momento de reconectar a los «Jim» con la atención, pero la gran pregunta es cómo.[92]

La respuesta podría encontrarse en el creciente movimiento de los cuidados paliativos. El neurólogo Benzi Kluger, de la Universidad de Rochester, trabajó durante años en trastornos del movimiento y de la conducta antes de adoptar plenamente el abordaje paliativo. Llevó a cabo un ensayo clínico aleatorizado con 210 personas con párkinson y enfermedades relacionadas, y los resultados fueron reveladores: quienes recibieron cuidados paliativos tras conocer su diagnóstico mejoraron su calidad de vida y redujeron su carga de síntomas.[93,94,95]

Cuando se habla de cuidados paliativos, la mente enseguida se dirige a la atención y acompañamiento al final de la vida. Pero los cuidados paliativos en el caso del párkinson no son eso. En estos equipos, neurólogos, farmacéuticos, enfermeras, sacerdotes y trabajadores sociales se emplean codo con codo para mejorar el bienestar de las personas afectadas.

¿QUÉ SON LOS CUIDADOS PALIATIVOS EN LA ENFERMEDAD DE PARKINSON?

- Los cuidados paliativos en el párkinson no son los mismos que los que se aplican en caso de cáncer terminal.
- El objetivo de estos cuidados paliativos es mejorar la calidad de vida tanto de las personas con la enfermedad como de sus familias.
- Los cuidados paliativos abarcan los aspectos físicos, emocionales y psicológicos del recorrido del párkinson.
- Los cuidados paliativos se centran en aliviar los síntomas y reducir el estrés.
- Los cuidados paliativos no buscan curar, sino acompañar y mejorar el bienestar.
- Los cuidados paliativos incluyen el manejo de síntomas, el apoyo emocional y la planificación anticipada de los cuidados, más allá de lo puramente físico.
- Los cuidados paliativos hacen hincapié en las dimensiones sociales, espirituales y psicológicas de vivir con párkinson.
- Los cuidados paliativos ofrecen apoyo a los cuidadores.

EL ESTIGMA SIEMPRE ESTÁ PRESENTE

Aunque Plutón no tiene el tamaño necesario para ser considerado un planeta, sigue ahí, presente y en órbita continua alrededor del Sol (el paciente). En el universo del párkinson, Plutón representa el estigma. Es el noveno cuerpo más grande que orbita el Sol, y su naturaleza oscura, helada, aislada y rocosa lo convierte en una metáfora perfecta de lo que el estigma puede significar.

El estigma asociado al diagnóstico de párkinson es enorme. Surge de las percepciones negativas y los estereotipos que las personas diagnosticadas encuentran en la sociedad. Aunque cueste creerlo, el estigma puede surgir incluso por parte de los propios profesionales sanitarios. Dado que el estigma afecta al bienestar emocional, psicológico y social, creemos firmemente que las personas que padecen la enfermedad, los cuidadores, los familiares y los equipos de atención deben recibir formación sobre sus efectos y aprender a afrontarlo activamente. [96, 97, 98, 99, 100, 101, 102] Existen muchas formas de contrarrestarlo que pueden conducir al empoderamiento, pero hasta que no se reconozca y se entienda su alcance, no podrá mitigarse.

La doctora Indu Subramanian, profesora de la Universidad de California en Los Ángeles (UCLA) y directora del Centro PADRECC de Asuntos de Veteranos de Los Ángeles, ha recorrido el mundo ofreciendo conferencias sobre la comprensión y el abordaje del estigma en el párkinson. El estigma no solo afecta a la autoestima, sino que se considera un importante determinante social de la salud, que contribuye a la morbilidad, la mortalidad y las desigualdades sanitarias. Es, de hecho, uno de los grandes temas de debate en la salud pública, tratado por autoridades sanitarias, epidemiólogos y médicos como la propia Indu. Los trastornos neurológicos, entre ellos la enfermedad de Parkinson, se encuentran entre las patologías más estigmatizadas del mundo; sin embargo, hacemos muy poco por reconocer y abordar este hecho. [103]

Aunque los síntomas motores del párkinson tienen un papel importante en la experiencia del estigma, no debe subestimarse el impacto mediador de la depresión ni la carga emocional de la enfermedad. Las investigaciones sugieren que los tratamientos que se centran únicamente en aliviar los síntomas motores, sin atender a la respuesta emocional, resultan insuficientes. También debemos poner el foco en la salud mental. Los médicos y otros profesionales del equipo asistencial pueden ayudar a mitigar los efectos del estigma abordando no solo los síntomas físicos, sino también las presiones psicosociales. Y si el médico no inicia esa conversación, el paciente debe sentirse con la confianza y el poder suficiente para hacerlo. Porque el empoderamiento del paciente es clave.

A nivel individual, las intervenciones dirigidas a mejorar el conocimiento, la percepción de sí mismo, la autoestima y las habilidades de afrontamiento pueden resultar muy útiles. Estos objetivos pueden alcanzarse a partir de una orientación psicológica personalizada y un trabajo centrado en la persona. Además, los enfoques más estructurados, como la terapia cognitivo-conductual, pueden ser de gran ayuda, ya que enseñan estrategias para manejar el estrés, cuestionan las creencias negativas que normalizan el estigma y ayudan a los pacientes a sentirse menos solos. Los grupos de apoyo también son valiosos: ayudan a las personas con párkinson a fortalecer su autoestima, desarrollar habilidades de afrontamiento y reducir el aislamiento social. Son un ejemplo de estrategia de autocuidado que ha despertado un creciente interés en la investigación como forma de ayudar a las personas a desenvolverse ante las incertidumbres de la enfermedad. Los mentores o los llamados «compañeros de párkinson» también pueden desempeñar un papel importante educando a sus iguales a través del intercambio de experiencias y normalizando la vivencia del estigma. Compartir los desafíos —incluidos los aspectos emocionales y las estrategias para afrontarlos— puede convertirse en un recurso esencial para superar el miedo y el estigma. Este tipo de intercambio fomenta la aceptación entre iguales, da energía a quienes viven con una enfermedad crónica y favorece el empoderamiento y la esperanza. Entre las intervenciones que han mostrado eficacia para reducir los efectos negativos del estigma y mejorar indicadores positivos, como la depresión o el bienestar emocional, destaca el apoyo social. Una estrategia reciente para reforzar el apoyo social y la conexión comunitaria es la prescripción social, una herramienta mediante la cual los profesionales sanitarios pueden ayudar a sus pacientes a crear lazos con su comunidad y, con ello, mejorar su salud y calidad de vida.[16, 96, 97, 98, 99, 100, 101, 102, 103]

LOS EFECTOS DEL ESTIGMA EN UNA PERSONA QUE PADECE LA ENFERMEDAD DE PARKINSON

- Los síntomas físicos pueden confundirse con signos de embriaguez u otras afecciones, lo que puede provocar aislamiento social y otros problemas. A menudo, las personas pierden la paciencia con quien tarda más en realizar una tarea.
- El estigma interiorizado puede generar vergüenza, culpa o retraimiento social. En algunos casos, esta situación puede derivar en depresión.
- La salud mental puede deteriorarse por efecto del estigma, lo que da lugar a ansiedad, depresión y una menor calidad de vida.
- El miedo a ser juzgado o sentirse incomprendido puede tener consecuencias graves, como evitar la atención médica o no seguir los tratamientos (por ejemplo, no usar un dispositivo de ayuda para caminar, con el riesgo de sufrir caídas).
- El estigma en el trabajo puede hacer que la persona se sienta infravalorada o discriminada.
- Evitar situaciones sociales puede acentuar el aislamiento y el sentimiento de soledad.

CREAR CONEXIONES PARA LLEVAR LA ATENCIÓN DE NUEVO AL HOGAR

Guo Hu vivía en Pekín y acababa de recibir un implante de estimulación cerebral profunda. Había recibido el alta para poder recuperarse en casa y debía regresar unos días después para activar el dispositivo. Pero entonces llegó la pandemia de COVID-19, y Guo se quedó confinado en casa, sin poder activar su implante. Sus médicos reaccionaron rápidamente y utilizaron un sistema de telemedicina con programación por Bluetooth para activar y ajustar el dispositivo, tanto de Guo como de muchos otros pacientes biónicos con párkinson.[104] El Plan para el Párkinson debería incluir medidas que aprovechen la telemedicina, la neurotecnología y la inteligencia artificial para acercar la atención a quienes más la necesitan. En nuestro modelo del universo del párkinson, nos referimos a estas tecnologías como satélites: en este caso, el satélite debería orbitar alrededor del Sol (el paciente).

En cuestión de semanas, la pandemia de COVID-19 transformó por completo la forma de atender a las personas con párkinson. La telemedicina —la atención médica a distancia— pasó instantáneamente de ser una práctica marginal a convertirse en el principal medio de atención. Ofrece las cuatro C: cuidado, comodidad, conveniencia y confidencialidad. Gracias a la tecnología, la atención puede entrar en los hogares y resultar más accesible para las personas con párkinson.

Sin embargo, muchas —si no la mayoría— de las personas con párkinson carecen de acceso a atención especializada, ya sea por la distancia, la discapacidad o la falta de médicos.[85,105,106,107] En 1993, la doctora Jean Hubble y sus colegas demostraron la eficacia de la telemedicina en clínicas satélite para atender a residentes rurales de Kansas.[108,109] Las clínicas tradicionales son accesibles para quienes tienen un párkinson leve o en fases iniciales, pero suelen ser inaccesibles para los pacientes en etapas avanzadas. Diversos programas han demostrado la capacidad de llegar a personas con párkinson avanzado, incluso a quienes viven en residencias de mayores en Estados Unidos, que suponen hasta una cuarta parte de la población anciana. Aun así, muchas personas con párkinson siguen sin diagnóstico, especialmente en regiones donde la demanda de atención supera con creces la disponibilidad de especialistas. En Pekín, por ejemplo, casi la mitad de las personas con párkinson no están diagnosticadas, y China presenta el crecimiento de casos más rápido del mundo. En este contexto, los *smartphones*, hoy omnipresentes, podrían ampliar enormemente el acceso a la atención médica, conectando a los pacientes con profesionales de todo el planeta.

Además de ampliar el acceso, la telemedicina puede transformar la atención. Los estudios han demostrado que una consulta típica de treinta minutos para tratar la enfermedad de Parkinson supone más de cuatro horas de desplazamiento y espera para los pacientes y sus cuidadores. La mayor parte de ese tiempo se invierte en viajar y esperar. Las consultas por telemedicina ahorran dinero, evitan muchos kilómetros de viaje y reducen el riesgo de caídas y accidentes.[105, 106, 107] El coste económico del transporte y el estacionamiento puede incluso superar el copago del seguro, y convertirse así en un obstáculo importante para acceder a la atención médica.

La telemedicina permite evaluar a los pacientes desde la comodidad de su hogar. Se podría decir que, en muchos sentidos, es la segunda generación de las clásicas visitas domiciliarias. En la década de 1930, el 40 % de las consultas médicas se realizaban en la casa del paciente. Hoy, la telemedicina le devuelve al médico la posibilidad de entrar al hogar, lo que le permite observar al paciente en su entorno natural. Y ese entorno puede ofrecer una visión más precisa del funcionamiento diario de cada persona, una comprensión más profunda de sus circunstancias sociales y una experiencia más centrada en el paciente. Además, la telemedicina puede reducir la «asimetría de poder» entre médico y paciente, ya que ambos están sentados al mismo nivel: el paciente en su casa y el médico en su oficina o consultorio. Por otra parte, la mayoría de los pacientes y sus familias prefieren la comodidad y la tranquilidad que ofrecen las consultas virtuales.

Aunque se han planteado dudas sobre la privacidad y la seguridad de las videollamadas, en muchos aspectos las visitas virtuales ofrecen una forma distinta de confidencialidad. Acudir en persona a una clínica de trastornos del movimiento equivale, para muchos, a anunciar públicamente «tengo una enfermedad neurológica». La discreción que permite la telemedicina puede ser fundamental para las personas asintomáticas con riesgo genético de padecer párkinson.

Pese a todas sus ventajas, hizo falta una pandemia para inclinar la balanza a favor de la telemedicina.[105, 106, 107] El COVID-19 obligó a cerrar muchas clínicas ambulatorias, y una gran parte de las visitas se trasladó al teléfono o la videoconferencia. Esta transición rápida fue necesaria para frenar la propagación del virus y preservar los equipos de protección individual para los profesionales más expuestos. Gracias a ello, muchos médicos y pacientes experimentaron por primera vez la telemedicina. En muchos centros, las consultas virtuales aumentaron entre cien y mil veces, y durante la pandemia representaron la mayoría de los encuentros clínicos en personas con enfermedad de Parkinson.

Pero la telemedicina también tiene sus claras limitaciones. Ciertos aspectos de la exploración física —como evaluar los movimientos oculares, la rigidez o los reflejos— resultan difíciles, cuando no imposibles, de realizar a distancia. Aun así, muchas partes de la evaluación pueden adaptarse con creatividad. Por ejemplo, con la ayuda de un familiar o amigo, es posible valorar las diferencias en la rigidez observando cómo las piernas, al ser balanceadas por esta tercera persona, se detienen poco a poco. Aunque la revisión es importante, el 80 % de los diagnósticos médicos se basan en la historia clínica. De hecho, la descripción original del párkinson hecha por el doctor James Parkinson se apoyaba principalmente en la observación, y ya en 1892 sir William Osler escribió: «Cuando está bien establecida, [la enfermedad de Parkinson] es muy característica, y el diagnóstico puede hacerse de un solo vistazo».

La brecha digital —la desigualdad en el acceso a internet por razones geográficas, sociales o económicas— es otra preocupación real, y supone un obstáculo importante para que muchas personas puedan beneficiarse de la telemedicina. En Estados Unidos, por ejemplo, el 20 % de los hogares no dispone de conexión de banda ancha ni de acceso a un *smartphone*. Ampliar el acceso global a estas tecnologías será esencial para que la telemedicina pueda crecer y contribuir a reducir las desigualdades en la atención sanitaria.[105, 106, 107] Ahora bien, la telemedicina por sí sola no resuelve el problema de la escasez de especialistas en párkinson.

Las consultas por videollamada no se limitarán a los neurólogos: se ampliarán para incluir a otros profesionales del equipo multidisciplinar, como fisioterapeutas, terapeutas ocupacionales y del lenguaje, enfermeras, dietistas, psiquiatras, psicólogos y asesores genéticos. Esta expansión aumentará la posibilidad de que la voz del paciente sea escuchada y de que la atención que reciba se refuerce y amplifique. Las visitas virtuales también permiten incorporar a familiares que vivan en otras ciudades o incluso en otros países. De hecho, la atención multidisciplinar podría resultar más fácil de ofrecer a distancia, e incluso centrarse más en la familia. Cada vez más equipos en todo el mundo han comprobado las ventajas de mantener reuniones clínicas conjuntas por videoconferencia, sin necesidad de que todos los profesionales estén presentes en el mismo lugar y al mismo tiempo. Algunos de estos programas de telemedicina ya incluyen consultas grupales, la participación de profesionales no clínicos, como entrenadores físicos, e incluso terapias digitales, como la logopedia a distancia. Tras la pandemia, la telemedicina ha empezado a integrarse más con la atención tradicional, combinando visitas presenciales esporádicas con consultas virtuales más frecuentes. Además, la investigación clínica —tanto observacional como intervencionista— ha adoptado rápidamente el formato remoto.

Aunque la telemedicina esté viviendo su momento de mayor esplendor, su futuro aún no está asegurado. En Estados Unidos, muchas de las medidas que facilitaron su expansión durante la pandemia —como la cobertura del seguro Medicare y la reducción de las restricciones de licencias médicas— eran temporales. Y aunque miles de personas enviaron tarjetas rojas a la Casa Blanca tras la publicación de nuestro libro *Ending Parkinson's Disease*, en defensa de la renovación de estas medidas, el acceso a la telemedicina se ha vuelto a restringir. Las personas con párkinson tienen derecho a acceder a la telemedicina. También deberíamos invertir en tecnologías portátiles con capacidad para monitorizar la salud en el hogar (satélites) y enviar información vital a los centros de coordinación médica (centro de control de misión), donde los equipos puedan vigilar los datos y, de ser necesario, ajustar los tratamientos en tiempo real. Estas tecnologías podrían permitir, en un futuro próximo, detectar infecciones urinarias u otras de forma precoz y evitar la sepsis (una infección potencialmente mortal de la sangre). También podrán registrar síntomas, sugerir ajustes de medicación o de los dispositivos y optimizar los resultados clínicos. Por último, imaginemos que pudiéramos evitar las caídas, las fracturas de cadera y los ingresos en hospitales, un lugar que no siempre es seguro para las personas con párkinson.

EL PROBLEMA DE LOS COSTES

Las barreras económicas para acceder a una atención adecuada en la enfermedad de Parkinson son enormes, y sortearlas puede parecer tan difícil como atravesar un campo de asteroides. Cuando Han Solo y Chewbacca se adentraron en uno en la icónica *La guerra de las galaxias*, las probabilidades de éxito eran de 3720 a 1. Para una persona con párkinson y su cuidador, enfrentarse a un sistema sanitario fragmentado ofrece unas probabilidades similares.

Aunque cada vez hay más evidencia que respalda un enfoque multidisciplinar y proactivo, orientado a la prevención y al bienestar integral de las personas con párkinson, hoy por hoy no existe una forma viable de aplicarlo. Ningún sistema sanitario —ni el estadounidense ni otros— dispone de un mecanismo que lo haga posible. Sin embargo, su implantación supondría un ahorro económico y social de miles de millones de dólares, reduciendo caídas, fracturas, ingresos en residencias y otros costes asociados.

Aplicar este modelo nos mantendría fuera del campo de asteroides. ¿Cómo podemos lograrlo? El coste acumulado de la enfermedad de Parkinson amenaza con desbordar Medicare y colapsar los seguros privados. Es la enfermedad neurológica de crecimiento más rápido y una de las más caras. Un estudio reciente estimó que la carga económica de los cerca de un millón de estadounidenses con párkinson asciende a 52 000 millones de dólares.[110] Y los costes seguirán multiplicándose en el futuro.

Además, muchos servicios esenciales no están cubiertos por los seguros, y otros son inaccesibles para las personas con movilidad reducida o sin transporte adecuado. Entre ellos se incluyen trabajadores sociales clínicos acreditados, profesionales de la salud mental (como consultores psicológicos), entrenadores personales y dietistas. Una forma de hacer asequibles y accesibles estos servicios esenciales sería crear una deducción o beneficio fiscal.[111] El sistema podría ofrecer una devolución anual de impuestos a las personas con párkinson, destinada a cubrir los servicios necesarios para aprender a manejar y convivir mejor con la enfermedad. En ese marco, los trabajadores sociales clínicos podrían integrarse en el plan de coordinación guiado por un objetivo rector (una «estrella polar») que marca el rumbo de la atención de cada paciente y encargarse de coordinar sus cuidados. Las consultas periódicas con estos profesionales conectarían a las personas con párkinson y a sus familias con los programas disponibles —y con los que vayan surgiendo— a nivel local, regional y nacional. A su vez, los trabajadores sociales podrían fomentar el bienestar y ayudar a los pacientes a orientarse dentro del sistema sanitario. Muchos de ellos, además, están cualificados para ofrecer apoyo psicológico, similar al que brindan los psicólogos clínicos.

Contar con una ayuda económica para cubrir una consulta mensual con un trabajador social clínico podría cambiar por completo las reglas del juego. El acceso regular a estos profesionales permitiría derivaciones más tempranas y adecuadas a neurólogos y psiquiatras. Estas derivaciones precoces favorecerían la detección y el tratamiento oportuno de la depresión grave, la ansiedad y la desmoralización, factores que a menudo contribuyen a hospitalizaciones, morbilidad e incluso muertes en personas con párkinson. La investigación también muestra que la sobrecarga del cuidador afecta a la mayoría de los casos de párkinson,[87, 112, 113, 114] y en gran medida permanece sin abordarse. Las hospitalizaciones y visitas a urgencias dependen en gran parte de las habilidades y el estado emocional del cuidador, por lo que es lógico que se preste atención a su bienestar y empoderamiento. Un beneficio fiscal podría ayudar a cerrar esta brecha y aliviar la carga de quienes cuidan.

Ofrecer un beneficio fiscal también podría animar a las personas con párkinson a adoptar un plan de entrenamiento con un entrenador personal cada dos semanas. Muchos de ellos se desplazan hasta el domicilio de los pacientes, lo que, por supuesto, facilita el acceso. Además, las visitas regulares con entrenadores personales acreditados refuerzan la gran importancia del ejercicio continuo, mucho más beneficioso que las terapias esporádicas. Los entrenadores personales pueden servir de enlace con los médicos y los servicios de rehabilitación, y favorecer derivaciones más rápidas y oportunas. Actuar a tiempo frente a los nuevos síntomas reduce el riesgo de caídas, fracturas, hospitalizaciones, morbilidades e incluso, en algunos casos, muertes.

El sistema sanitario actual no contempla el acceso ni la cobertura económica de los dietistas, aunque cada vez hay más evidencia de que la alimentación influye en la absorción de la medicación, en el microbioma intestinal y en numerosos síntomas del párkinson. La absorción de los fármacos antiparkinsonianos puede mejorar reduciendo la ingesta de proteínas y ajustando ligeramente el horario de la medicación. Coordinar la nutrición y el tratamiento farmacológico es importante, y a menudo no se valora lo suficiente. Las investigaciones recientes también apuntan a que la dieta mediterránea y otros patrones alimentarios podrían influir en los síntomas del párkinson, más allá de sus conocidos beneficios para la salud general. [115, 116, 117, 118]

La pérdida de peso constituye otro reto importante para las personas con párkinson. Sabemos que existe una pérdida progresiva y sostenida de peso que favorece la fragilidad y aumenta el riesgo de fracturas óseas.[47] Los dietistas pueden intervenir de forma preventiva, frenar la pérdida de peso y facilitar derivaciones adecuadas para la salud ósea. Por último, el estreñimiento es uno de los síntomas más frecuentes, incapacitantes y menos tratados de la enfermedad de Parkinson. [119, 120, 121, 122, 123] El acceso a un dietista podría mejorar notablemente la calidad de vida y promover hábitos más saludables.

Asimismo, una deducción o incentivo fiscal para financiar servicios regulares de apoyo psicológico a través de la telemedicina reduciría la carga de la depresión, la ansiedad y la desmoralización. Visitar terapeutas con cierta frecuencia serviría también como una herramienta de seguimiento, lo que facilitaría derivaciones más tempranas a psiquiatras y neurólogos. Un tratamiento más precoz se traduce en menos hospitalizaciones, menos intentos de suicidio y menos muertes.

Si se estableciera una deducción fiscal y el 75 % del millón de estadounidenses con párkinson aprovechara el beneficio completo, de unos 6200 dólares anuales, para cubrir todos estos servicios esenciales, el coste total rondaría entre los 4000 y 5000 millones de dólares. En comparación, el coste anual actual de la enfermedad de Parkinson en Estados Unidos asciende a 52 000 millones de dólares. En otras palabras, la medida se pagaría sola. Solo las fracturas de cadera suponen unos 50 000 dólares por persona al sistema sanitario estadounidense. Y cerca de un tercio de las personas con párkinson sufrirá al menos una fractura de cadera en los diez años posteriores al diagnóstico.[124,125,126,127,128] La potencial mejora que podría lograrse cada año se traduciría en miles de millones de dólares de ahorro para el sistema.[111] Un beneficio fiscal de unos 6200 dólares anuales para las personas diagnosticadas con párkinson implicaría menos caídas, más atención en el hogar, menos hospitalizaciones, menos depresión, ansiedad y desánimo, mejores hábitos alimentarios y menos ingresos en residencias. Y si todo eso no fuera suficiente para demostrar el valor de esta medida, los miles de millones que podría ahorrar al sistema sanitario lo dejan claro.

Además, no deberían ser los contribuyentes estadounidenses quienes asumieran la factura. Las empresas de pesticidas y productos químicos deberían estar obligadas por ley a contribuir, dado que han obtenido miles de millones de beneficios mediante la fabricación y distribución de sustancias vinculadas a la enfermedad de Parkinson.[111] Debemos amplificar las voces, apoyar a quienes viven con la enfermedad y juntos iluminar el camino hacia el cambio.

DOPAMINA PARA TODOS

En julio de 2022, un grupo de nosotros se reunió con la Organización Mundial de la Salud para definir seis vías de acción destinadas a reducir las desigualdades globales en torno a la enfermedad de Parkinson. Creemos que una de las más importantes es garantizar la terapia sustitutiva con dopamina (pastillas) para todas las personas diagnosticadas con párkinson. Identificamos una brecha enorme a nivel mundial: en muchas regiones el acceso a los medicamentos eficaces es limitado y, cuando están disponibles, su coste es prohibitivo. Según el Atlas de Trastornos Neurológicos de la OMS, solo 37 de 110 países disponen de forma constante de pastillas de sustitución de dopamina (levodopa/carbidopa) en la atención primaria. Una encuesta en veintiocho países africanos reveló graves problemas de disponibilidad y precios muy elevados.

Una de las soluciones propuestas ha sido el uso de *Mucuna pruriens*, también conocida como «frijol terciopelo», y *Vicia faba*, o haba común.[129, 130, 131] Estas leguminosas contienen dopamina (levodopa) en cantidades clínicamente activas y podrían servir como sustituto en países con recursos limitados. Sin embargo, la preparación de dopamina a partir de estas plantas no es sencilla, ya que puede producir compuestos tóxicos y presentar variaciones en la concentración. Este es un ámbito del Plan para el Párkinson en el que deberíamos invertir.[85] Creemos que es inadmisible que una persona diagnosticada con párkinson sea privada de levodopa. Si fuimos capaces de llevar los medicamentos contra el VIH/sida a todo el mundo, también podemos llevar la dopamina. Los países de ingresos bajos y medios se enfrentan a barreras económicas, problemas en las cadenas de suministro y sistemas sanitarios menos desarrollados. Disponemos de varias opciones: producir y distribuir fármacos genéricos o desarrollar nuevas variedades de legumbres más seguras y fáciles de preparar. También podemos impulsar a las organizaciones internacionales y a las ONG para mejorar el acceso regional a los tratamientos de sustitución de dopamina.

La levodopa, o terapia sustitutiva de dopamina, figura en la lista de medicamentos esenciales de la OMS, lo que significa que debe estar disponible para todas las personas que la necesiten en cualquier parte el mundo. Esta inclusión insta a los gobiernos y a los sistemas sanitarios a priorizar su acceso.[85] Debemos comprometernos y hacerlo realidad.

¿SABES CUÁLES SON LOS SEIS PASOS ESTABLECIDOS POR LA ORGANIZACIÓN MUNDIAL DE LA SALUD PARA ABORDAR LAS DESIGUALDADES GLOBALES EN LA ENFERMEDAD DE PARKINSON?

1. Abordar la carga de la enfermedad invirtiendo un mayor presupuesto en esta área.

2. Aumentar la concienciación y la defensa de los derechos relacionados con la discapacidad, el trabajo y la mejora de la gestión de la financiación y los seguros.

3. Reforzar la prevención y la reducción del riesgo, entre otros, mediante el estudio del entorno y la eliminación de pesticidas y productos químicos asociados.

4. Mejorar el diagnóstico, el tratamiento y la atención, y garantizar la disponibilidad de medicamentos esenciales, pruebas diagnósticas y terapias interdisciplinares, incluida la dopamina (levodopa) para todos.

5. Ofrecer apoyo a los cuidadores, aliviar su carga y proporcionarles trabajadores sociales y orientadores especializados en la atención.

6. Fomentar la investigación sobre la epidemiología de la enfermedad y asegurar que los países cuenten con la financiación adecuada para llevarla a cabo.

ESCUCHAR Y COMPROMETERNOS CON EL MODELO AMPLIADO DEL UNIVERSO DEL PÁRKINSON

Impulsar un plan de prevención y atención proactiva que cubra los costes de la enfermedad beneficiará tanto a esta generación como a la siguiente. Más allá de los diez cuidados imprescindibles que se presentan a continuación, ampliar el modelo de atención del párkinson, pasando de «el paciente es el Sol» a un universo de cuidados más amplio y coordinado, es el camino correcto. Debemos escuchar la voz de los cuidadores (Mercurio) y crear centros operativos de atención (centro de control de misión) que supervisen a los especialistas (los planetas), combatan el estigma (Plutón) y utilicen la tecnología (los satélites) para mejorar y monitorizar la atención. Podemos garantizar el acceso universal a la dopamina siguiendo el ejemplo de los tratamientos contra el VIH/sida. Ya disponemos de gran parte del conocimiento necesario para mejorar la atención a las personas con párkinson. Podemos transformar un modelo fragmentado e ineficiente en otro integral, coordinado y proactivo. Cómo construyamos este universo del párkinson depende de nosotros. Debemos escuchar las voces de los pacientes y cuidadores y amplificarlas proporcionando los servicios que necesitan. Lo único que precisamos es voluntad para actuar y valentía para iluminar el camino. Podemos dar una mejor vida a aquellos que conviven con la enfermedad.

DIEZ MEDIDAS IMPRESCINDIBLES QUE DEBES ADOPTAR SI TE HAN DIAGNOSTICADO PÁRKINSON

1. Toma un multivitamínico a diario, ya que la terapia sustitutiva con dopamina puede agotar nutrientes esenciales y provocar neuropatías u otras carencias nutricionales.
2. Usa protector solar, lleva sombrero y visita al dermatólogo una vez al año: el párkinson duplica el riesgo de cáncer de piel.

3. Haz ejercicio a diario, idealmente unos 7500 pasos o su equivalente (aproximadamente una hora y media al día), ya que está demostrado que mejora los síntomas. Si no puedes caminar, usa una bicicleta reclinada u opta por otra forma de ejercicio.

4. Incluye estiramientos en tu rutina diaria, ya que la rigidez puede reducir poco a poco tu flexibilidad.

5. Combate la fragilidad manteniendo tu peso corporal por encima del mínimo saludable.

6. Fortalece tus huesos con una densitometría ósea cada dos años, ya que tanto hombres como mujeres con párkinson suelen tener huesos más frágiles.

7. Si toses al comer, consulta con un logopeda especializado y considera tener sesiones de entrenamiento de fuerza muscular respiratoria para reducir el riesgo de neumonía por aspiración.

8. Acude al menos una vez al año a evaluaciones de fisioterapia, terapia ocupacional, logopedia y deglución.

9. Haz una evaluación neuropsicológica cada dos años y mantén tu mente activa con crucigramas o aplicaciones cognitivas.

10. Monitoriza tu sueño con un dispositivo portátil y procura dormir entre seis y ocho horas cada noche: descansar bien mejora los síntomas al día siguiente y refuerza tu energía.

PARTE 4

NAVEGAR

8

NAVEGAR HACIA LOS PRIMEROS HORIZONTES DE LOS NUEVOS TRATAMIENTOS

Levantarse siempre es más importante que caerse.

WINSTON CHURCHILL

Mientras seguimos intentando comprender mejor esta enfermedad que avanza sin descanso, necesitamos un plan integral que nos permita orientarnos en el camino hacia nuevos tratamientos. Existen tres grandes horizontes terapéuticos. El primero abarca todo lo que ya puede aplicarse hoy: la ampliación del universo asistencial del párkinson, el uso de fármacos reutilizados, la estimulación eléctrica, las bombas de infusión y las intervenciones conductuales. Todo ello puede aliviar los síntomas a corto plazo. Hoy, más de diez millones de personas en el mundo podrían beneficiarse de esta estrategia.

El segundo horizonte está formado por los nuevos medicamentos, dietas, terapias con células madre, vacunas e inmunoterapias. Estos tratamientos están diseñados no solo para aliviar los síntomas, sino también para frenar la progresión de la enfermedad. Su desarrollo llevará más tiempo, sí, pero las recompensas serán mucho mayores. En este capítulo abordaremos los dos primeros horizontes, los de los tratamientos a corto y medio plazo. En el siguiente, miraremos hacia el futuro y veremos qué otras posibilidades nos deparan.

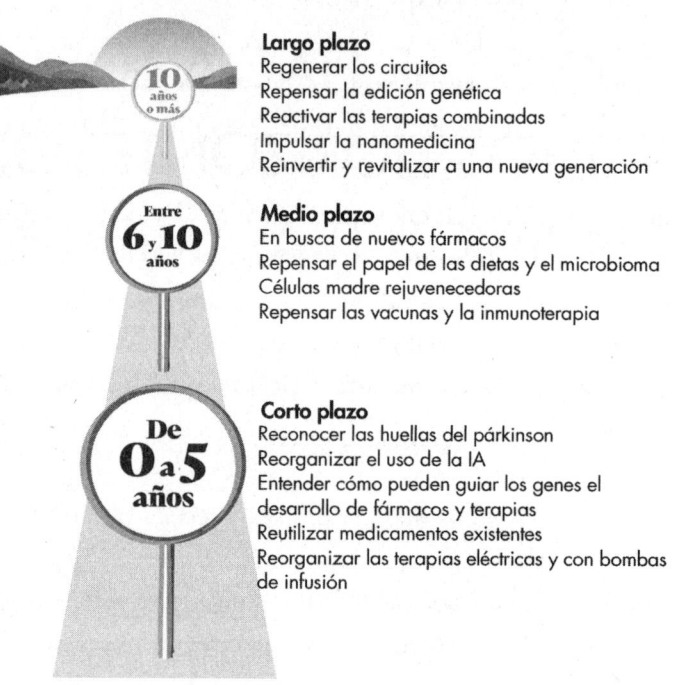

Navegar hacia los horizontes de los
nuevos tratamientos

10 años o más

Largo plazo
Regenerar los circuitos
Repensar la edición genética
Reactivar las terapias combinadas
Impulsar la nanomedicina
Reinvertir y revitalizar a una nueva generación

Entre 6 y 10 años

Medio plazo
En busca de nuevos fármacos
Repensar el papel de las dietas y el microbioma
Células madre rejuvenecedoras
Repensar las vacunas y la inmunoterapia

De 0 a 5 años

Corto plazo
Reconocer las huellas del párkinson
Reorganizar el uso de la IA
Entender cómo pueden guiar los genes el desarrollo de fármacos y terapias
Reutilizar medicamentos existentes
Reorganizar las terapias eléctricas y con bombas de infusión

Ilustración 1. Navegar hacia los horizontes de los nuevos tratamientos.

UNA ENFERMEDAD TRATABLE

En el siglo xx, hubo dos tratamientos que transformaron la enfermedad de Parkinson. El primer gran avance llegó en la década de 1960, con una pastilla capaz de reponer la dopamina del cerebro. El medicamento (la levodopa) cambió radicalmente la vida de las personas que convivían con la enfermedad.[1, 2, 3, 4] La transformación —de estar inmóviles a volver a moverse con normalidad— asombró incluso a los médicos y científicos más experimentados. Proporcionar un poco de dopamina al cerebro bastaba para reducir los temblores, aliviar la rigidez y devolver la agilidad. Una sola pastilla cerró salas enteras de hospitales y sanatorios dedicados al párkinson. El tratamiento redujo la mortalidad y revolucionó la vida de los pacientes; sin embargo, no logró frenar el avance de la enfermedad. Los síntomas se aliviaban, sí, pero con el tiempo las capacidades funcionales seguían deteriorándose.

La segunda terapia revolucionaria llegó cuando la ciencia decidió electrificar el cerebro. En las décadas de 1970 y 1980, el neurólogo estadounidense Mahlon DeLong y el neurocirujano francés Alim Benabid unieron esfuerzos para comprender mejor los circuitos cerebrales y desarrollar la estimulación cerebral profunda (DBS).[5, 6, 7, 8, 9, 10] Esta técnica calmó los síntomas de cientos de miles de personas que, pese a recibir dopamina, necesitaban un impulso adicional para controlar las manifestaciones de la enfermedad. Por su trabajo pionero, DeLong y Benabid recibieron el Premio Lasker-DeBakey en 2014.[11]

Dos avances científicos más abrieron la puerta a nuevas líneas de investigación. El primero se produjo en 1982, cuando el neurólogo Bill Langston se encontró con varios jóvenes que estaban desarrollando párkinson de manera repentina. Langston actuó como un detective y descubrió la causa: una heroína sintética contaminada con una sustancia llamada «MPTP» (1-metil-4-fenil-1,2,3,6-tetrahidropiridina). Al administrarles levodopa, los pacientes mejoraban rápidamente, aunque solo mientras duraba el efecto del medicamento.

La toxina presente en esa droga recreativa destruía selectivamente las neuronas que producían dopamina en una zona del cerebro esencial para controlar el movimiento. Fue un hallazgo crucial, y el «momento Langston» marcó un punto de inflexión. Los científicos contaban ahora con una sustancia capaz de inducir párkinson en animales y revertirlo administrando dopamina. Este descubrimiento fortuito permitió desarrollar un modelo animal de la enfermedad y abrir una ventana al proceso neurodegenerativo. El modelo MPTP aceleró el desarrollo de nuevas terapias.[12, 13, 14, 15, 16, 17]

El otro gran avance científico llegó en 1996, cuando Mihael Polymeropoulos y su equipo descubrieron una amplia familia ítaloestadounidense afectada por la enfermedad de Parkinson. La mayoría de sus miembros vivía en el pequeño pueblo de Contursi, en la provincia italiana de Salerno. Eran sesenta personas distribuidas a lo largo de cinco generaciones entre Italia y Grecia. La familia resultó portar una mutación única en el gen responsable de codificar la proteína alfa-sinucleína. En términos sencillos, algo en el ADN de esa familia era la causa de su párkinson.[18, 19]

El descubrimiento de Polymeropoulos desató una oleada de investigaciones, que llevaron a identificar la proteína cerebral relacionada con el párkinson (alfa-sinucleína) como el componente principal de los misteriosos cúmulos encontrados en las autopsias cerebrales. Hasta ese momento, las formas genéticas del párkinson —que hoy se sabe que representan alrededor del 15 % de los casos— no habían sido plenamente aceptadas, ni siquiera entre los mayores expertos. Aunque los factores genéticos explican solo una minoría de los casos, su estudio ha dejado un valioso rastro de pistas que seguimos para desarrollar nuevos tratamientos.

A medida que avanzamos en la búsqueda de una nueva terapia para Jana Reed, Sara Whittingham y todas las personas del mundo que buscan legítimamente mejorar su vida, conviene recordar que el tratamiento «perfecto» debería cumplir cinco condiciones: (1) incluir a todas las personas, tanto a las que están en riesgo como a las que ya padecen la enfermedad; (2) ser no invasivo y práctico (una pastilla, por ejemplo); (3) ser de bajo riesgo, tanto a corto como a largo plazo; (4) ser accesible para toda la población mundial y (5) ser económico, en especial si requiere administración crónica. Al emprender el camino hacia nuevos tratamientos, debemos tener en mente estos cinco principios y actuar con humildad, ya que pocas terapias alcanzarán la perfección absoluta. Las fronteras más prometedoras, como la edición genética o la medicina regenerativa, podrían ser transformadoras, pero muchas no cumplirán uno o más de estos cinco criterios esenciales. Aun así, debemos celebrar cada avance y seguir aspirando a lograr ese «pleno» de cinco características.

¿EN QUÉ NO LO ESTAMOS CONSIGUIENDO?

Chuck Adler nació en el Bronx y creció en Filadelfia. Admiraba profundamente a su abuelo, Jack Adler, un hombre hecho a sí mismo que vivía en Washington Heights, un barrio de Nueva York donde la mayoría de la población es judía e inmigrante. Jack tenía una tienda de maletas y trataba con amabilidad a todos sus clientes. Su muerte, poco después del bar mitzvah de Chuck, fue un golpe devastador. Jack padecía la enfermedad de Parkinson y, aunque comenzó a tomar levodopa en 1971, falleció poco después. Nunca quedó claro si el tratamiento llegó demasiado tarde o si los médicos no comprendían aún cómo utilizar aquel nuevo fármaco milagroso.

Chuck juró que dedicaría su vida a encontrar una cura para la enfermedad de Parkinson. En noveno grado escribió un ensayo donde dejó constancia de ese propósito: no se retiraría hasta haber tachado el párkinson de su lista de pendientes.

El camino hacia ese objetivo no fue fácil. Durante los veranos trabajaba en la biblioteca, buscando y fotocopiando artículos para su padre, que era farmacéutico. Al cabo de unos años, eligió una carrera relacionada con la investigación en laboratorios y, después, completó un programa combinado de seis años en la Universidad de Nueva York, donde obtuvo el título de medicina y un doctorado. Durante una entrevista en Harvard, le hicieron un comentario sobre la necesidad de elegir entre la investigación o la práctica clínica, y eso hizo que se replanteara el rumbo que venía siguiendo. Finalmente, se especializó en párkinson en la Universidad de Pensilvania y después aceptó un puesto en la Clínica Mayo de Scottsdale, Arizona, donde pudo atender a pacientes y, al mismo tiempo, investigar la enfermedad que había privado a su abuelo de tantos años de vida.

A lo largo de su carrera, Adler dirigió decenas de ensayos clínicos y analizó cientos de cerebros en el laboratorio.[20, 21, 22, 23, 24, 25, 26, 27, 28, 29, 30, 31] Este año, 2025, será su última vuelta a la pista antes de jubilarse. La promesa que se hizo a sí mismo y a su abuelo sigue sin cumplirse.

Los dioses veteranos del párkinson se equivocaron. Le aseguraron a Chuck que se estaba a punto de lograr grandes avances. Se invirtieron decenas de millones de dólares en busca de fármacos que modificaran la enfermedad, y hoy nos preguntamos si ese dinero no habría estado mejor empleado en identificar biomarcadores (indicadores medibles de un estado biológico o dolencia), desarrollar herramientas y entender por qué se origina, se propaga y progresa la enfermedad.

Anthony Lang, profesor en la Universidad de Toronto y uno de los investigadores más prolíficos en ensayos clínicos sobre párkinson, lo resumió de esta forma: «Nos faltan biomarcadores del estado y la progresión de la enfermedad. Nos cuesta distinguir entre disfunción y degeneración neuronal. Si avanzamos en esos aspectos, veremos más resultados positivos en los ensayos clínicos». En medicina, el estado de una enfermedad describe la situación del paciente en un momento dado: características, síntomas, evolución y gravedad. La mayoría de los expertos coinciden en que comprender ese estado permitirá mejorar el diagnóstico y el tratamiento. Tony insiste en que nuestra capacidad para monitorizar la eficacia de una terapia será clave para el desarrollo de las futuras.

¿Por qué entonces han fracasado o se han estancado todos los grandes ensayos clínicos destinados a frenar la progresión? Para Chuck, la respuesta es que aún no entendemos lo suficiente la enfermedad. Advierte a las nuevas generaciones de investigadores de que el párkinson es complejo y tiene múltiples causas. No existe una sola enfermedad de párkinson, sino muchas.[32] Necesitamos tecnología para crear nuevos tratamientos, comprender la patología, descifrar la genética y prestar atención al medio ambiente. Debemos entender por qué un cerebro sano acaba desarrollando párkinson. En palabras de Chuck: «Cuando por fin sepamos por qué, los tratamientos empezarán a brotar».

HORIZONTE N.º 1: LOS PRÓXIMOS CINCO AÑOS

Las huellas del párkinson

Sally Johnston tenía poco más de sesenta años y era una contable exitosa. Sabía que era portadora de una mutación en el gen LRRK2 y que en su familia había un largo historial de la enfermedad de Parkinson. Aunque su prueba genética dio positivo, su análisis de sangre para detectar alfa-sinucleína fue negativo. Murió de cáncer de mama a los setenta y tres años sin haber mostrado nunca un solo síntoma de párkinson. Simon Schuler, técnico en reparación de ordenadores de unos cincuenta años, también tenía antecedentes: su madre padecía párkinson. Se apresuró a hacerse un análisis de sangre, y al obtener un resultado anómalo, confirmó sus temores mediante una biopsia cutánea. Aun así, pese a que ambas pruebas fueron anormales, cinco años después sigue sin mostrar síntomas de la enfermedad. Darla King, profesora de yoga de unos sesenta y pocos, lleva unos veinte años moviéndose en sueños como si estuviera despierta: habla, grita, se agita y se levanta de la cama mientras duerme. Teme padecer una enfermedad neurodegenerativa. Su neurólogo la evalúa cada año con detenimiento, pero hasta la fecha no ha recibido el diagnóstico de párkinson. Sally, Simon y Darla no pertenecen a la misma familia, pero los tres comparten una mutación en el gen LRRK2 y carecen por completo de síntomas.

Estos casos ponen de relieve lo limitado que es nuestro conocimiento sobre los «genes del párkinson» y demuestran que nos falta una pieza clave para comprender por qué algunas personas con riesgo genético desarrollan la enfermedad y otras no. Los biomarcadores podrían ayudarnos a arrojar algo de luz sobre este tema. Son sustancias biológicas presentes en el cuerpo (por ejemplo, en la sangre, la orina, el líquido cefalorraquídeo o la piel) que permiten detectar la existencia de una enfermedad. Así, por ejemplo, el colesterol en sangre es un biomarcador que nos alerta del riesgo de enfermedad cardiovascular.

La próxima generación de biomarcadores del párkinson afronta retos enormes, y el mayor de ellos es aceptar que el párkinson no es una única enfermedad. Es posible tener uno o varios biomarcadores sin llegar a desarrollar la enfermedad. Por eso debemos abordar con sensibilidad la situación de personas como Sally, Simon y Darla, sea cual sea el camino que sigamos en la búsqueda de biomarcadores. Los biomarcadores del párkinson podrían permitirnos monitorizar la salud, diagnosticar la enfermedad e incluso evaluar la eficacia de futuros tratamientos. Estos avances ya están en marcha. Sin embargo, a diferencia de la diabetes (donde el marcador es el azúcar en sangre) o de las enfermedades del corazón (el nivel de colesterol), en el párkinson quizá no exista un único biomarcador, sino varios.

Los mejores biomarcadores sostienen las tres patas del taburete de una enfermedad: diagnóstico, pronóstico y respuesta al tratamiento. La mayoría, sin embargo, solo alcanza una. La pata más común y sencilla es la del biomarcador diagnóstico, una prueba simple que detecta o confirma la presencia de una enfermedad. En el caso del párkinson, encontrar un biomarcador diagnóstico fiable ha sido todo un reto, ya que no todos los casos presentan niveles detectables de la proteína asociada a la enfermedad (alfa-sinucleína). La solución probablemente pase por combinar dos o tres biomarcadores en un megamarcador único para el diagnóstico. Hoy, los principales candidatos incluyen la medición de los niveles de alfa-sinucleína en sangre y en el líquido cefalorraquídeo, las biopsias cutáneas y diversas técnicas de neuroimagen, que van desde resonancias magnéticas especializadas hasta estudios de medicina nuclear como el PET (una técnica de imagen de medicina nuclear que emplea glucosa u otras sustancias para evaluar la función cerebral) o los DaTscan (una técnica de medicina nuclear que permite examinar el transportador de dopamina en el cerebro). En el campo de las enfermedades neurodegenerativas, podemos y debemos esperar que se hagan avances continuos a medida que la tecnología se vaya perfeccionando. Debemos adoptar con entusiasmo las nuevas herramientas y aprovechar los descubrimientos en tiempo real para mantener el ritmo del progreso hacia la identificación de biomarcadores.[33] Las personas con párkinson deberían preguntar a sus médicos si existe algún biomarcador que pueda ayudar a mejorar su atención.

Las otras dos patas del taburete están todavía fuera de nuestro alcance inmediato. Necesitamos (pero no tenemos) biomarcadores pronósticos, que nos indiquen cómo evolucionará la enfermedad, y biomarcadores predictivos, que nos permitan anticipar la respuesta de cada persona a un tratamiento concreto. Hoy parecen tan lejanos como las estrellas, pero no son inalcanzables: podríamos conseguirlos en los próximos cinco años.

Los biomarcadores son un ejemplo perfecto de la importancia de fomentar la innovación y de cambiar nuestra manera de ver una enfermedad. Los biomarcadores digitales modernos, como los que registran los dispositivos portátiles —relojes inteligentes y pulseras de actividad—, han demostrado recientemente ser eficaces para controlar los síntomas motores, entre ellos los temblores, las alteraciones de la marcha y la lentitud de movimiento.[34, 35, 36, 37, 38, 39, 40, 41, 42, 43, 44, 45, 46, 47, 48, 49] Actualmente, una decena de pulseras o dispositivos de seguimiento distintos se emplean para monitorizar diferentes aspectos de la enfermedad de Parkinson (Verily, Emma Watch, Global Kinetics GKC Wearable, entre otros). Hemos aprendido que se pueden analizar grandes volúmenes de datos con rapidez para detectar cambios sutiles e incluso señales tempranas de progresión de la enfermedad. Los datos recogidos por estos dispositivos pueden transmitirse a un profesional sanitario o ser utilizados directamente por la propia persona. Hoy ya existen varias aplicaciones móviles que registran la voz, el movimiento y los patrones de conducta en personas con párkinson, y sin duda veremos muchas más en el futuro. Cada vez recomendamos más el uso de dispositivos de seguimiento del ejercicio y del sueño, y pronto esta tecnología ofrecerá información aún más útil y práctica.

Otra vía de avance consiste en centrarse en las moléculas del propio organismo. En la serie de televisión *Star Trek*, un pequeño aparato podía analizar en segundos el estado de salud de una persona. Se llamaba «tricorder», y los miembros de la Flota Estelar lo usaban para detectar alteraciones físicas, diagnosticar enfermedades y sugerir tratamientos, sin necesidad de recurrir a procedimientos invasivos. En el párkinson, los próximos cinco años nos acercarán a esa realidad, gracias a una herramienta llamada «espectrometría de masas», que permitirá estudiar a cada paciente de forma individual dentro de un nuevo campo de investigación en expansión conocido como «multiómica». La multiómica permite que los científicos —y, en el futuro,

también los médicos— analicen los patrones de expresión de proteínas en la sangre e identifiquen una auténtica huella molecular del
párkinson.[50, 51, 52, 53, 54, 55, 56] ¿Podría esa huella cumplir la función de las
tres patas del taburete de los biomarcadores (diagnóstico, pronóstico y
predicción)? Quizá.

Reorganizar el uso de la inteligencia artificial

¿Pueden la inteligencia artificial (IA) y el aprendizaje automático ayudarnos a reforzar las tres patas del taburete de los biomarcadores del
párkinson y lograr una huella digital de la enfermedad? La respuesta es
«sí». Sin embargo, en los próximos cinco años deberemos reorganizar
nuestra forma de abordar la IA y moderar las expectativas infladas que
se han depositado en esta tecnología. El valor de la IA reside en las
preguntas que le formulamos y los datos que le proporcionamos. Si
planteamos mejores preguntas y alimentamos el sistema con más y
mejores datos, podremos identificar biomarcadores con mayor rapidez
y, quizás algún día, incluso tratamientos. Si afinamos el modo en que
utilizamos la herramienta, el retorno de esa inversión será mucho mayor. Por ejemplo, en lugar de pedirle o esperar que la IA encuentre por
sí sola una cura para el párkinson, podríamos formularle preguntas más
concretas que nos orienten hacia nuevas oportunidades terapéuticas.

Un ejemplo de este enfoque fue el abordaje de Chang Su, investigador de la Universidad de Cornell, que junto con su equipo dio un
primer paso hacia la comprensión de las diferencias entre los distintos
tipos de párkinson. Mediante aprendizaje automático y aprendizaje
profundo, caracterizaron subtipos y trayectorias de progresión de la enfermedad. Pidieron a la IA que identificara patrones que permitieran
dividir el párkinson en subtipos más definidos, útiles posteriormente en
ensayos clínicos. El equipo logró describir tres subtipos: «ritmo lento»,
con síntomas leves de base y una progresión lenta; «ritmo moderado», con
una afectación inicial leve pero evolución intermedia; y «ritmo rápido»,
con una progresión más acelerada. En otras palabras, la IA fue capaz de
predecir la velocidad de avance de la enfermedad, una información

valiosa para seleccionar el tratamiento más adecuado para cada persona. Los investigadores también analizaron marcadores sanguíneos, genes y fármacos ya existentes para intentar individualizar las decisiones terapéuticas.[57] El trabajo de Chang Su es solo un ejemplo del poder de la integración de datos, que es posible gracias a la IA y a los algoritmos de aprendizaje automático, capaces de procesar ingentes volúmenes de información procedente de múltiples fuentes. Si en los próximos cinco años sabemos hacer las preguntas adecuadas, probablemente podremos predecir mejor el inicio, la evolución e incluso la respuesta a los tratamientos.

Cuando hablamos de biomarcadores del párkinson, debemos dejar de pensar en pequeño. Necesitamos dar un giro y usar la tecnología para combinar los datos digitales, bioquímicos, genéticos, de imagen y ómicos (estos últimos, algo así como el tricorder de Star Trek) en una huella digital integral basada en IA. Debemos mantener la humildad al perseguir esa huella. Anthony Lang nos recuerda que el párkinson no es una sola enfermedad ni tiene una sola causa. Por lo tanto, buscar una especie de «huella universal» o una fórmula mágica puede ser un error. El párkinson afecta a todo el organismo: la piel, el intestino, el cerebro, los nervios periféricos y otros órganos.

¿Bastará un escáner corporal al estilo Star Trek o estamos buscando el Santo Grial? Lang plantea un escenario importante: ¿y si el acontecimiento que desencadena el párkinson ocurre en la infancia o décadas antes de que aparezcan los síntomas? Un abordaje tipo tricorder podría decirnos algo, pero no todo. Aun así, la búsqueda de esa huella podría revelar las causas del párkinson y ayudarnos a comprender mejor las diferencias individuales en genética, entorno y estilo de vida. La IA y las huellas digitales están en el horizonte cercano.

Entender cómo los genes pueden guiar el desarrollo de fármacos y terapias

Los genes más comunes asociados al párkinson son el LRRK2 y el GBA, y desde su descubrimiento, los científicos y las empresas farmacéuticas han intentado desarrollar terapias dirigidas a estos genes o a las proteínas que codifican, con el fin de frenar la progresión de la enfermedad. Un ejemplo revelador es el de Biogen y Denali Therapeutics, que unieron fuerzas para crear un nuevo tipo de fármacos llamados «inhibidores de la quinasa LRRK2». Ambas empresas colaboraron con científicos para llevar una terapia personalizada a los ensayos clínicos destinada a personas con párkinson asociado al gen LRRK2. En los próximos cinco años, podríamos ver más iniciativas de este tipo.

Aún no se han esclarecido los mecanismos exactos por los que una mutación en el gen LRRK2 causa párkinson. Una estrategia relativamente sencilla se centra en el lugar preciso de la enzima clave de la proteína LRRK2. Los diseñadores de fármacos han desarrollado una pastilla que bloquea la adición de un elemento común llamado fosfato. Al interrumpir este proceso, el medicamento reduce los niveles anormalmente elevados de la enzima en el cerebro y, con suerte, mejora los síntomas. Lo que aún desconocemos es si este abordaje consigue ralentizar la enfermedad, algo que actualmente se está investigando en ensayos clínicos con humanos.

Otra línea de investigación para tratar el párkinson relacionado con el LRRK2 busca diseñar fármacos que actúen sobre la eliminación de desechos dentro de las neuronas, modulando un proceso conocido como «autofagia». Este término proviene del griego: *auto,* que quiere decir que la célula lo hace por sí sola, sin ayuda externa, y *fagia,* que hace referencia a que la célula come o mastica los residuos. Por paradójico que parezca, la capacidad de nuestras células para «comerse a sí mismas» es esencial para la vida. Si no tuvieran la habilidad de eliminar desechos o comerse a sí mismas, los residuos tóxicos del cerebro se acumularían y contribuirían a la enfermedad. Los fármacos capaces de eliminar componentes dañados, proteínas mal plegadas y desechos celulares podrían resultar útiles para el párkinson, y varios candidatos ya están listos para ser probados en los próximos cinco años. Además, hay otros medicamentos prometedores que ya se encuentran disponibles en el mercado.

Por último, muchos grupos de investigación se interesan por el papel del LRRK2 en el sistema inmunitario y la inflamación. Bloquear esta proteína podría reducir la neuroinflamación, con efectos beneficiosos. De hecho, se ha comprobado que el LRRK2 se expresa en gran medida en las células inmunitarias, y especialmente en la microglía, las aspiradoras del cerebro. Estamos preparados para comprobar si reducir la inflamación puede ser una estrategia eficaz, y ya existen varios fármacos listos para ser ensayados.

La idea de los inhibidores de LRRK2 es prometedora, pero muchos científicos temen los llamados «efectos fuera del objetivo»,[58, 59, 60, 61, 62, 63, 64] u *off-target*. ¿Qué significa esto? Si un fármaco se une por error a un receptor, enzima o proteína no deseada, puede provocar efectos colaterales no deseados. Algunos de ellos pueden ser tan graves que limiten o impidan su uso. Uno de los ejemplos más conocidos fue el de la talidomida, utilizada en su día para aliviar las náuseas durante el embarazo, cuyos efectos *off-target* provocaron malformaciones en miles de bebés. Por eso, al diseñar nuevos fármacos, debemos asegurarnos de que los posibles efectos fuera del objetivo no arruinen sus beneficios. En el caso de los fármacos LRRK2, preocupa especialmente su posible impacto sobre la función pulmonar.

La otra mutación genética común asociada a la enfermedad de Parkinson se encuentra en el gen GBA, que codifica una enzima específica llamada «glucocerebrosidasa» (GCase). En los últimos años, los fármacos dirigidos a la GCase han surgido como un nuevo objetivo terapéutico prometedor. La glucocerebrosidasa es esencial para mantener la salud y el equilibrio de las células, así como para eliminar los desechos y residuos celulares. En el párkinson, las mutaciones en el gen GBA reducen la actividad de esta enzima, lo que se considera perjudicial, ya que los residuos no eliminados tienden a acumularse, alterando el funcionamiento normal de las células. Curiosamente, cuando la actividad de la enzima disminuye, se produce la aglutinación de la proteína alfa-sinucleína, asociada al párkinson. Este hallazgo dio a los científicos una idea para un posible tratamiento.

El profesor Anthony Schapira, de la University College de Londres, ha estado investigando un componente habitual de algunos jarabes para la tos: el ambroxol. El ambroxol es una pequeña molécula capaz de aumentar la actividad de la enzima GCase. Es un fármaco de bajo coste y fácil acceso, disponible en todo el mundo. Schapira y su equipo publicaron un estudio preliminar y actualmente lideran una investigación más amplia, en el marco de un proyecto de la Cure Parkinson's Trust, que evaluará los efectos de incrementar la actividad enzimática. El objetivo es comprobar si este abordaje puede beneficiar tanto a las personas con mutaciones en el GBA como a quienes no las tienen, y así determinar si existe una vía común de tratamiento. [65, 66, 67, 68, 69, 70, 71]

Otra estrategia que ha ganado terreno rápidamente consiste en identificar el gen responsable de una enfermedad y emplear oligonucleótidos antisentido, o interferencia de ARN (RNAi), para silenciarlo. Recientemente, estos compuestos se han empezado a sintetizar e introducir en pacientes con el fin de tratar enfermedades humanas. Sin embargo, los oligonucleótidos tienen un efecto limitado en el tiempo, por lo que serían necesarias administraciones periódicas. Aunque ya existen ensayos clínicos en fases iniciales, el reciente fracaso de esta terapia en la enfermedad de Huntington [72, 73, 74, 75] ha llevado a muchos investigadores a replantearse el abordaje. Si no se modifica la estrategia, esta línea de investigación —la que busca usar los genes como guía terapéutica— podría desaparecer del horizonte inmediato.

Reutilizar medicamentos existentes

La Administración de Alimentos y Medicamentos de Estados Unidos (FDA, por sus siglas en inglés) ha aprobado más de 20 000 medicamentos con receta, y existen ahora miles de fármacos de venta libre que podrían reutilizarse o reorientarse para tratar la enfermedad de Parkinson. Recientemente, un medicamento contra la diabetes llamado «semaglutida» se ha posicionado a la cabeza de la lista de posibles candidatos a reutilizarse para el párkinson. En 2024, un ensayo francés con otro fármaco para la diabetes, lixisenatida, fue publicado en el *New England Journal of Medicine* por Wassilios Meissner y sus colegas.[76, 77, 78, 79, 80] Tanto la semaglutida como la lixisenatida pertenecen a un tipo de compuestos denominados «agonistas del GLP-1» (péptido similar al glucagón tipo 1), utilizados habitualmente para tratar la obesidad. Los investigadores partían de la hipótesis de que los agonistas del GLP-1 podrían tener un efecto neuroprotector, al proteger las neuronas y el tejido conectivo circundante. En un estudio que se realizó con 156 participantes que recibieron inyecciones de lixisenatida o placebo, el grupo tratado con lixisenatida mostró una ligera mejoría de la función motora frente al grupo placebo. Actualmente, se están llevando a cabo otros ensayos clínicos con fármacos antidiabéticos del tipo GLP-1, como la exenatida, cuyos resultados ayudarán a determinar si esta línea de investigación merece seguirse explorando en los próximos cinco años.[77,81,82]

También se están investigando muchos otros fármacos reutilizados, desde jarabes para la tos hasta medicamentos para la salud ósea o antibióticos. El problema de reutilizar medicamentos ya existentes radica en determinar si «vale la pena el esfuerzo», ya que un único ensayo clínico a gran escala puede costar decenas de millones de dólares. El profesor Joaquim Ferreira y su equipo, del Campus Neurológico de Torres Vedras (Portugal), revisaron recientemente 152 posibles fármacos para tratar el párkinson. Los resultados fueron reveladores: los compuestos nuevos obtuvieron una tasa de aprobación del 21 %, frente al 7 % de los fármacos reutilizados.[83] Podemos hacerlo mejor. A continuación, presentamos una lista con algunos de los fármacos cuya reutilización se evaluará en los próximos cinco años.

- **Ambroxol**: medicamento para la tos y los resfriados que reduce la actividad de una enzima en el cerebro, lo que podría disminuir los niveles de la proteína alfa-sinucleína.
- **Agonistas del GLP-1**: fármacos para la diabetes que actúan sobre un receptor cerebral y podrían mejorar los síntomas del párkinson o ralentizar la progresión de la enfermedad.

- **Inhibidores de la tirosina quinasa (inhibidores de c-ABL)**: medicamentos utilizados en el tratamiento de la leucemia que podrían beneficiar a las personas con párkinson. Aunque el nilotinib fracasó recientemente, se están estudiando otros compuestos similares.
- **Terazosina**: fármaco empleado para tratar la hipertrofia prostática y la hipertensión arterial. Podría aumentar la energía dentro de las células cerebrales y protegerlas de la muerte celular.
- **Metformina**: tratamiento habitual de la diabetes tipo 2 que podría reducir la inflamación y mejorar la función de las mitocondrias, las centrales energéticas de las neuronas.
- **Raloxifeno**: modulador selectivo de los receptores de estrógeno, usado para tratar la osteoporosis. Este medicamento podría ejercer un efecto beneficioso sobre los receptores dopaminérgicos del cerebro y ralentizar la progresión de la enfermedad.
- **Ceftriaxona**: antibiótico comúnmente utilizado para tratar infecciones bacterianas. Puede aumentar los niveles de una proteína llamada «GLT-1», que elimina el exceso de glutamato, una sustancia potencialmente dañina para las neuronas.
- **Tacrolimus**: fármaco empleado para suprimir el sistema inmunitario en pacientes sometidos a un trasplante de órgano. Podría reducir la inflamación, ralentizar la progresión de la enfermedad o incluso mejorar los síntomas.

Reorganizar las terapias eléctricas y con bombas de infusión

A Diane Waxman le diagnosticaron la enfermedad de Parkinson a los cuarenta y siete años, y a los cincuenta y dos se convirtió en «biónica» gracias a la implantación de electrodos en el cerebro. Este dispositivo, llamado «neuroestimulador», le cambió la vida por completo: el temblor desapareció, la rigidez se redujo y las discinesias se esfumaron. Sin embargo, a los sesenta años empezó a arrastrar los pies, su voz se hizo más débil y apagada y delegó la gestión de las finanzas familiares en su marido. Diane acudía una y otra vez al médico para ajustar el dispositivo, pero nada lograba aliviar sus nuevos síntomas. Se preguntaba qué más podía hacer.

La introducción de la levodopa y, más tarde, de la estimulación cerebral profunda se consideran los dos mayores avances en el tratamiento del párkinson. Aplicar una pequeña cantidad de corriente eléctrica en un punto concreto de un complejo circuito cerebral ha logrado mejoras radicales en las fluctuaciones motoras, las discinesias y los temblores. Pero, como señala la neuróloga Jill Ostrem, experta de la Universidad de California, San Francisco, lamentablemente la enfermedad continúa progresando a pesar de la terapia con la DBS, especialmente en lo referente a la marcha, el habla, las funciones cognitivas y las caídas.[84]

Debemos mejorar la nueva generación de dispositivos DBS [85, 86, 87] y, durante los próximos cinco años, centrar los esfuerzos en perfeccionar la forma de aplicar la estimulación eléctrica, en aumentar la precisión y adaptabilidad de los dispositivos, y en ampliar el abanico de síntomas que pueden aliviarse en pacientes como Diane, que recibieron los primeros modelos de esta tecnología.

Uno de los avances que ya se están probando en humanos es la DBS adaptativa. Antes, los electrodos se implantaban en el cerebro y emitían estimulación eléctrica continua las 24 horas del día. En cambio, los sistemas de DBS adaptativa registran señales del cerebro y ajustan la estimulación en tiempo real, gracias a un minicomputador implantado que realiza los ajustes automáticamente en segundo plano. Esta nueva modalidad ha mostrado beneficios en los síntomas motores y los trastornos del sueño, aunque sigue siendo limitada para los problemas de marcha, habla, cognición y equilibrio. Jill y su equipo participaron en el primer gran ensayo clínico de DBS adaptativa, patrocinado por la empresa Medtronic, cuyos resultados preliminares han sido prometedores.

Recientemente, se ha utilizado un dispositivo de DBS adaptativa fabricado por Neuropace capaz de detectar las crisis epilépticas antes de que se produzcan y emitir una serie de estímulos eléctricos para prevenir los episodios incapacitantes. ¿Por qué hablamos de la epilepsia en un libro sobre párkinson? Porque los algoritmos de IA han aprovechado la enorme cantidad de datos recopilados en pacientes con epilepsia para personalizar los ajustes de estimulación y optimizar el momento de administración de la medicación.[88, 89, 90, 91, 92, 93, 94, 95] Estamos avanzando con fuerza hacia una personalización guiada por datos, un nuevo horizonte a corto plazo. En el futuro inmediato, la IA también podría orientar el manejo médico y las terapias de rehabilitación.

Hoy en día, los dispositivos de DBS son voluminosos y requieren implantar un cable bajo el cuello, conectado a una batería situada bajo la clavícula. El día de mañana, estos aparatos serán más pequeños, menos invasivos y sin cables, lo que reducirá la necesidad de cirugías para cambiar las baterías, así como el riesgo de sufrir infecciones y roturas de los cables por el movimiento continuo del cuello.

El entusiasmo por aplicar la optogenética al estudio de los circuitos cerebrales implicados en el párkinson ha crecido de forma exponencial en la última década.[96, 97, 98, 99, 100] El término «optogenética» procede del griego *optos* (luz) y *génesis* (origen o nacimiento). La combinación de terapia génica y luz ofrece un control extremadamente preciso de la actividad neuronal. Por desgracia, es poco probable que esta técnica se aplique pronto en humanos debido a los problemas de seguridad y de administración de genes y luz, pero una nueva generación de investigadores, como Aryn Gittis (Universidad Carnegie Mellon), ha impulsado una revolución conocida como «DBS inspirada en la optogenética».[98] Gracias a esta técnica, los investigadores han podido identificar con mayor exactitud las zonas del cerebro que deben ser estimuladas. El laboratorio de Gittis ha dado un paso más, al demostrar la posibilidad de aplicar una estimulación cerebral profunda dirigida a tipos concretos de células. Al estimular de manera selectiva determinados grupos de neuronas dentro de una estructura llamada «globo pálido», Gittis consiguió modular la actividad cerebral anómala con más precisión que la DBS tradicional, que actúa de forma más generalizada.[87, 96, 101, 102, 103, 104] La investigadora cree que estos métodos podrían ayudar también a reducir efectos secundarios frecuentes de la DBS, como la discinesia; sin embargo, su aplicación en humanos sigue siendo un reto pendiente. Recientemente, Gittis ha colaborado con el neurocirujano Nader Pouratian, de la Universidad de Texas Southwestern, en un primer ensayo clínico en humanos que utiliza una nueva forma de estimulación intermitente, inspirada en los estudios con animales.[104] Todo indica que la DBS inspirada en la optogenética será una realidad en los próximos cinco años.

El día de mañana, los neurocirujanos podrán realizar operaciones en pacientes con enfermedad de Parkinson en entornos virtuales tridimensionales, antes incluso de pisar un quirófano real.[105, 106, 107] Estos entornos ya han sido desarrollados por Cameron McIntyre, en la Universidad de Duke. Los neurocirujanos ya no elegirán un punto fijo del cerebro como objetivo, sino que identificarán y activarán la autopista óptima, aquella que maximice los beneficios y minimice los efectos secundarios. Andreas Horn ha perfeccionado esta tecnología y ha puesto a disposición del público una herramienta llamada «Lead DBS», que neurólogos como Michael Fox, del Hospital General de Massachusetts, utilizan junto con técnicas avanzadas de neuroimagen para trazar una nueva vía hacia la optimización de los dispositivos de DBS.[108, 109, 110, 111] El diseño de electrodos cada vez más sofisticados seguirá evolucionando, y empezaremos a avanzar hacia terapias combinadas: DBS junto con fármacos, nanopartículas, optogenética o terapia génica. Por último, la DBS se ha vuelto tan compleja que supera la capacidad del médico general e incluso del neurólogo especializado. En los próximos cinco años, la telemedicina y la programación asistida por IA y robótica desempeñarán un papel cada vez más importante.

Las terapias menos invasivas, como la estimulación magnética transcraneal o la estimulación transcraneal por corriente directa, han resultado útiles en la investigación, pero menos eficaces en el tratamiento clínico que la DBS. Aun así, hay esperanza en nuevas estrategias, como la interferencia temporal desarrollada por Ed Boyden, que podría eliminar algún día la necesidad de abrir el cráneo y el cerebro para aplicar terapias de neuromodulación. Varios equipos ya han empezado a probar las primeras técnicas de interferencia temporal en seres humanos.

También está cobrando fuerza un renovado interés por las lesiones cerebrales mediante ultrasonidos focalizados, una técnica conocida desde 1958 en neurocirugía, pero que ha resurgido gracias a notables mejoras metodológicas.[112, 113, 114, 115, 116] Por otro lado, los científicos trabajan en terapias basadas en bombas de dopamina, que administran el fármaco bajo la piel. Hasta ahora, los resultados han sido muy alentadores, pero aún no alcanzan la eficacia de la DBS. Esta alternativa es más segura que la cirugía cerebral, y ya está disponible.[117, 118, 119, 120, 121, 122, 123, 124]

HORIZONTE N.° 2: DE SEIS A DIEZ AÑOS EN EL FUTURO

En busca de nuevos fármacos

La alternativa al reaprovechamiento de medicamentos existentes es desarrollar otros nuevos. Se trata de un proceso que se lleva a cabo por etapas. Primero, los investigadores, como Ted Dawson de la Universidad Johns Hopkins, deben identificar una diana cerebral y realizar después una serie de experimentos para confirmar que esa diana participa en los mecanismos que conducen al párkinson. Una vez identificada una diana viable, se recurre a bibliotecas de compuestos ya conocidos para determinar cuáles podrían actuar sobre ella —o no hacerlo— de forma eficaz. A continuación, los científicos deben optimizar el compuesto y asegurarse de que pueda llegar con eficacia al área del cerebro correspondiente, y de que logre mejorar los síntomas sin provocar efectos secundarios innecesarios. Por último, y en la mayoría de los casos, el fármaco debe superar una serie de pruebas: primero en células, después en animales y finalmente en humanos. Todo este proceso puede llevar unos quince años. Tanto nosotros como otros expertos creemos que una de las claves para acelerar el desarrollo de nuevas terapias será reducir ese tiempo, pasando de una frontera a largo plazo —de más de una década— a una frontera intermedia de entre seis y diez años.

Repensar el papel de las dietas y el microbioma

A dos horas y media al norte de Filadelfia, en el valle de Lehigh, se encuentra la ciudad metalúrgica de Bethlehem, Pensilvania. Allí creció Tim Sampson, hijo de una profesora de educación especial y nieto de inmigrantes italoalemanes. Desde pequeño le encantaba pasarse horas mirando por el microscopio cualquier cosa viva que cupiera en un portaobjetos. Su favorita era el agua de los estanques que recogía de los afluentes del río Delaware, que, como ha comprendido con el tiempo, estaban gravemente contaminados por la industria del acero. Bethlehem es famosa por varios hitos: fue la primera ciudad estadounidense en decorar un árbol de Navidad, fabricó las vigas doble T que hicieron posibles los rascacielos, y construyó más de mil barcos durante la Segunda Guerra Mundial. Pero Sampson no se fijaba mucho en los grandes logros de su ciudad natal. Su atención estaba puesta en organismos diminutos, pero demasiado importantes como para pasarlos por alto.

Tim se convirtió en microbiólogo, y tuvo la suerte de comenzar su posdoctorado en el laboratorio de Sarkis Mazmanian, en el California Institute of Technology (Caltech), justo cuando Mazmanian y su equipo habían empezado a centrarse en enfermedades neurodegenerativas como el párkinson. Les interesaba saber cómo influye el intestino en el cerebro y querían crear un modelo animal libre de gérmenes para estudiar la enfermedad. Un animal libre de gérmenes no alberga microbios ni organismos invisibles, por lo que el punto de partida de cada experimento es un tracto gastrointestinal completamente limpio, normalmente lleno de bacterias. Con este tipo de animales, Tim podía modificar el microbioma —el conjunto de microorganismos que viven en el intestino— y observar cómo esos cambios afectaban al párkinson.

Crear animales experimentales libres de gérmenes no era una idea nueva. El profesor James Arthur Reyniers, de la Universidad de Notre

Dame, fue el pionero en desarrollar el primer animal de este tipo,[125, 126, 127, 128, 129] un avance que la revista *Life* celebró como un triunfo de la ciencia el 10 de noviembre de 1941, apenas un mes antes del ataque japonés a Pearl Harbor.

En el campo de la genética, los científicos suelen inactivar o eliminar un gen y luego analizar el comportamiento del animal. Con los animales libres de gérmenes, el abordaje es similar: se elimina el microbioma y después se reintroducen microorganismos específicos para estudiar los cambios resultantes. Investigadores como Michael Fischbach y su equipo de la Universidad de California, San Francisco, están ampliando este trabajo, combinando distintos microbios comunes para desentrañar el enigma fundamental de qué hacen realmente las criaturas que habitan nuestro intestino y por qué su presencia puede ser crucial para la salud humana.

Si adoptas una alimentación basada en alimentos de origen vegetal, tu microbioma cambiará. Si retomas la ingesta de carne, volverá a cambiar. Desarrollar una enfermedad como el párkinson también provoca alteraciones en el microbioma. Aún no sabemos cuánto tiempo tarda ese cambio en producirse. Los expertos, como Tim Sampson, calculan que puede llevar entre dos y tres años. Se cree que la composición del microbioma suele mantenerse relativamente estable; sin embargo, la actividad de ciertos microbios parece modificarse en respuesta al párkinson.

El microbioma puede modificarse mediante la dieta y, más recientemente, también mediante un procedimiento llamado «trasplante de microbiota fecal», que consiste en transferir bacterias saludables del intestino de un donante al tracto gastrointestinal del paciente. Ninguno de estos métodos ha demostrado favorecer la regeneración de neuronas ni frenar la progresión de la enfermedad. Aun así, cambiar el microbioma puede aportar beneficios para la salud, tengas o no párkinson, y es posible que algún día una estrategia centrada en el microbioma ayude a modificar los síntomas o ralentizar el avance de la enfermedad.[130,131]

¿Cómo deberíamos repensar el papel de la dieta y el microbioma en relación con el párkinson en los próximos cinco años? ¿Todo aquel que padezca la enfermedad debería analizar su microbioma? Quizá.

¿Serviría hoy conocer los resultados para ajustar el tratamiento? No. ¿Existen empresas que ofrecen análisis del microbioma a cambio de dinero? Sí. Es posible que llegue el día en que todas las personas con párkinson se sometan a un análisis y seguimiento de su microbioma, pero aún no hemos llegado a ese punto. Existen miles de libros y artículos que aseguran haber descubierto «la dieta» para el párkinson o la fórmula para alcanzar «el microbioma perfecto», aunque la mayoría de los expertos desaconseja seguir esas recomendaciones. Los datos disponibles respaldan el modelo de la dieta mediterránea —rica en frutas y verduras, y baja en productos animales—, pero lo cierto es que todavía no sabemos mucho de lo que no sabemos. Las personas con párkinson deben ser prudentes con las promesas nutricionales excesivas, es decir, con la venta de ideas o productos sin una base científica sólida que los respalde.

Si decides analizar tu microbioma, es posible que el resultado muestre una menor diversidad de microorganismos intestinales en comparación con personas sanas. También podría revelar niveles elevados de bacterias del grupo *Enterobacteriaceae,* y estudios recientes tratan de relacionar estas variaciones con las alteraciones motoras observadas en pacientes reales que padecen la enfermedad.

También se ha observado una disminución de otro tipo de bacterias (*Prevotellaceae*), que podrían desempeñar un papel importante en la producción de ácidos grasos de cadena corta, fundamentales tanto para la salud intestinal como para la función inmunitaria.[130, 132, 133, 134, 135, 136, 137] La forma en que la inflamación intestinal se comunica con el cerebro sigue siendo uno de los grandes misterios del párkinson, y desde el punto de vista dietético esperamos empezar a esclarecerlo en el horizonte de medio plazo, dentro de seis a diez años.

Una idea prometedora sería combinar pruebas de detección, como el análisis del microbioma, con unos fármacos conocidos como inhibidores del inflamasoma. El profesor Anthony Lang considera que estos medicamentos representan una estrategia emergente aún sin explorar en el párkinson. Nuestras células contienen inflamasomas, unos complejos multiproteicos que desempeñan un papel esencial en el sistema inmunitario. Estos inflamasomas detectan patógenos y situaciones de estrés, y para proteger la célula activan una respuesta inflamatoria. La gran pregunta es si, para cuando aparezcan los síntomas, ya será demasiado tarde para actuar bloqueando los inflamasomas del cerebro. Existen fármacos conocidos, como la colchicina (utilizada para tratar la gota), que pueden ejercer este efecto, y otros más nuevos se están probando en ensayos clínicos. Aún no sabemos si bloquear el inflamasoma aportará beneficios reales, pero probablemente los próximos seis a diez años nos darán la respuesta.

No existe una firma microbiana específica asociada al párkinson. Si algún día las pruebas del microbioma llegan a incorporarse a la práctica clínica, será importante comparar los resultados antes y después de introducir probióticos o cambios en la dieta. Si favorecemos las bacterias equivocadas o alteramos la composición intestinal de forma inadecuada, podríamos empeorar la situación de quienes padecen una enfermedad neurodegenerativa como el párkinson. Aun así, Tim confía en que algún día podamos modular el intestino para mejorar la salud general y el bienestar de las personas con párkinson.

Rejuvenecer las células madre

Las células madre tienen la capacidad única de transformarse en muchos tipos diferentes de células. Por ejemplo, pueden dividirse, renovarse y decidir convertirse prácticamente en cualquier tipo celular del cuerpo humano. Aunque los resultados del uso de células madre en el párkinson han sido en general decepcionantes, algunas líneas de investigación podrían reactivar este campo en un futuro a medio plazo.

Roger Barker, profesor en la Universidad de Cambridge, Inglaterra, se muestra fascinado por la eficacia de un abordaje «relativamente» sencillo: usar células dopaminérgicas trasplantadas capaces de sobrevivir, crecer y repoblar las zonas del cerebro donde falta dopamina. Una célula madre dopaminérgica puede funcionar muy bien en el laboratorio, pero no es necesariamente el principal obstáculo en los trasplantes de células madre para el párkinson.

El éxito de estos tratamientos depende, en gran medida, de la técnica de administración. La célula en sí puede ser adecuada, pero debe alcanzar la región correcta del cerebro, establecer conexiones con otras neuronas y sobrevivir. Además, las células trasplantadas suelen ser reconocidas como extrañas por el cerebro y el resto del organismo, por lo que deben escapar al ataque del sistema inmunitario. De poco sirve una célula madre perfecta si no logra integrarse en el cerebro, mantenerse sana y contribuir a reconstruir los circuitos neuronales. La entrega y la integración pueden ser tan importantes como la propia célula, y esto podría explicar en parte los numerosos fracasos de las terapias de trasplante en el párkinson. Desarrollar una técnica que permita implantar e integrar las células madre de forma más eficaz —de modo que actúen como verdaderas neuronas— sigue siendo un desafío pendiente, pero uno que podría abrir el camino a nuevos tratamientos.[138, 139, 140, 141, 142, 143, 144, 145, 146, 147]

Quizá la mayor sorpresa en el campo de la medicina regenerativa sea que, si preguntas a la mayoría de los expertos cuál es su objetivo, no te dirán «curar la enfermedad». Al igual que ocurre con la estimulación cerebral profunda, su propósito es añadir años de vida plena y significativa. Los investigadores en medicina regenerativa reconocen que el campo está avanzando con rapidez en el tratamiento de las disfunciones motoras. Sin embargo, la memoria, las alucinaciones y la demencia siguen siendo desafíos que los empujan a buscar abordajes innovadores y poco convencionales.

Roger Barker y el pionero de la reparación cerebral en el párkinson, Anders Björklund, de la Universidad de Estocolmo, forman parte de un grupo de expertos en regeneración que ha reactivado el interés por una zona del cerebro llamada «sistema del prosencéfalo basal». Se cree que esta región está relacionada con algunos de los déficits cognitivos y de pensamiento que aparecen en las personas con párkinson. Las neuronas de esta zona no utilizan dopamina para comunicarse, sino otro neurotransmisor denominado «acetilcolina». Los recientes avances tecnológicos han permitido crear neuronas relacionadas con la memoria a partir de células madre.

¿Por qué Barker y Björklund apuestan por esta idea? Las investigaciones han demostrado que cuando una persona con párkinson desarrolla demencia, se asocia con la pérdida de células del prosencéfalo basal. Gran parte de las neuronas de esta región desaparecen, y la magnitud de esa pérdida se correlaciona con el grado de deterioro cognitivo. Su planteamiento supone un cambio de rumbo en la medicina regenerativa del párkinson, centrado ahora en abordar la disfunción cognitiva, un área hasta ahora desatendida. La terapia celular dirigida a reemplazar las neuronas implicadas en la memoria supone una estrategia prometedora para combatir la demencia asociada al párkinson.[145] Barker insiste en que toda intervención debe tener un fundamento claro: si no funciona, debemos preguntarnos por qué, en lugar de simplemente abandonar el intento. Este abordaje para revitalizar los tratamientos con células madre en el párkinson podría alcanzar su madurez en el horizonte de medio plazo.

Repensar las vacunas y la inmunoterapia

William Foege fue una figura clave en la historia de las vacunas. Trabajó en los Centros para el Control y la Prevención de Enfermedades y en la Organización Mundial de la Salud a finales de los años sesenta y principios de los setenta, en la erradicación de la viruela. Es célebre por su frase: «Las vacunas son los remolcadores de la salud preventiva»[148, 149, 150, 151, 152, 153] y ganó la Medalla Presidencial de la Libertad en 2012. Si queremos trasladar el modelo de las vacunas a las enfermedades cerebrales, tendremos que replantearnos nuestro abordaje e invertir más recursos en perfeccionarlo.

Las vacunas nos han permitido controlar enfermedades como la viruela, el sarampión, la difteria, el tétanos, la tosferina, la poliomielitis y, más recientemente, la COVID-19. La mayoría de nosotros hemos recibido muchas de ellas. ¿Por qué no replantearnos la posibilidad de que exista una vacuna contra el párkinson? Es cierto que no se considera una enfermedad infecciosa; sin embargo, las vacunas pueden tener utilidades que van más allá de las infecciones causadas por bacterias o virus. La pandemia de COVID-19 demostró que somos capaces de desarrollar vacunas con rapidez cuando la situación lo exige. ¿Podríamos aplicar ese conocimiento? ¿Podríamos lanzar una operación similar a la empleada durante la pandemia de COVID-19 para el párkinson? En un artículo de opinión publicado en *The Hill*, abogamos precisamente por esa idea y abordamos la urgente necesidad de acelerar la investigación y el desarrollo para hacer frente a la pandemia de párkinson.

Las vacunas no son un concepto nuevo en el ámbito del alzhéimer o el párkinson, aunque hasta ahora su éxito ha sido limitado. Tal vez esos fracasos puedan servir de guía para replantear una nueva vacuna contra el párkinson.

En lugar de dirigir la vacuna contra un virus, como en el caso de la COVID, una vacuna para el párkinson podría centrarse en la proteína mal plegada alfa-sinucleína, lo que permitiría que el propio sistema inmunitario limpiara el daño o evitara la propagación futura de la enfermedad. Incluso si una vacuna no resultara eficaz, otras inmunoterapias —que ya han supuesto un gran avance en el tratamiento del cáncer— sí podrían serlo. Otra opción sería estimular la función de las proteínas existentes que son esenciales para procesos humanos, como la memoria. Tal vez la solución no sea una vacuna, sino una inmunoterapia más selectiva. El campo de la oncología ya ha abierto camino con el desarrollo de anticuerpos monoclonales y otras estrategias. En el caso del párkinson, las terapias inmunitarias, incluidos los anticuerpos monoclonales, solo han demostrado eficacia en modelos animales, pero nunca digas nunca.

El objetivo de las vacunas actuales contra el párkinson ha sido la acumulación de placas de alfa-sinucleína en el cerebro. La empresa Affiris AG ha desarrollado una vacuna basada en péptidos con una idea sencilla: estimular el sistema inmunitario para que genere anticuerpos capaces de reconocer y eliminar los cúmulos de la proteína relacionada con el párkinson (la alfa-sinucleína). Para ello, la compañía creó pequeños péptidos «imitadores» de la alfa-sinucleína, con el fin de engañar al sistema inmunitario y provocar una reacción defensiva. Más recientemente, la empresa Vaxxinity ha desarrollado otra vacuna, también basada en péptidos, que se encuentra actualmente en fase de ensayos clínicos. Una tercera vacuna tiene como objetivo unos marcadores específicos de la alfa-sinucleína denominados «epítopos». Todos estos abordajes han demostrado ser razonablemente seguros y capaces de generar una respuesta inmunitaria. [154, 155, 156, 157, 158, 159, 160, 161] Sin embargo, aún no está claro si mejorarán los síntomas o ralentizarán la progresión de la enfermedad, ya que la eliminación de los cúmulos podría producirse demasiado tarde, cuando el daño neuronal ya está hecho. En los próximos seis a diez años sabremos si este abordaje puede llegar a ser viable para el párkinson.

Otro método ha consistido simplemente en «activar» el sistema inmunitario para que elimine la proteína del párkinson mediante la infusión directa de anticuerpos por vía intravenosa. Las vacunas suelen funcionar estimulando al organismo para que produzca sus propios anticuerpos frente a una infección, pero si el cuerpo no es capaz de generarlos por sí mismo, en ocasiones pueden administrarse directamente. Este abordaje se ha utilizado en numerosas enfermedades, desde la polio hasta la rabia, e incluso se ha estudiado para el alzhéimer. Sin embargo, dos intentos recientes no han tenido éxito, y los resultados se publicaron en el mismo número del *New England Journal of Medicine*. [162, 163, 164] Parte de los datos que respaldaban una de estas terapias podrían haber sido manipulados, según reveló recientemente el periodista de investigación, Charles Piller. [165] Un neurocientífico de los Institutos Nacionales de Salud está siendo investigado por «retocar imágenes» y datos en artículos que han sido citados en 238 patentes farmacéuticas. Aunque Piller señala que esto «debe de haber generado inquietud en numerosas empresas farmacéuticas», el caso no invalida el trabajo de muchos otros científicos serios en este campo. El abordaje con anticuerpos, en su forma actual, ha resultado decepcionante, así que si se le quiere dar una nueva oportunidad, será necesario repensarlo desde otro ángulo.

El neurólogo Alberto Espay, de la Universidad de Cincinnati, no está convencido de que atacar los cúmulos de alfa-sinucleína mal plegada sea la estrategia adecuada contra el párkinson. Su padre, profesor de cálculo, exiliado político chileno y deconstruccionista, le enseñó el valor de cuestionar las ideas tradicionales y los dogmas. Espay no cree que el párkinson se deba a una acumulación tóxica de proteínas (lo que se conoce como proteinopatía), sino a lo contrario ya que, según su hipótesis, la pérdida de alfa-sinucleína —o proteinopenia— sería el núcleo del párkinson y un factor decisivo en su progresión.[166,167] Su postura le ha generado críticas, pero asegura no tomárselas como algo personal: sabe que sus colegas y otros científicos actúan movidos por las mejores intenciones. No obstante, si Espay tuviera razón, habría que replantear por completo el desarrollo de las vacunas y las terapias con anticuerpos, y explorar la vía de las terapias de sustitución proteica. Esta cuestión se podrá resolver en la segunda frontera.

Mirar hacia el futuro

Invertir en el desarrollo de nuevas terapias, tanto a corto como a medio plazo, será una pieza clave para que el Plan para el Párkinson tenga éxito. Alcanzar avances en biomarcadores, reorganizar el uso de la inteligencia artificial, aprovechar el potencial de los genes, reutilizar fármacos y perfeccionar nuestro abordaje de las terapias eléctricas y con bombas de infusión son pasos que ya podemos dar hoy. El horizonte a medio plazo, que incluye el desarrollo de nuevos medicamentos, el replanteo de las pautas dietéticas, el rejuvenecimiento de las células madre y la revisión del papel de las vacunas, también merece una atención prioritaria. En el próximo capítulo abordaremos la planificación necesaria para el horizonte a largo plazo, que exigirá grandes dosis de creatividad e innovación. En palabras de Sam Walton, fundador del imperio Walmart: «Si todo el mundo hace las cosas de una forma, es muy probable que tú encuentres tu oportunidad haciendo exactamente lo contrario». Nuestro éxito en el horizonte final del desarrollo de tratamientos para el párkinson solo tendrá los límites que impongan nuestra imaginación y nuestra voluntad de seguir adelante.

9

NAVEGAR HACIA EL HORIZONTE FINAL

Los nuevos descubrimientos científicos seguirán abriendo
un sinfín de horizontes para quienes aún se atrevan a
aventurarse en ellos.

Herbert Hoover

El horizonte a largo plazo en la búsqueda de nuevos tratamientos exigirá una perspectiva audaz. Debemos empezar hoy mismo a planificar el futuro. ¿Qué nuevas herramientas y sistemas de administración debemos impulsar para que los descubrimientos pasen de los artículos científicos a las personas reales? ¿Estamos dispuestos a asumir riesgos y aprender de nuestros fracasos? ¿Estamos preparados para diseñar un plan que atienda las necesidades de personas como Jana Reed y Sara Whittingham, graduadas de la Academia de la Fuerza Aérea, representantes de una generación cada vez más joven afectada por el párkinson? ¿Y para elaborar un plan que responda a los más de diez millones de personas como Dan Kinel que ya conviven con la enfermedad?

Este horizonte a largo plazo debe incluir terapias tanto dentro como fuera de los márgenes convencionales: la regeneración de circuitos, la edición genética, las terapias combinadas y la nanomedicina deberán formar parte de nuestra visión y de nuestro plan. Nuestro plan a largo plazo exige ampliar los recursos y formar una nueva generación de investigadores. Esta nueva generación de médicos y científicos ha de contar con apoyo y estímulos para soñar a lo grande y abrazar la posibilidad del descubrimiento. También deberán estar atentos por si la serendipia vuelve a aparecer.

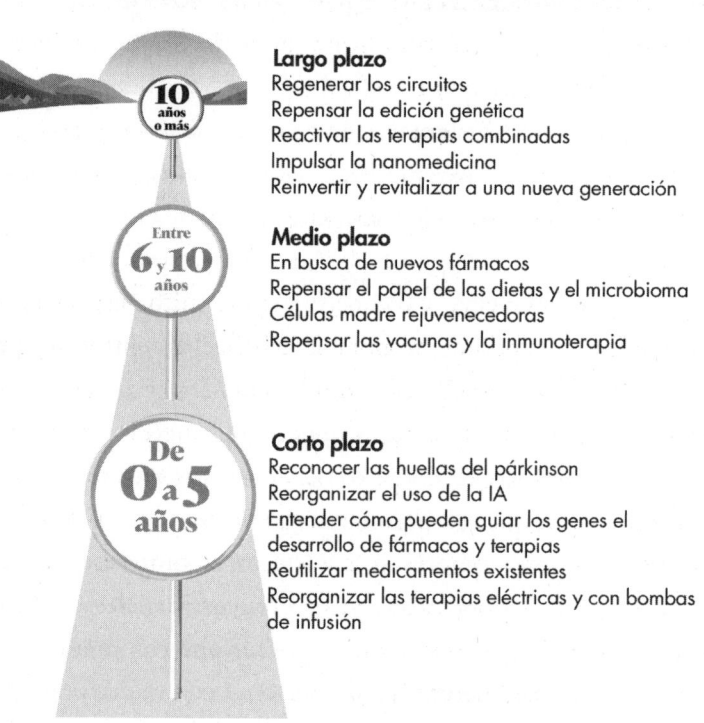

Navegar hacia los horizontes de los
nuevos tratamientos

Largo plazo
Regenerar los circuitos
Repensar la edición genética
Reactivar las terapias combinadas
Impulsar la nanomedicina
Reinvertir y revitalizar a una nueva generación

Medio plazo
En busca de nuevos fármacos
Repensar el papel de las dietas y el microbioma
Células madre rejuvenecedoras
Repensar las vacunas y la inmunoterapia

Corto plazo
Reconocer las huellas del párkinson
Reorganizar el uso de la IA
Entender cómo pueden guiar los genes el desarrollo de fármacos y terapias
Reutilizar medicamentos existentes
Reorganizar las terapias eléctricas y con bombas de infusión

Ilustración 1. Navegar hacia los horizontes de los nuevos tratamientos.

Steve Case, antiguo director ejecutivo de AOL, resumió perfectamente lo que supone avanzar hacia un nuevo horizonte: «No hay señales que indiquen el camino. De hecho, ni siquiera se ha decidido por qué lado de la carretera debemos circular». Este horizonte más alejado es, sin duda, el más apasionante. Pero para llegar a él, la planificación debe comenzar ahora. Aunque este capítulo está pensado principalmente para médicos, investigadores e inversores, también resultará útil para el público general, que podrá conocer mejor este horizonte a largo plazo y defender su desarrollo con convicción.

REGENERAR LOS CIRCUITOS

La terapia génica ha avanzado y vuelve a perfilarse como una prometedora vía de tratamiento. Al introducir material genético en las células del cerebro, puede restablecer los niveles de dopamina, proteger las neuronas que están muriendo e incluso generar otras nuevas.[1] En uno de los primeros ensayos, la terapia génica consiguió reemplazar la actividad de una enzima clave implicada en el párkinson y mejoró los síntomas de los pacientes.[2, 3, 4, 5, 6] Otras estrategias de terapia génica han logrado reducir en el cerebro las proteínas relacionadas con la enfermedad (alfa-sinucleína) y reconstruir los circuitos, especialmente los motores. En un experimento notable, Michael Kaplitt y su equipo de la Universidad de Cornell utilizaron la terapia génica para modificar una región crítica del cerebro, de modo que empleara neurotransmisores inhibidores en lugar de los excitatorios naturales. En su ensayo, los pacientes que recibieron el tratamiento en el núcleo subtalámico mostraron una mejoría en sus síntomas motores.[7,8] Actualmente se están llevando a cabo varios ensayos iniciales de terapia génica, y es probable que este abordaje evolucione con rapidez como opción terapéutica para determinadas personas con mutaciones genéticas asociadas al párkinson.

Algunos científicos han apostado por los factores de crecimiento cerebral, algo así como un fertilizante para el cerebro. Sin embargo, Roger Barker y otros expertos creen que el futuro no está ahí, sino en guiar a las células madre hacia distintos destinos y en desarrollar y poner a prueba modelos de neurodegeneración cerebral. Si logramos avanzar y crear las herramientas que, según el investigador del MIT nacido en Texas, Ed Boyden, son necesarias para comprender el entorno celular, tendremos muchas más posibilidades de diseñar una solución.

Barker sostiene con firmeza que no hacen falta ensayos con miles de participantes para impulsar la medicina regenerativa. Pequeños estudios bien diseñados, realizados por consorcios diversos que integren investigadores jóvenes y veteranos, pueden resultar igual de fructíferos o incluso más. Dado que los modelos animales no han conseguido reproducir fielmente la condición humana, Barker propone pasar directamente a los ensayos en personas. Cree que probar el tratamiento con solo cinco pacientes durante cinco años puede ser tan revelador como hacerlo con cientos, y quizá incluso más seguro. Esta estrategia para regenerar los circuitos es viable y podría ofrecer resultados alentadores a largo plazo.

REPENSAR LA EDICIÓN GENÉTICA

Claire Clelland nació en Oakland, California, y pasó gran parte de su infancia en pequeños pueblos. De pequeña, se mudó con su madre y su hermano a Truckee, una localidad de menos de veinte mil habitantes, y más tarde se establecieron en Gold Hill, Oregón, que no llegaba al millar. En un sistema público de enseñanza más bien mediocre, Claire tuvo la suerte de encontrarse con profesores excepcionales. Le iba muy bien en ciencias y disfrutaba haciéndose preguntas como «¿qué es en realidad la conciencia?». Aquella curiosidad la llevó a estudiar filosofía y biología en la universidad. La primera le agudizó el pensamiento crítico; la segunda, le enseñó cómo funciona el mundo natural.

Claire se consideraba afortunada por haber terminado sus estudios durante la era de las células madre, cuando los principales científicos hablaban de reparar el cerebro de las personas enfermas. Se unió al laboratorio de Rusty Gage en la Universidad de California, San Diego, y en el Instituto Salk, y pronto consiguió una oportunidad que cambiaría su vida y le permitió combinar lo mejor de dos mundos.

Aprendió sobre la reparación cerebral junto a Rusty, con quien obtuvo su doctorado, y cursó además un máster en la Universidad de Cambridge bajo la dirección de Roger Barker, una de las figuras más prometedoras en el campo de la medicina regenerativa. Claire sabía que quería ayudar a los pacientes y, después de su doctorado, completó la carrera de Medicina en la Universidad de California, Los Ángeles.

Mientras tanto, al otro lado de la bahía, durante su residencia en la Universidad de California, San Francisco (UCSF), se estaba desarrollando en Berkeley una nueva tecnología llamada «CRISPR». Y justo al lado, en el Instituto Gladstone de la UCSF, Shinya Yamanaka acababa de recibir el Premio Nobel de Fisiología o Medicina por sus técnicas pioneras para obtener células madre pluripotentes inducidas. Claire se encontraba, literalmente, en el creciente fértil de la reparación cerebral.

Desde los comienzos de su carrera, comprendió que los modelos animales jamás lograrían reproducir fielmente las enfermedades humanas. Su estrategia era sencilla: usar la edición genética mediante CRISPR y la tecnología de células madre para modelar enfermedades humanas en el laboratorio.[9, 10, 11] La palabra «CRISPR» proviene de un acrónimo inglés «*clustered regularly interspaced short palindromic repeats*» (repeticiones palindrómicas cortas agrupadas y regularmente interespaciadas). La idea que sustenta esto es brillante: emplear una enzima que actúe como unas tijeras moleculares, capaces de cortar el ADN con precisión en un punto predeterminado, para desactivar un gen o incluso insertar uno nuevo.[12, 13, 14, 15, 16, 17, 18, 19, 20, 21, 22, 23, 24] Claire quiere repensar el uso de CRISPR y aplicarlo al tratamiento de las enfermedades cerebrales, aunque esto exigirá una experimentación extremadamente cuidadosa, ya que un solo error podría ser fatal.

Ella y otros especialistas creen que modificar de forma selectiva el ADN de los organismos vivos permitirá que, en el futuro, se puedan tratar trastornos neurológicos que van desde el párkinson hasta las demencias. CRISPR ha abierto la puerta a nuevos tratamientos contra el cáncer, se ha utilizado para tratar diferentes tipos de anemia, se ha probado en la enfermedad de células falciformes e incluso ha permitido convertir a los cerdos en donantes de órganos. También se ha usado para crear nuevas frutas, cambiar el color de las flores y erradicar mosquitos portadores de enfermedades. El uso de CRISPR para determinadas formas de párkinson podría hacerse realidad en un plazo de seis a diez años.

Albert Einstein temía que su trabajo pudiera desencadenar una revolución nuclear. Del mismo modo, Jennifer Doudna y Emmanuelle Charpentier —las científicas que recibieron el Premio Nobel por desarrollar la tecnología CRISPR— han expresado públicamente su preocupación por las implicaciones éticas de la edición genética. Tratar enfermedades humanas parece razonable; sin embargo, modificar de manera permanente la composición genética de una persona exige un diálogo profundo sobre las consecuencias de usar estas tijeras genéticas.[20, 25, 26, 27]

Recientemente, Claire y su doctoranda Sally Salomonsson revisaron las formas en que las terapias génicas basadas en CRISPR podrían repensarse, orientarse al bien común y convertirse en vías terapéuticas para tratar enfermedades neurológicas.[11] ¿Cómo funcionaría? Un posible tratamiento incluiría una «carga de edición génica CRISPR». El envase debería garantizar una administración segura y eficiente, en este caso dirigida al cerebro. Para que la terapia funcione, el método de administración y el vehículo de transporte deben ser tan precisos como el propio material de edición génica. Una vez en el cerebro, la carga de edición —las tijeras CRISPR— viajaría hasta un punto concreto del genoma. ¿Cómo sabría adónde ir? Contaría con un acompañante, una molécula conocida como «ARN guía», que actúa como mensajero. En conjunto, el ARN guía y las tijeras CRISPR efectuarían un corte en una secuencia concreta del ADN bicatenario, en el punto exacto donde se encuentra el gen diana.

Aunque la técnica CRISPR ha demostrado su eficacia en la anemia falciforme y la betatalasemia, debe someterse a ensayos y controles rigurosos para evitar inserciones o eliminaciones accidentales en secuencias de ADN similares. Una edición no intencionada puede tener consecuencias graves, como favorecer la futura aparición de un tumor. Por ello, los científicos insisten en que cada objetivo debe verificarse en el laboratorio mediante al menos dos métodos diferentes y que el sistema de administración debería poder autodestruirse o estar diseñado para descomponerse fácilmente en el organismo.

Claire explica que los avances más recientes en edición génica han cambiado las reglas del juego, haciendo que el proceso sea mucho más eficiente. La edición de bases puede emplearse cuando una única mutación en un gen —conocida como «mutación puntual»— se identifica como la causa de una enfermedad. También puede utilizarse para modificar la expresión de un gen y mejorar los síntomas de una enfermedad en concreto. Otra técnica más reciente consiste en usar plantillas predefinidas para crear eliminaciones precisas en el genoma. Este abordaje, conocido como «CRISPR con plantilla», tiene el potencial de inactivar uno de los dos genes de un par cuando este porta una variante dominante o de ganancia de función. El resultado es un producto génico modificado, con una nueva función molecular o un patrón distinto de expresión. CRISPR con plantilla también puede corregir una mutación puntual o sustituir una parte defectuosa del gen. Por último, esta estrategia puede utilizarse para tratar una enfermedad aumentando o potenciando la actividad de otro gen.[11]

Claire considera que el párkinson es una enfermedad ideal para aplicar la tecnología CRISPR. También cree que esta tecnología podría ayudarnos a responder preguntas esenciales, como si la sobreexpresión de alfa-sinucleína interviene en el desarrollo de la enfermedad, o si, por el contrario, potenciar la función normal de esta proteína podría convertirse en un tratamiento. Además, sostiene que CRISPR podría aplicarse para estudiar la misteriosa «propagación» de la proteína del párkinson (la alfa-sinucleína) por el cerebro.

¿Cómo probaremos terapias nuevas como CRISPR? Será fundamental saber cuándo aplicarlas y cuándo no hacerlo. En mutaciones genéticas asociadas al párkinson que provocan una pérdida de función celular, como las de los genes GBA o PRKN (otro gen poco común que también puede causar párkinson), estas terapias podrían ser más adecuadas en forma de terapia génica tradicional que mediante

CRISPR. Necesitamos repensar esta tecnología y diseñar una hoja de ruta clara y segura antes de aplicarla al tratamiento de la enfermedad de Parkinson.

REACTIVAR LAS TERAPIAS COMBINADAS

Cuando el químico Jerome Horwitz sintetizó por primera vez el compuesto AZT (zidovudina) en la década de 1960, sus expectativas estaban por las nubes. Su objetivo era frenar el material genético descontrolado que se acumulaba en el interior de las células cancerosas. El proyecto fracasó... o eso parecía. Treinta años después, el 26 de octubre de 1990, la Administración de Alimentos y Medicamentos de Estados Unidos (FDA) aprobó el AZT, pero no para tratar el cáncer. De la noche a la mañana, aquel compuesto se convirtió en la gran esperanza frente a una nueva enfermedad: el VIH/sida.[28, 29, 30] El fármaco «fallido» de Horwitz acabó allanando el camino para una nueva generación de terapias, y surgió de un lugar inesperado.

Al principio, el AZT constituyó un avance pequeño contra el VIH, ya que no era muy eficaz cuando se administraba en solitario. El virus del VIH resultó ser más astuto que el fármaco: mutaba y lograba esquivarlo. Todo cambió cuando comenzaron a aparecer otros medicamentos contra el virus. El gran momento de revelación llegó cuando los médicos empezaron a combinarlos en una terapia conocida como «terapia antirretroviral de gran actividad» (TARGA).[31, 32] Esta estrategia resultó ser eficaz porque atacaba al virus desde múltiples frentes: cada fármaco del cóctel actuaba sobre una fase diferente de su ciclo vital. Esa combinación hacía que al virus le costara adaptarse y permitía que el sistema inmunitario recuperara terreno. De la noche a la mañana, el VIH pasó de ser una sentencia de muerte a una enfermedad crónica con la que se podía vivir. Personas como Magic Johnson, la mítica estrella del baloncesto, que recibió su diagnóstico hace más de treinta años, siguen vivas y saludables gracias a la terapia combinada. Reconocer los resultados que se han logrado gracias a la aplicación de estos abordajes con el VIH será clave para el desarrollo de terapias combinadas para tratar la enfermedad de Parkinson.

Las terapias combinadas también han tenido éxito en el tratamiento del cáncer. Hasta los años sesenta, sobrevivir al cáncer era casi una rareza. El oncólogo Emil Freireich, del Instituto Nacional del Cáncer, era probablemente el menos indicado para cambiar esa historia. Este hombre, pionero de la quimioterapia, tenía fama de ser difícil y temperamental; trabajar con él era complicado, y compartir una habitación, aún más. El escritor Malcolm Gladwell lo describió como alguien «capaz de reunir la urgencia de quien ve morir a sus pacientes de leucemia y la obstinación necesaria para desafiar las ideas tradicionales». Sin embargo, el incansable oncólogo siguió trabajando hasta los noventa y tres años, cuando falleció a causa de complicaciones derivadas de una infección por COVID-19. Freireich propuso combinar cuatro fármacos de quimioterapia en un solo cóctel potente: una especie de torpedo químico dirigido contra las células cancerosas. Era un abordaje algo impreciso, diseñado para destruir la mayor cantidad de células malignas posibles sin matar al paciente. Sorprendentemente, este método agresivo —muy alejado del paradigma de un fármaco, un objetivo— funcionó. La tasa de supervivencia en leucemia pasó del 30 % al 90 % tras la introducción de esta combinación.[33, 34, 35, 36] Tanto el VIH como el cáncer nos dan una lección fundamental: la importancia de reconocer los beneficios de las terapias combinadas.

Al igual que ocurrió con la quimioterapia y el cáncer, numerosos estudios que comparan a los pacientes antes y después de la llegada de la levodopa han demostrado que la introducción de la sencilla terapia combinada de carbidopa y levodopa aumentó la esperanza de vida.[37, 38, 39, 40, 41, 42, 43, 44] Sin embargo, medio siglo después de aquel logro, no se ha conseguido avanzar más ni en la supervivencia ni en la modificación de la enfermedad.

¿Por qué recurrir a terapias combinadas para tratar el párkinson? La respuesta es sencilla: porque funcionan. Han funcionado en el párkinson, en el cáncer, en el VIH y en muchas otras enfermedades. Si pudiéramos activar las células para que resistieran la degeneración o la muerte, asestaríamos un golpe monumental a la enfermedad.

Lamentablemente, el exitoso modelo inicial de terapia combinada para el párkinson (la de carbidopa más levodopa) no tuvo continuidad en el desarrollo de otras combinaciones que ayudaran a aliviar los síntomas o frenar la progresión de la enfermedad. La carbidopa era necesaria para hacer llegar más dopamina al cerebro y reducir las náuseas y otros efectos secundarios. Y aunque desde la introducción de la levodopa (y posteriormente de su combinación con carbidopa) se han desarrollado más de una docena de tratamientos sintomáticos, seguimos necesitando desesperadamente una terapia que ralentice la evolución de la enfermedad. Por eso, el Plan para el Párkinson deberá reactivar las terapias combinadas.

Combinar dos abordajes puede sumar sus beneficios (1 + 1 = 2). Las terapias combinadas contra la tuberculosis, la lepra, el VIH o el cáncer han logrado ir más allá: han creado auténtica sinergia (1 + 1 = 3). Sin embargo, desde la terapia combinada más famosa de la historia, el Sinemet, el campo del párkinson no ha vuelto a apostar por este enfoque para modificar el curso de la enfermedad. Si construimos sobre el éxito de la carbidopa-levodopa y aprovechamos los avances logrados en el VIH y el cáncer, podremos —como dijo Winston Churchill— «sobreponernos a nuestros últimos reveses». Por supuesto, para lograrlo necesitaremos mejores fármacos que impulsen esas combinaciones, y confiamos en que esto pueda hacerse realidad en el horizonte de los próximos diez años o más.

IMPULSAR LA NANOMEDICINA

Cuando Raag Airan trabajaba en el laboratorio de Karl Deisseroth —uno de los padres de la optogenética—, su mentor intentó convencerlo de que se dedicara a la psiquiatría. Pero Raag sentía que su camino era la radiología: el lugar donde la tecnología podía impulsar la próxima generación de la medicina moderna. Allí comenzó a explorar cómo «liberar fármacos» para mejorar la vida de los pacientes. [45, 46, 47, 48]

Esta técnica de liberación controlada —o *drug uncaging*— consiste en introducir en el organismo una forma inactiva del medicamento —o «enjaulada»—, que después puede activarse o «liberarse» en el momento y el lugar precisos. Esta tecnología podría reducir los síntomas del párkinson, el dolor y muchas otras afecciones. [49, 50, 51, 52, 53, 54] Raag se siente especialmente atraído por ese control exacto sobre el tiempo y el sitio de activación, convencido de que, en un horizonte de una década o más, podría disminuir los efectos secundarios y cubrir necesidades terapéuticas todavía insatisfechas en la enfermedad de Parkinson.

El término «nanomedicina» se usa cada vez más en la medicina moderna, pero ¿qué significa exactamente? Procede del griego *nanos* («enano») y del latín *medicina*. ¿Y cuán pequeño es un «nano»? Equivale a una milmillonésima parte de un metro. Una nanopartícula de oro, a veces utilizada en medicina, mide aproximadamente una milésima del grosor de un cabello humano. La ventaja de las nanopartículas reside en que poseen una gran superficie en relación con su volumen, lo que les permite interactuar de formas nuevas en el entorno biológico. En el caso del párkinson, el interés en usar nanopartículas para administrar fármacos o modular circuitos cerebrales es enorme.

El dicho de que «las cosas buenas vienen en frascos pequeños» describe a la perfección a las nanopartículas. Son tan diminutas que pueden evadir el sistema inmunitario y permanecer más tiempo en el torrente sanguíneo que un fármaco sin encapsular. Por eso resultan más atractivas que muchas otras terapias, ya que no solo alcanzan el objetivo con mayor eficacia, sino que los científicos han diseñado versiones de liberación prolongada, algo muy prometedor en una enfermedad crónica como el párkinson.

Los estudios basados en la nanotecnología podrían sentar las bases de nuevas terapias para el párkinson. Los próximos esfuerzos de investigación deberán dar mayor protagonismo a la nanomedicina y centrarse en resolver los retos logísticos y metodológicos que aún dificultan su traslado a la práctica clínica.

A medida que la nanomedicina gana impulso en esta frontera tecnológica a diez años, surgen algunas preguntas fundamentales: ¿podrían usarse las nanopartículas para administrar tratamientos antioxidantes o antiinflamatorios?

¿Podrían diseñarse para transportar terapias génicas o ayudar a las tijeras del sistema CRISPR? ¿Podríamos utilizarlas para llevar los «fertilizantes neuronales» (factores neurotróficos) a regiones específicas? Tal vez algún día los científicos logren tratar y monitorizar el párkinson al mismo tiempo, y es posible que las nanopartículas sean las que abran ese camino.

ESTAR PREPARADOS

La palabra «ciencia» significa «conocimiento» y proviene del latín *scientia*. Pero la ciencia es más que conocimiento: la ciencia es comprensión. Y si hay algo que la ciencia no es, es serendipia. Pero cuando la serendipia se encuentra con la ciencia, los resultados pueden ser extraordinarios. Para aprovechar plenamente las fronteras del tratamiento del párkinson, debemos estar preparados cuando surja la oportunidad.

Christian Busch, de la Universidad de Nueva York y de la London School of Economics, atribuye a la serendipia «un papel decisivo en el éxito tanto de las personas como de las organizaciones». Aun así, reconoce que todavía falta claridad conceptual y estructura, lo que dificulta poder operativizar, validar y medir su aplicabilidad. Busch propone concentrarse en tres ámbitos para comprender mejor la serendipia: la iniciativa, la sorpresa y el valor. Los tres deben estar presentes para distinguirla de conceptos afines, como «la suerte o la innovación dirigida». Deberíamos prestar más atención a las ideas de su libro de 2020, *The Serendipity Mindset: The Art and Science of Creating Good Luck* («La mentalidad serendípica: El arte y la ciencia de crear buena suerte»), mientras avanzamos hacia las nuevas fronteras terapéuticas del párkinson.[55]

¿Cuál sería el plan de acción para los investigadores de laboratorio que buscan entender mejor la enfermedad de Parkinson? Primero, formular una buena pregunta. Después, lograr entender los motivos. Y, por último, realizar experimentos cuidadosos; primero en el laboratorio y luego en humanos. Pero ¿y si pudiéramos ampliar este método científico clásico para incluir la serendipia? ¿Y si fuera una oportunidad más?

Cuando la serendipia se manifiesta en medicina, suele hacerlo de tres maneras: (1) cuando un fármaco administrado para un fin revela de forma accidental otro beneficio o una nueva indicación, (2) cuando se descubre algo valioso sin haberlo buscado, (3) cuando un razonamiento erróneo conduce, inesperadamente, a un hallazgo importante. Debemos estar preparados para reconocer las tres formas si algún día se presentan.

En los años sesenta, la amantadina, una solución cristalina incolora, se empleaba habitualmente para prevenir y tratar la gripe. Casi la mitad de las personas que participaron en los primeros estudios gripales obtuvieron beneficios, y los virólogos observaron que el fármaco actuaba como un «campo de fuerza» alrededor de las células humanas. En 1966, la FDA aprobó rápidamente la amantadina por su eficacia frente a la variante asiática del virus de la gripe, y una década más tarde también contra la gripe A. El medicamento se utilizó como antiviral durante unos cuarenta años, hasta que las mutaciones acumuladas del virus acabaron por hacerlo ineficaz. Pero en 1969, la serendipia volvió a manifestarse: la amantadina demostró ser eficaz contra la enfermedad de Parkinson, y es un tratamiento que sigue utilizándose hoy en día, cincuenta y cinco años después, incluso desde hace más tiempo que la levodopa.[56]

En abril de 1968, una mujer con párkinson tomó amantadina para tratar la gripe, y de aquel hecho nació una historia asombrosa: sus síntomas de párkinson mejoraron notablemente. Cuando dejó el medicamento, los síntomas reaparecieron de inmediato. Su médico,

Robert Schwab, neurólogo de Harvard y marinero aficionado, fue el hombre perfecto para aquel momento.

Schwab era un «narrador incomparable: jamás buscaba el protagonismo ni resultaba agresivo o inseguro».[57] Realizó numerosas «observaciones casuales», aunque en realidad ninguna fue completamente accidental. Eran fruto de una mente atenta, capaz de reconocer lo inesperado y de llevarlo más allá. ¿Cuál era el secreto de Schwab? El propio médico demostró que «una persona sabia e ingeniosa, empleando técnicas sencillas y aspirando a cuantificar, puede, mediante nuevas ideas y perspectivas en su práctica clínica, abrir áreas de investigación y de aplicación aún inexploradas». En el ámbito del párkinson, además de en el uso de la amantadina, fue pionero también en el uso de la apomorfina intravenosa, una sustancia que estimula los receptores de dopamina y revierte rápidamente los síntomas. Schwab reconoció este efecto mucho antes de que se «valorara el uso de la L-DOPA», y no fue hasta 2004 cuando el mundo se puso a su altura, con la aprobación de las inyecciones de hidrocloruro de apomorfina por parte de la FDA.

Si bien la compañía farmacéutica Smith, Kline & French tenía los derechos de la amantadina, ellos aceptaron que Schwab la probara en diez pacientes. Siete de ellos mejoraron. En cuestión de meses, realizó un ensayo clínico formal que confirmó los resultados iniciales. Incluso llegó a elaborar un protocolo para clasificar los casos ambiguos y difíciles, en el que, sin consentimiento, utilizó un placebo. Schwab concluyó que alrededor de dos tercios de sus pacientes con párkinson mejoraban al recibir amantadina.[58, 59, 60, 61]

Tras la publicación de su estudio, la American Neurological Association, la principal sociedad neurológica de aquel entonces, elogió su trabajo en su publicación *Transactions,* donde destacaron la importancia del «efecto terapéutico inesperado y fortuito de la amantadina». Los autores fueron reconocidos por su observación serendípica y su seguimiento sistemático, que condujo a «añadir un nuevo fármaco a nuestro arsenal terapéutico». Cinco años después de aquel primer hallazgo fortuito en una sola paciente, la FDA aprobó la amantadina para el tratamiento del párkinson.

Hoy en día, la amantadina sigue recetándose ampliamente para tratar los temblores y otros síntomas motores del párkinson. Sin embargo, su mayor aporte se produjo en un segundo golpe de serendipia. Casi al mismo tiempo que la amantadina, la introducción de la levodopa revolucionó el tratamiento del párkinson a finales de los años sesenta y principios de los setenta. Pero pocos años después aparecieron efectos secundarios asociados a su uso prolongado, entre ellos unos movimientos involuntarios que pueden parecer una especie de baile. Desconcertados, los médicos descubrieron que al añadir amantadina a la levodopa, esos movimientos se reducían o incluso desaparecían. Aquel fenómeno, tiempo después, recibió un nombre: discinesia.

Desde las primeras descripciones de cómo la amantadina atenuaba la discinesia, numerosos ensayos clínicos multicéntricos, doble ciego, aleatorizados y controlados con placebo han confirmado su capacidad para suprimir la aparición de la llamada «discinesia disco».[62, 63, 64, 65, 66, 67, 68] Hoy, más de cincuenta años después de su introducción como tratamiento contra la gripe, la amantadina sigue siendo el mejor fármaco disponible para tratar la discinesia asociada al párkinson. La doble serendipia que supuso el descubrimiento de la amantadina —tanto para el tratamiento primario de la enfermedad como para aliviar los efectos secundarios relacionados con la levodopa— ha dejado un valioso rastro para que los científicos sigan su pista en la búsqueda de nuevos objetivos y terapias.

¿Podemos enseñar a los clínicos y a los investigadores a buscar o estar preparados para la serendipia? La respuesta es «sí». El escritor y divulgador David Perell sostiene en su blog que «la serendipia es un estado mental, y por tanto puede aprenderse». El investigador Christian Busch lo expresa con más contundencia: lo que se necesita es «dar sentido a los acontecimientos, debatir sobre ellos y teorizarlos».[55] En definitiva, la serendipia puede cultivarse. Comenzamos a entender «cómo, cuándo y por qué factores puede aprovecharse el valor de lo inesperado». El mejor ejemplo en el contexto del párkinson puede encontrarse en el obituario de Robert Schwab, donde se decía que «la serendipia, para él, era la muestra de que el azar favorece a las mentes que están preparadas».

REVITALIZAR A UNA NUEVA GENERACIÓN

Joe Jankovic nació en el oeste de Checoslovaquia, una región que hoy en día es más conocida por sus jugadores de *hockey* que por sus médicos. Su padre murió de tuberculosis cuando él tenía apenas dos años, y su madre fue superviviente de Auschwitz. Como Joe había crecido en Checoslovaquia en una familia judía de escasos recursos, sus posibilidades de entrar en la facultad de medicina eran prácticamente nulas, así que decidió centrarse en la ingeniería y el piano.

En 1965, con diecisiete años y casi sin hablar inglés, su tío lo invitó a pasar una semana de vacaciones en Estados Unidos. En cuanto logró cruzar el telón de acero, ya no volvió a mirar atrás. Lo adoptó una familia en Phoenix, Arizona, y décadas más tarde hizo su regreso triunfal a Checoslovaquia, tras la caída del muro de Berlín. Para entonces, ya era médico, profesor de neurología, autor de más de mil publicaciones científicas y un experto de renombre mundial en el ámbito de la enfermedad de Parkinson.

Cuando le preguntan dónde invertir para «desarrollar nuevas terapias contra el párkinson», la respuesta de Joe es clara y directa: hay que formar a la siguiente generación de clínicos, investigadores clínicos y científicos. Hay que crear oportunidades para ellos, como en su día alguien la creó para él. Cada año, solo unos cincuenta especialistas en párkinson completan su formación en Estados Unidos. Y no es suficiente. Si no fomentamos y formamos a la nueva generación, tendremos cada vez más obstáculos en nuestra lucha contra el párkinson.

REINVERTIR NUESTRO DINERO

Durante el último año hemos dedicado la mayor parte de nuestro tiempo a entrevistar a personas y preguntarles dónde deberíamos apostar para impulsar nuevas terapias contra la enfermedad de Parkinson. Para nosotros, el primer paso es ensanchar el embudo y financiar más investigación. Nuestra campaña de la «tarjeta roja», que presentamos en nuestro anterior libro, *Ending Parkinson's Disease*, inundó la Casa Blanca con miles de postales reclamando multiplicar por diez la inversión en investigación sobre el párkinson. Debemos redoblar ese objetivo. Al mismo tiempo, tenemos que aprender a valorar y aceptar el fracaso. Necesitamos muchos más fracasos para alcanzar los éxitos a los que aspiramos.

En colaboración con muchos socios, luchamos intensamente por la aprobación del National Plan to End Parkinson's Act (Ley Nacional para Poner Fin a la Enfermedad de Parkinson). Su promulgación en 2024 supuso un reconocimiento enorme a todos esos esfuerzos y un paso crucial para atraer la atención y los fondos necesarios para hacer avanzar la investigación. Pero el trabajo no ha terminado, apenas acaba de empezar.

Debemos invertir mucho más en investigación centrada en la prevención, ya que, sorprendentemente, solo unos pocos céntimos de cada dólar se destinan hoy a este fin. No tiene sentido financiar solo nuevos tratamientos, sobre todo si el mejor tratamiento posible es la prevención. También debemos apoyar la formación de más investigadores jóvenes interesados en desentrañar los motivos del párkinson. Una vez que logremos entender el porqué, las terapias llegarán por sí solas.

Asimismo, debemos financiar el desarrollo de más herramientas y mejores sistemas de administración de las terapias, así como perfeccionar las técnicas para crear minicerebros en el laboratorio, que nos permitirán avanzar con mayor rapidez. Necesitamos invertir en mejorar los modelos de atención, formar a más especialistas y crear figuras que acompañen y orienten a los pacientes. Y en esa búsqueda, no debemos olvidar a quienes conviven hoy con la enfermedad.

Uno de nuestros mentores, Mahlon DeLong, comprendía que su hipótesis seminal sobre los circuitos implicados en el párkinson debía —y merecía— ser perfeccionada e incluso, algún día, reemplazada. Esa es la actitud que todos deberíamos adoptar si queremos seguir impulsando la ciencia y atraer a las nuevas generaciones. Debemos cuestionar por qué fracasan los ensayos clínicos, seguir el ejemplo del

VIH y del cáncer y redoblar la apuesta por las terapias combinadas. Tenemos que ampliar nuestra labor actual, desde biomarcadores hasta fármacos, desde el microbioma hasta la estimulación eléctrica, y desde las vacunas hasta la inmunoterapia. Debemos fomentar terapias innovadoras y no convencionales, como reutilizar fármacos antiguos, desarrollar otros nuevos, regenerar circuitos, rejuvenecer células madre, repensar la edición genética, impulsar la nanomedicina y reconocer el papel de la serendipia. Necesitamos valentía para abrirnos a lo que está «más allá», y estar listos para actuar cuando la serendipia se presente.

CONCLUSIÓN

10

EL PLAN

El secretario de Salud y Servicios Humanos [...] llevará
a cabo un proyecto nacional destinado a prevenir
y curar el párkinson, aliviar sus síntomas
y frenar o detener su progresión.

National Plan to End Parkinson's Act [Ley Nacional
para Poner Fin a la Enfermedad de Parkinson] [1]

En el Día Mundial del Párkinson, celebrado en abril de 2023, la congresista Jennifer Wexton hizo público su diagnóstico de la enfermedad. «Quiero que este diagnóstico sirva para hacer el mayor bien posible», declaró.[2] Cinco meses más tarde, anunció que su diagnóstico había cambiado a parálisis supranuclear progresiva (PSP), «una especie de párkinson superpotenciado».[2] Wexton, exfiscal y exjueza (véase la ilustración 1), entró en el Congreso en 2018 motivada por la lucha contra el cáncer infantil, después de que una niña de su comunidad en el norte de Virginia muriera por un tumor cerebral.[2] Aunque la causa de su trastorno parkinsoniano es incierta, Wexton —madre de dos hijos— había vivido cerca de un vertedero, y no puede evitar preguntarse si la contaminación del lugar contribuyó a su enfermedad.

La dolencia le ha arrebatado buena parte de su movilidad y su habla, pero ha fortalecido su determinación. Fue una de las impulsoras del proyecto National Plan to End Parkinson's Act copatrocinado junto al doctor Emmanuel Bilirakis, y aprobado en la Cámara de Representantes de Estados Unidos por 407 votos a favor y solo 9 en contra.

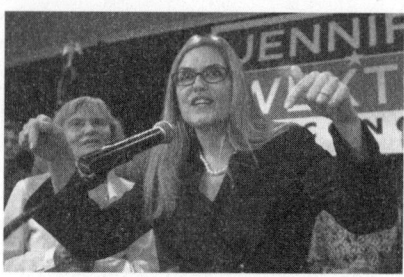

Ilustración 1. Jennifer Wexton tras ser elegida para el Congreso en 2018. Fotografía de Andrew Caballero-Reynolds/AFP vía Getty Images.

Wexton, que siguió activa en el Congreso hasta su retirada en 2025, utiliza un *software* de conversión de texto a voz para comunicarse. Tres días después de pronunciar un emotivo discurso en nuestro Simposio, «Cerebro y medio ambiente», celebrado en Washington D. C. el 20 de mayo de 2024, el Senado aprobó por unanimidad el proyecto, y el presidente Joe Biden lo promulgó como ley. Gracias a ella, el Gobierno federal elaborará por primera vez un plan nacional para prevenir y curar la enfermedad.

En los capítulos anteriores hemos expuesto la justificación y los elementos esenciales de nuestro «PLAN». Aquí reunimos esas piezas en una estrategia integral, no solo para el Gobierno, sino para todos nosotros (véase la ilustración 2).

PREVENIR

Los productos químicos en los alimentos, el agua y el aire son omnipresentes, y muchos están favoreciendo el aumento de los casos de párkinson. La mayoría se ingieren o se inhalan, y la patología de la enfermedad probablemente comienza en el intestino o en la nariz. Estas sustancias comparten un rasgo común: dañan las partes de la célula encargadas de producir energía, esenciales para la salud de las neuronas que fabrican dopamina. Aunque todavía queda mucho trabajo por hacer, los estudios epidemiológicos han vinculado estas sustancias con el párkinson en humanos, y la investigación en animales de laboratorio ha confirmado esta relación.

En «Las 25 medidas contra el párkinson» detallamos las recomendaciones que cada persona puede poner en práctica para reducir su riesgo o, si ya padece la enfermedad, posiblemente ralentizr su progresión. Sin embargo, nuestro entorno refleja sobre todo decisiones colectivas, tomadas por comunidades y naciones, no por individuos.

EL PLAN para el Párkinson

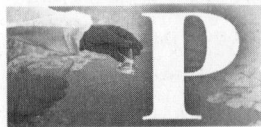

Prevenir
- Dimensionar la enfermedad
- Prohibir sustancias químicas peligrosas
- Garantizar el acceso a la información
- Crear escuelas libres de pesticidas

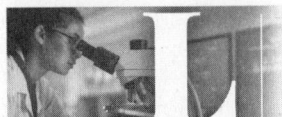

Lograr entender
- Aprobar la Ley de Cerebros Saludables (Healthy Brains Act)
- Reconocer que el párkinson tiene múltiples causas
- Evaluar los factores genéticos y ambientales
- Medir los químicos que llevamos dentro

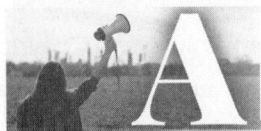

Amplificar
- Garantizar el acceso universal a la levodopa
- Garantizar que los seguros médicos incluyan la telemedicina como parte de la cobertura básica
- Duplicar la cantidad de Centros de Excelencia
- Reducir el estigma del párkinson

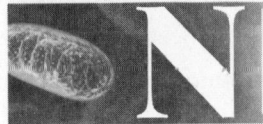

Navegar
- Aumentar drásticamente la financiación de la investigación sobre el párkinson
- Apostar por el éxito
- Pensar en grande, invertir en lo nano
- Repensar la regeneración

Ilustración 2. Resumen del PLAN.

En función de eso, presentamos la pirámide de prevención del párkinson (véase la ilustración 3), que resalta las acciones que pueden emprender las personas, las comunidades y los países para prevenir la enfermedad.

ACCIÓN GLOBAL

1. Dimensionar la enfermedad

Lo que se dimensiona, se gestiona.[3] En este momento ni siquiera podemos dimensionar los aspectos más básicos del párkinson: cuántas personas lo padecen y cuántas lo están desarrollando. No es de extrañar, por tanto, que la situación esté fuera de control.

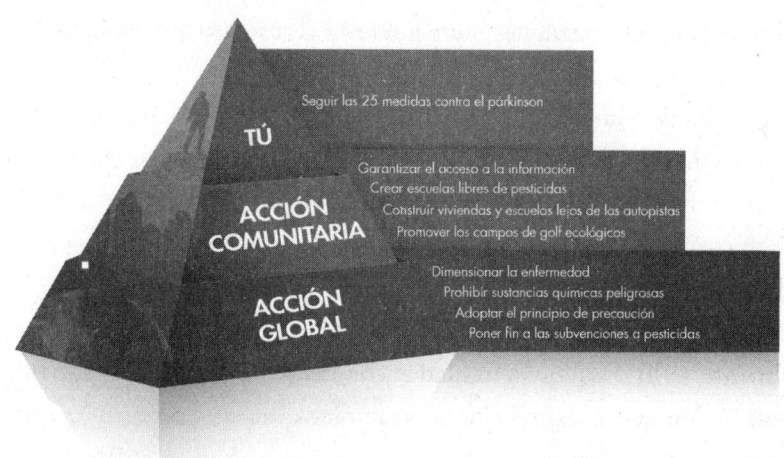

Ilustración 3. Pirámide de prevención del párkinson.

No sabemos cuántas personas viven con la enfermedad actualmente, en el mundo ni en ningún país, estado, provincia o ciudad. Las cifras que aparecen en este libro se basan a menudo en modelos con múltiples fuentes, como revisiones de historiales médicos, bases de datos de seguros de salud o análisis combinados de distintos estudios. Por ejemplo, una estimación reciente de la prevalencia del párkinson en Estados Unidos (930 000 personas afectadas en 2020) se basó en datos de diversos estudios.[4]

La variabilidad entre esos cálculos era considerable: un 50 % en el caso de las mujeres y el doble en los hombres.[4]

Además, nadie sabe cuántos estadounidenses fueron diagnosticados por primera vez con párkinson en 2024, y los investigadores tienen aún menos certeza sobre cuántos casos siguen sin diagnosticar. La última vez que se comprobó fue en 1978, cuando un estudio en el condado de Copiah, Misisipi reveló que el 42% de las personas identificadas con la enfermedad desconocían que la padecían.[5] Hoy en día, como señala la epidemióloga Allison Willis, una de las expertas más reconocidas del campo, esa cifra podría seguir siendo elevada. Las personas expuestas a contaminantes ambientales, como los agricultores, suelen sufrir otras enfermedades incapacitantes, tienen menor acceso a la atención médica y, en consecuencia, no se contabilizan adecuadamente.

La falta de datos no es solo un problema de Estados Unidos: ningún país dispone de cifras fiables. Ni siquiera el estudio Global Burden of Disease, financiado por la Fundación Bill y Melinda Gates y considerado la fuente más exhaustiva sobre carga mundial de enfermedades, ha publicado estimaciones sobre el número de casos nuevos (incidencia). Solo unos pocos estudios han analizado las tendencias en la incidencia, y normalmente se limitan a comunidades concretas, como Rochester, Minnesota.[6,7] Aunque estos trabajos aportan datos valiosos, sus conclusiones no pueden generalizarse, ya que las causas del párkinson en Rochester probablemente difieren de las de Los Ángeles o Dyersville (Iowa).

Si realmente queremos prevenir y, algún día, erradicar el párkinson, debemos empezar por medirlo correctamente, de forma amplia y sistemática.

2. Prohibir sustancias químicas peligrosas

Durante sesenta años, el paraquat y el clorpirifós se han utilizado para eliminar malezas e insectos.[8] Los riesgos para la salud de ambos pesticidas están bien documentados, y muchos países los prohibieron hace ya tiempo. Es hora de que Estados Unidos haga lo mismo. En 2021, la Agencia de Protección Ambiental (EPA) emitió una norma que prohibía de facto el clorpirifós. Sin embargo, dos años después, un tribunal de apelaciones anuló esa decisión, lo que permitió que se siguiera utilizando en alimentos de consumo humano.[8] Estos litigios —en su mayoría promovidos por los propios fabricantes del pesticida— no son nuevos. Cuando la EPA anunció la prohibición del DDT en 1972, ya se enfrentaba a grandes batallas legales.[8]

En diciembre de 2024, la EPA prohibió también el tricloroetileno (TCE) y el percloroetileno (PCE). Pero en enero de 2025, esa medida quedó suspendida temporalmente debido a una congelación regulatoria.[9] El TCE, sintetizado por primera vez en el siglo XIX, provoca cáncer y probablemente ha contribuido al desarrollo del párkinson durante más de un siglo. El PCE probablemente ha tenido efectos similares. La toxicidad del TCE se conoce desde hace al menos noventa años.[10] Existen alternativas más seguras para los procesos de desengrasado industrial y limpieza en seco promovidas por varias empresas;[11,12] es hora de que se pongan verdaderamente a prueba, en Estados Unidos y en el resto del mundo.

3. Adoptar el principio de precaución

En 1998, un grupo de treinta y cinco científicos, juristas, ecologistas y responsables políticos se reunió durante tres días en Racine, Wisconsin, a orillas del lago Míchigan. Les preocupaban las sustancias tóxicas y que la regulación vigente entonces «no protegiera adecuadamente la salud humana ni el medio ambiente».[13,14] En lugar de reaccionar cuando el daño ya estaba hecho, defendieron la necesidad de aplicar el principio de precaución: cuando una actividad entraña amenazas para la salud humana o el medio ambiente, deben adoptarse medidas preventivas aunque no existan pruebas científicas concluyentes sobre la relación causa-efecto.

En este contexto, la carga de la prueba debería recaer en quien promueve la actividad, y no en el público.[14,15]

Como dijo el sargento retirado Jerry Ensminger, cuya hija Janey murió de leucemia en Camp Lejeune: «El beneficio de la duda debe estar del lado de la gente, no del químico».[16] Este principio obligaría a garantizar la inocuidad de las sustancias antes de su introducción en el entorno, en lugar de exigir a la comunidad científica o a las autoridades sanitarias que demuestren su toxicidad una vez comercializadas.

Antes de aprobar un nuevo medicamento, la Administración de Alimentos y Medicamentos de Estados Unidos (FDA) exige que el fármaco sea seguro y eficaz. La responsabilidad de demostrarlo recae en la empresa o patrocinador, que se beneficia si lo logra. Este modelo lleva funcionando con éxito desde 1962. Ha llegado el momento de aplicarlo también a la industria química.

4. Poner fin a las subvenciones a los pesticidas

El gobierno federal de Estados Unidos destina unos 15 000 millones de dólares al año en subvenciones agrícolas.[17] La mayor parte va a la agricultura convencional, que depende del uso de pesticidas.[18] En dicho país, los dos cultivos más subvencionados son el maíz y la soja,[19] y, según el Servicio Geológico de Estados Unidos, el paraquat es el pesticida más pulverizado en esos campos.[20] En la práctica, miles de millones de dólares públicos están financiando la producción de cultivos tratados con millones de kilos de paraquat.[19,20]

El Departamento de Agricultura dispone de algunos programas para incentivar la agricultura ecológica. Sin embargo, este incentivo supone apenas un 1 % del presupuesto destinado a las explotaciones que emplean pesticidas.[21] Si vamos a subvencionar la agricultura, deberíamos apoyar programas que mejoren (y no perjudiquen) la salud de los agricultores, las comunidades rurales y los consumidores.

ACCIÓN COMUNITARIA

5. Garantizar el acceso a la información

Según *The Guardian*, el fabricante del paraquat promovió una campaña bajo el lema «libertad para vender» con el fin de proteger las ventas de su producto estrella.[22] Si las empresas tienen la libertad de vender, los ciudadanos deberían tener la libertad de saber.

Uno de los mayores escándalos del caso Camp Lejeune fue que, incluso después de que el Cuerpo de Marines supiera de la contaminación, se negó a informar a las personas que habían servido allí. Según un investigador, «desde la detección en 1980 hasta el mandato del Congreso en 2007, el Cuerpo de Marines hizo poco o nada para notificar a los veteranos y a sus familias los posibles riesgos para la salud, y no reveló por completo la magnitud de la contaminación».[23] Como resultado, muchos enfermos fueron diagnosticados de cáncer en fases mucho más avanzadas de lo que habría sido posible. Una tragedia ya enorme se agravó por negarse a afrontar la verdad.

Esa misma verdad se oculta también a la población civil. Como se ha explicado antes, muchos habitantes de zonas urbanas o suburbanas viven o vivieron cerca de una tintorería. Ray, uno de los autores, fue uno de ellos. Mientras estudiaba en la facultad de medicina, vivió con su familia en un edificio de Filadelfia ubicado sobre una tintorería. Veinticinco años después, Ray llamó al local y se tranquilizó al saber que solo era una tienda, y que la limpieza se realizaba en otro lugar. No todos corren la misma suerte.

De Hopewell Junction, Nueva York, a Mountain View, California, muchos residentes han vivido durante años sobre suelos contaminados con TCE sin saberlo.[24, 25, 26, 27] Miles de personas viven, trabajan o estudian cerca de lugares tóxicos sin ser conscientes del peligro. Esos sitios no están señalizados ni vallados, y los riesgos son invisibles.

Durante años, Ray pasaba en coche junto a cuatro lugares incluidos en el programa Superfund, a menos de diez minutos de su casa, sin saber que el suelo y las aguas subterráneas contenían TCE y PCE. En uno de ellos —una antigua planta de impresión y galvanoplastia en los suburbios de Pittsford, Nueva York— los niveles de contaminación podían superar los de Camp Lejeune.[28] Y casi nadie lo sabía, probablemente desde hacía décadas.

Hoy, muchos residentes de Love Canal, Nueva York —el primer emplazamiento Superfund del país—, ignoran por completo su pasado tóxico o si aún persiste la contaminación.[29]

Esto debe terminar. Las personas que viven, trabajan o estudian cerca de un emplazamiento contaminado deberían ser notificadas de forma regular (por ejemplo, cada año) sobre su proximidad a un lugar tóxico o incluido en el programa Superfund, y dichos lugares deberían estar claramente señalizados. Además, las organizaciones —desde campos de golf hasta escuelas y municipios— que liberan sustancias químicas al medio ambiente deberían estar obligadas a informar públicamente de ello. En Estados Unidos, las grandes empresas ya deben hacerlo conforme a la Ley de Planificación de Emergencias y del Derecho a Saber de la Comunidad; ampliar esa obligación sería perfectamente posible.[30,31] De esa forma, los ciudadanos podrían decidir si la liberación de químicos está justificada, analizar sus hogares o pozos y proteger su salud y la de sus familias.

6. Crear escuelas libres de pesticidas

En 1998, Robina Suwol dejó a su hijo Nicholas, alumno de preescolar, en la escuela Sherman Oaks Elementary, de Los Ángeles. Justo cuando Nicholas se daba la vuelta para despedirse de su madre, una nube de herbicida rociada por un operario vestido con un traje protector lo envolvió por completo. El niño exclamó: «¡Sabe asqueroso!», y empezó a jadear. Le preguntó a su madre si volvería a pasar, y ella le prometió que no.[32,33,34,35]

Dos años más tarde, impulsada por el activismo de Suwol, la legislatura de California aprobó la Healthy Schools Act (Ley de Escuelas Saludables). Esta norma exige que todas las escuelas públicas de nivel inicial a secundario y centros de educación infantil autorizados elaboren programas para reducir al mínimo el uso de productos químicos y se centren en retirar maleza y plantas muertas, y usar trampas. La ley prohíbe los pesticidas de alto riesgo en escuelas y parques colindantes, y establece que los centros que empleen pesticidas deben notificarlo cada año a los padres.[36] Esta ley del «derecho a saber» debería servir de modelo para todos los centros educativos, dentro y fuera de Estados Unidos.[35]

7. Construir viviendas y escuelas lejos de las autopistas

En California, las autoridades que se encargan de monitorizar la calidad del aire recomiendan construir viviendas al menos a 150 metros de las autopistas.[37] Sin embargo, más de un millón de californianos del sur viven dentro de esa distancia, y otro millón, a menos de 300 metros.[38] Según informó *Los Angeles Times* en 2017, Mike Sánchez, su esposa y sus dos hijas pequeñas viven a apenas treinta metros de una autopista. Aunque Sánchez dudaba de comprar una casa tan cerca del tráfico, reconoció que fue «uno de los sacrificios que hicimos para tener un hogar nuevo».[38,39]

Al menos, la familia Sánchez vive cerca de una sola autopista. Otros viven entre dos. En una nueva urbanización situada entre las autopistas Hollywood (101) y Harbor (110), los residentes agradecen la practicidad de la ubicación, pero no la contaminación. Una vecina afirma que, cuando sale al balcón de su cuarto piso con vistas a la autopista, «los pies se le ponen negros».[38] Y es poco probable que el hollín solo le afecte a los pies. Numerosos estudios internacionales han demostrado que vivir en zonas con altos niveles de contaminación derivada del tráfico aumenta el riesgo de desarrollar párkinson, por no hablar del alzhéimer.[40, 41, 42, 43, 44, 45, 46]

En Estados Unidos, sesenta millones de personas —una quinta parte de la población— viven cerca de carreteras con altos niveles de contaminación atmosférica. Y quienes menos recursos tienen para protegerse son, en muchos casos, los más expuestos. Según un estudio reciente, «las minorías raciales o étnicas y los grupos con menores ingresos en Estados Unidos presentan un mayor riesgo de muerte por exposición [a material particulado] que el resto de la población».[47]

El problema es global. En Canadá, diez millones de personas, casi un tercio de la población, viven cerca de carreteras contaminadas.[48] En Nueva Delhi, India, el 41 % de la población está expuesta a la contaminación del aire causada por el tráfico. En Pekín, la cifra asciende al 66 %. Las ciudades europeas presentan cifras aún más preocupantes: en París, el porcentaje alcanza el 67 %, y en Barcelona, llega a un asombroso 96 %.[49]

Las escuelas también corren riesgo. Como hemos visto en el caso de Ciudad de México, la contaminación del aire siembra las raíces del párkinson desde edades muy tempranas. Debemos proteger a los niños, especialmente vulnerables por su tamaño, su etapa de desarrollo, su mayor nivel de actividad y su ritmo respiratorio más elevado.[37,48] El material particulado procedente de los coches no se queda en la puerta del colegio, sino que termina llegando a las aulas.[37] Si la escuela de tus hijos se encuentra cerca de una autopista o en una zona contaminada, la EPA recomienda instalar barreras junto a las carreteras (muros de gran altura) y plantar vegetación, medidas que pueden reducir la contaminación a sotavento hasta en un 60 %. Además, mantener las ventanas cerradas y mejorar los sistemas de filtración del aire puede disminuir la exposición al material particulado entre un 80 % y un 90 %.[37] Sea cual sea la situación, los centros educativos pueden tomar medidas para reducir la exposición de niños y adultos a la contaminación del aire y así favorecer vidas más largas y saludables.

8. Fomentar los campos de golf ecológicos

Para muchos, el golf es un deporte maravilloso: se practica al aire libre, favorece la amistad y la convivencia y requiere actividad física. Pero no debería contribuir al desarrollo del párkinson entre quienes trabajan, juegan o viven cerca de los campos. Los campos de golf ecológicos, libres de pesticidas, empiezan a multiplicarse aunque, según un artículo publicado en *Golf* en 2021, solo uno en el mundo es completamente orgánico: el Vineyard Golf Club, en Martha's Vineyard.[50] Los vecinos de la isla exigieron que fuera así, porque no querían exponerse a sustancias químicas ni a contaminar el único acuífero de la zona.[50]

Otros campos, como el Laurelwood, en Eugene, Oregón, han reducido drásticamente el uso de pesticidas. En el mismo artículo, Olivia White, jugadora universitaria de la generación Z, concluía: «Quizá la lección más importante es que la voz de la comunidad cuenta: el Vineyard Golf Club nunca habría sido ecológico sin la presión de sus vecinos. Los golfistas —y también quienes no lo son— tienen el poder de exigir más a los campos que disfrutan, sabiendo que sus exigencias son realistas».[50]

LOGRAR ENTENDER

Existen muchas preguntas sin respuesta sobre los orígenes de la enfermedad de Parkinson, y muchas de ellas podemos abordarlas. Necesitamos reorientar el pensamiento científico «hacia el origen», es decir, centrarnos en el comienzo de la enfermedad en lugar de hacerlo en su fase final.

9. Aprobar el proyecto de ley Healthy Brains Act (Ley de Cerebros Saludables)

Los congresistas Gus Bilirakis y Jennifer Wexton reconocen la necesidad de cambiar nuestra forma de pensar la enfermedad, así que en 2024 presentaron el proyecto de ley Healthy Brains Act (Ley de Cerebros Saludables). Este proyecto crearía el primer programa destinado a estudiar la relación entre los factores ambientales y todas las enfermedades neurodegenerativas, como el párkinson, la parálisis supranuclear progresiva (PSP) y la esclerosis lateral amiotrófica (ELA).

La investigación orientada a identificar las causas de fondo del párkinson sigue prácticamente sin financiarse. Solo dos céntimos de cada dólar destinado a la investigación sobre la enfermedad se invierten en prevención (véase la iustración 4).[51, 52, 53, 54, 55] En Miami, se venden viviendas por más dinero del que Estados Unidos destina cada año a prevenir el párkinson.[56,57]

Solo 2 centavos
de cada dólar destinado a investigación
se invierten en prevención

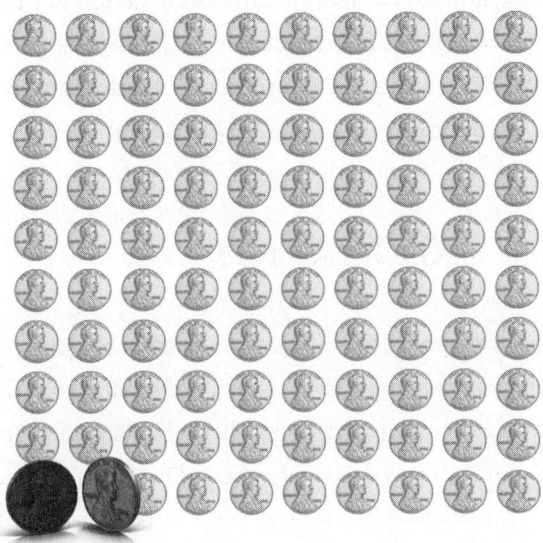

Ilustración 4. Proporción de la financiación destinada a la investigación del párkinson que se dedica a la prevención.

Al presentar la legislación, el congresista Bilirakis declaró: «Sabemos que la investigación es clave para comprender mejor las enfermedades y abre la puerta al desarrollo de tratamientos más eficaces y posibles curas». Por su parte, la congresista Wexton añadió: «Nos queda mucho por hacer para entender cómo prevenir estas enfermedades». El proyecto bipartidista reserva 50 millones de dólares precisamente para ese fin.[58,59]

10. Reconocer que el párkinson tiene múltiples causas

Debemos entender que la enfermedad de Parkinson no es una sola, sino muchas enfermedades de Parkinson.[60] Como ocurre con el cáncer de mama, que puede deberse a productos químicos, radiación, genética u otros factores,[61] el párkinson también tiene múltiples orígenes.

Ahora también sabemos que, en muchos casos, el párkinson no se origina en el cerebro, sino fuera de él. Es el momento de estudiar el cuerpo entero de las personas afectadas.[62] Esto puede hacerse mediante técnicas de imagen, como las que emplea el doctor Per Borghammer y su equipo en Dinamarca, o mediante el examen patológico de los cuerpos (y cerebros) tras el fallecimiento. Probablemente haya pistas valiosas en el intestino y en la nariz de los pacientes, pero también en el corazón, la piel, los pulmones, los riñones y otros órganos que podrían verse afectados por sustancias químicas como el TCE. Si analizamos metódicamente el organismo completo y mapeamos los cambios a lo largo del tiempo, podremos recomponer el rompecabezas del párkinson y descubrir todos sus verdaderos orígenes.

11. Evaluar los factores genéticos y ambientales

Fumar causa cáncer de pulmón, pero solo alrededor del 10 % de los fumadores lo desarrollan.[63] Tiene que haber otros factores que determinen quién enferma y quién no. Con el párkinson sucede lo mismo.

No todos los agricultores expuestos al paraquat, ni todos los marines que bebieron agua contaminada con TCE, ni todas las personas que respiran aire contaminado desarrollan la enfermedad. Debemos lograr entender por qué. Como ya hemos comentado, parte de la explicación reside en la exposición (dosis, duración, vía y momento), pero también influyen las interacciones con los genes y otros factores ambientales o modificadores, como el estrés y la dieta. Sin embargo, estos mecanismos todavía no se entienden del todo.

La mayoría de las causas genéticas del párkinson, por sí solas, tampoco bastan para provocar la enfermedad. Algunas mutaciones —como las del gen LRRK2— pueden interactuar de forma importante con el TCE, mientras que las personas portadoras de mutaciones en el gen GBA podrían ser especialmente sensibles a los pesticidas.[64] Comprender mejor estas relaciones abrirá el camino a estrategias más eficaces de prevención y tratamiento.

12. Medir los químicos que llevamos dentro

Sabemos que las sustancias químicas contribuyen al desarrollo del párkinson. Ahora necesitamos medir su presencia en el cuerpo humano. Analizamos el colesterol en los adultos para prevenir las enfermedades cardíacas y los niveles de plomo en los niños para evitar daños intelectuales. Ambas medidas han supuesto enormes beneficios para la salud. Por ejemplo, en comparación con la década de 1970, los niveles de plomo en sangre de los niños se han reducido en un 90%.[65] La prohibición del plomo en la gasolina y las pinturas nos ha hecho, literalmente, más inteligentes.[66,67]

Deberíamos aprovechar esa lección para ampliar las pruebas de detección de sustancias químicas que se sabe que causan cáncer y que probablemente también están relacionadas con el párkinson. Como mínimo, podríamos empezar por las personas con mayor riesgo: trabajadores con empleos de alto riesgo (como los agricultores), quienes viven o han vivido cerca de zonas contaminadas (como Camp Lejeune o Newport Beach, California) y quienes ya padecen la enfermedad. Las pruebas también podrían aplicarse a grupos concretos, como los casos agrupados en Hebron, Nueva York o los graduados de la Academia de la Fuerza Aérea estadounidense, entre ellos Jana Reed y Sara Whittingham.

En Italia, en la década de 1990, los investigadores analizaron la sangre de la población general en busca de contaminantes ambientales comunes, entre ellos TCE y PCE. Detectaron estas sustancias en aproximadamente tres cuartas partes de las personas analizadas.[68] ¿Qué resultados obtendríamos hoy? ¿En Italia? ¿En Estados Unidos? ¿En China? Deberíamos averiguarlo.

Además de medir estos químicos tóxicos en nuestros organismos, debemos evaluar cuidadosamente sus efectos en animales de laboratorio y recurrir a modelos alternativos, como los «minicerebros» cultivados en laboratorios. Todo ello nos ayudará a comprender por qué estas toxinas probablemente contribuyen al desarrollo del párkinson y qué terapias podrían ralentizar o detener el daño que provocan.

AMPLIFICAR

En la actualidad, cerca de doce millones de personas en el mundo viven con párkinson. Y aún hay más que siguen sin diagnosticar. La mayoría de ellas no recibe la atención ni el tratamiento adecuados.[69] Casi todas necesitan más ayuda y apoyo, y lo necesitan ya. Debemos aumentar los recursos y amplificar las voces de quienes conviven con la enfermedad —pacientes, cuidadores y familias— para aliviar la carga de todos.

13. Garantizar el acceso universal a la levodopa

Han pasado cincuenta años desde la introducción de la levodopa, y aun así en muchos países del mundo el acceso a este medicamento altamente eficaz sigue siendo limitado.[70] Según la Organización Mundial de la Salud (OMS), solo 37 de 110 países disponen de levodopa en sus clínicas.[71] Y cuando está disponible, muchas veces resulta inasequible.[72,73] En las naciones de bajos ingresos, ni siquiera existe.[71] No hemos logrado poner una pastilla sencilla, segura, eficaz y de bajo coste para una enfermedad tratable a disposición de millones de personas.

Esta situación debe llegar a su fin. Las personas con VIH reciben medicamentos mucho más caros y complejos, y sin embargo logran acceder a ellos. Quienes padecen párkinson merecen recibir un tratamiento adecuado para su enfermedad.

¿Cómo podemos hacer llegar la levodopa a las poblaciones desatendidas?[71] Podemos aprender de la experiencia del VIH/sida: fomentar la producción de genéricos y colaborar con UNICEF y otras agencias internacionales para fabricar versiones genéricas del medicamento. Si se logra una producción local de bajo coste, la disponibilidad y la asequibilidad vendrán después.

También deberíamos seguir el modelo del programa de Medicamentos, Tecnologías e Investigación de la Fundación Clinton, que trabaja con fabricantes de genéricos para garantizar la compra mínima de determinados volúmenes de fármacos. Este abordaje ha supuesto un cambio decisivo en el suministro constante de medicamentos para otras enfermedades crónicas.[74, 75, 76, 77, 78]

Asimismo, necesitamos asociarnos con la OMS[71] para obtener la precalificación de nuevos productos farmacéuticos más eficaces y seguros. Será esencial vigilar su rendimiento, su etiquetado y su calidad, y asegurar a los países que cumplen los estándares internacionales para su uso humano.

Por último, debemos invertir en la infraestructura necesaria para adquirir, distribuir, supervisar y entregar medicamentos antiparkinsonianos a los países de menores ingresos. Necesitamos un fondo global que pueda comprar fármacos a varios países y establecer mecanismos de seguimiento que permitan evaluar los avances y los fracasos. Mientras tanto, conviene invertir en programas sostenibles que promuevan el cultivo y procesamiento de *Mucuna pruriens*, una planta rica en dopamina que podría ofrecer una alternativa viable en ciertas regiones del mundo.[71,79]

14. Garantizar que los seguros médicos incluyan la telemedicina como parte de la cobertura básica

La telemedicina aplicada al párkinson solo se convirtió en una realidad generalizada durante la pandemia de COVID-19. Sin embargo, en Estados Unidos, esta cobertura solo fue una medida temporal a modo de ensayo. Tras la publicación de *Ending Parkinson's Disease*, lanzamos la campaña titulada «Give a Dime for Parkinson's Disease» («Eleva la voz por el párkinson»), que promovió el envío de 30 000 postales a la Casa Blanca pidiendo que la cobertura de la telemedicina se hiciera permanente. Aun así, sigue siendo provisional, y muchos de los beneficios expiraron a comienzos de 2025.

Debemos garantizar que la telemedicina sea una opción accesible para todas las personas, ya que permite llegar a quienes se encuentran más desatendidas o tienen mayores discapacidades.[80,81] Nadie debería quedarse atrás por ser quién es o por dónde vive.

15. Duplicar la cantidad de Centros de Excelencia

Contamos con muy pocos centros que se especialicen en la atención de pacientes con párkinson. Actualmente existen solo unas pocas decenas de Centros de Excelencia en todo el mundo, y el Departamento de Asuntos de Veteranos de Estados Unidos dispone de apenas seis Centros de Investigación, Educación y Atención Clínica sobre la Enfermedad de Parkinson. Proponemos que exista un Centro de Excelencia por cada 10 000 personas con párkinson. Para alcanzar ese objetivo solo en Estados Unidos sería necesario elevar el número de centros a unos 100, con un incremento proporcional de la financiación pública y privada.

Como ha demostrado la doctora Allison Willis, una mejor atención se traduce en mejores resultados. Las personas con párkinson que se atienden con un neurólogo tienen un 20 % menos de probabilidades de sufrir una fractura de cadera, ser ingresadas en una residencia de cuidados especializados o morir prematuramente, en comparación con quienes no reciben atención neurológica.[82] Sin embargo, el 40 % de los estadounidenses diagnosticados no consulta con ningún neurólogo durante los cuatro primeros años tras el diagnóstico.

En Europa, la Carta de la Asociación Europea de Parkinson (EPDA, por sus siglas en inglés) reconoce como primer derecho el acceso a un médico especializado en párkinson, pero muchas personas no reciben esa atención.[69] En China, donde se estima que hay entre 1,4 y 3,6 millones de personas con párkinson,[83,84] solo existen unos 150 especialistas.[85] Atender a una población con párkinson en rápido crecimiento exigirá la creación de nuevos centros y modelos de atención que integren la tecnología.[69]

16. Reducir el estigma del párkinson

El estigma asociado al párkinson es enorme y, muchas veces, pasa desapercibido o no se aborda adecuadamente. Las personas con párkinson, así como sus familias, amistades y cuidadores, sufren su impacto de forma directa. La investigación nos ha permitido entender mejor los efectos perjudiciales, tanto a corto como a largo plazo, del aislamiento social, la angustia y la pérdida de autoestima vinculadas a la enfermedad.[60,86,87]

La doctora Indu Subramanian, de la Universidad de California en Los Ángeles, ha propuesto una vía de acción que incluye aumentar la concienciación, fomentar la inclusión, ofrecer apoyo a las familias, promover la comunicación abierta y desarrollar campañas contra el estigma.[88,89,90,91,92,93,94] Gracias a la visibilidad que han aportado figuras como Muhammad Ali, Michael J. Fox, Brian Grant, Davis Phinney y muchos otros, la carga emocional y social del párkinson se ha aliviado para un montón de personas.

Sin embargo, el estigma sigue estando ahí. Omotola Thomas, originaria de Nigeria, se describe a sí misma como una «optimista incorregible». Es ingeniera de sistemas, tiene formación en dirección de proyectos y recibió el diagnóstico de párkinson en 2016, a los treinta y cinco años. Su espera hasta llegar al diagnóstico se prolongó durante varios años y abarcó distintos países. Tras recibirlo, fundó la organización Parkinson's Africa, con el objetivo de mejorar el acceso a la atención médica y combatir el estigma que todavía impera en muchas comunidades africanas, donde las creencias culturales erróneas siguen siendo un obstáculo.[95] En algunos pueblos de Kenia, por ejemplo, se cree que las personas con párkinson están embrujadas, poseídas por demonios o están recibiendo un castigo por los errores cometidos por sus familiares. Como consecuencia, muchas nunca buscan atención médica, ni mucho menos la reciben.[96,97]

Para reducir el estigma, los medios de comunicación pueden ser una herramienta muy poderosa. Michael J. Fox lo ha demostrado a lo largo de su carrera. Recientemente, Harrison Ford interpretó en la serie de comedia *Shrinking* a un terapeuta sabio y divertido que padece párkinson.[98] Además, el documental *Shaking Hands with the Devil* busca concientizar sobre el estigma en África y cambiar la percepción pública de la enfermedad.[99] De todas formas, aún queda mucho por hacer. El párkinson ya supone unos cuántos desafíos de por sí, el estigma no debería ser uno más.

NAVEGAR

El camino hacia tratamientos más eficaces para el párkinson exigirá un cambio de rumbo. Debemos, como se hizo con el VIH/sida y el cáncer, avanzar hacia las terapias combinadas. Necesitamos biomarcadores más prácticos, que permitan monitorizar el avance de la enfermedad y evaluar la eficacia de las nuevas terapias. Debemos tener una mirada más innovadora, recurrir a los genes y a las tecnologías «ómicas» para descubrir nuevos fármacos y dianas aplicables a la medicina regenerativa. También debemos impulsar los avances en edición genética, nanomedicina, neuromodulación y estrategias neuroinmunes, incluidas las vacunas. Por último, necesitamos incorporar la inteligencia artificial para acelerar la identificación de huellas moleculares específicas del párkinson en cada individuo.

17. Aumentar drásticamente la financiación de la investigación sobre el párkinson

Cada seis minutos que se retrasa el desarrollo de una nueva terapia, se diagnostica un nuevo caso de párkinson. La financiación actual del Instituto Nacional de Salud (NIH) —unos 251 millones de dólares anuales— es claramente insuficiente, y supone solo una fracción de la inversión destinada al VIH/sida (véase la ilustración 5).[55] Incluso sumando las aportaciones del Departamento de Defensa de Estados Unidos (16 millones de dólares)[100] y de otros organismos federales, como el Departamento de Asuntos de Veteranos, el avance sigue estancado.[101] Esta inversión es claramente insuficiente.

	Prevalencia	Incidencia	Financiación anual
VIH/sida	**1,2 millones** de personas conviven con el VIH	**32 000** nuevas infecciones por año	**3290 millones** de dólares
Enfermedad de Parkinson	**1,2 millones** de personas conviven con la EP	**90 000** casos nuevos por año	**251 millones** de dólares

Ilustración 5. Comparación de la financiación del NIH para el VIH/sida y la enfermedad de Parkinson, 2022.

Nuestra propuesta es activar para el párkinson una operación similar a la que se puso en marcha durante la pandemia de COVID-19. Debemos multiplicar por diez los fondos y alcanzar los 3000 millones de dólares anuales en apoyo federal. Como punto de partida, estos recursos podrían repartirse equitativamente entre las cuatro áreas del PLAN: prevenir, lograr entender, amplificar y navegar (véase la ilustración 6).

Un nivel de inversión semejante ha tenido beneficios incalculables en la prevención y el tratamiento del VIH: hay millones de personas que no se han contagiado y otros millones que reciben tratamiento gracias a esos recursos. Con una inversión inteligente, podríamos lograr lo mismo con el párkinson.

Financiar el **PLAN**

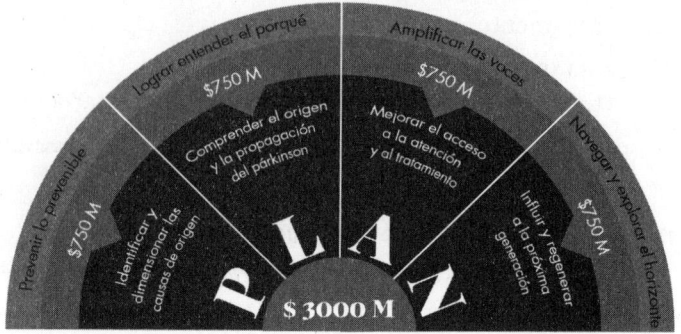

Ilustración 6. Propuesta de distribución del aumento de la financiación federal destinada a la enfermedad de Parkinson.

18. Apostar por el éxito

El magnate petrolero John D. Rockefeller dijo una vez: «No temas renunciar a lo bueno para ir en busca de lo mejor». Tanto la levodopa como la estimulación cerebral profunda son tratamientos útiles, pero ambos pueden perfeccionarse. Con el tiempo, las dosis de levodopa tienden a ser más altas y frecuentes, lo que conlleva más efectos secundarios, entre ellos movimientos involuntarios exagerados, conocidos como discinesias. Pronto llegarán las bombas de infusión subcutánea que administran una dosis continua de levodopa, de forma similar a las bombas de insulina para la diabetes. Facilitar el acceso a este tipo de tratamientos innovadores podría reducir los síntomas y mejorar notablemente la calidad de vida.[102]

Del mismo modo, la estimulación cerebral profunda puede recuperar capacidades perdidas en algunas personas, pero está lejos de ser una solución definitiva. Los electrodos y el dispositivo estimulador que envían la corriente eléctrica al cerebro pronto serán capaces de detectar las ondas cerebrales y ajustar la estimulación de forma automática para optimizar los resultados. El dispositivo estimulador pasará así a ser también un dispositivo sensor, una combinación poderosa que potenciará la función y el bienestar de muchas personas.

19. Pensar en grande, invertir en lo nano

En la investigación sobre el párkinson debemos pensar a lo grande, pero sin olvidar invertir en lo más pequeño. La nanomedicina encierra un enorme potencial tanto para el diagnóstico como para el tratamiento. Los nanomateriales mejorarán las técnicas de neuroimagen, y los nanosensores permitirán detectar biomarcadores en la sangre y otros fluidos corporales. Además, la nanomedicina optimizará la administración de fármacos, reducirá los efectos secundarios y permitirá dirigir los tratamientos a regiones cerebrales concretas. Gracias a ella podremos atravesar la barrera hematoencefálica, esa muralla natural del cerebro, y transportar nanopartículas, genes o proteínas terapéuticas.

El potencial terapéutico es inmenso. Podremos cargar nanopartículas con fármacos antiinflamatorios para reducir la inflamación, llevar energía a las mitocondrias dañadas para restaurar su función, usar nanorrobots para reparar áreas lesionadas o emplear nanovacunas para impedir la propagación de proteínas mal plegadas.

La nanomedicina abre la puerta a lo que antes parecía imposible.

20. Repensar la regeneración

Para muchas personas con párkinson, los síntomas más incapacitantes no son los temblores ni la lentitud de los movimientos, sino los trastornos «no motores», como las dificultades cognitivas o los problemas anímicos. Los tratamientos actuales no alcanzan. Se necesitan nuevos abordajes. Los trasplantes celulares y la medicina regenerativa podrían ofrecer una vía para mejorar la memoria, la capacidad de razonamiento y el aprendizaje.

El nuevo objetivo podría ser una zona del cerebro —el prosencéfalo basal— que no utiliza dopamina, sino acetilcolina, otro neurotransmisor esencial para funciones cognitivas como la memoria, la atención y el aprendizaje. Trasplantar células productoras de acetilcolina en los cerebros de personas con párkinson podría mejorar la función cognitiva. De igual forma, las terapias génicas, la edición genética con CRISPR y otras tecnologías emergentes merecen ser promovidas y financiadas.

A PLAN AMBICIOSO, OBJETIVOS AMBICIOSOS

En 2014, el Programa Conjunto de las Naciones Unidas sobre el VIH/Sida (ONUSIDA) fijó un objetivo tan ambicioso como inspirador: contribuir a poner fin a la epidemia de sida. Su meta iba más allá de los avances graduales: buscaba «nada menos que el fin de la epidemia de sida para 2030».[103] Para lograrlo, ONUSIDA estableció las metas 90-90-90 para 2020, que aspiraban a diagnosticar al 90% de las personas con VIH, proporcionar tratamiento adecuado al 90% de ellas y lograr la supresión viral en el 90% de quienes recibieran dicho tratamiento.[104]

Aunque ningún país ha alcanzado todavía plenamente esos objetivos, muchos están cerca,[105] y la campaña global contra el VIH ha sido extraordinariamente exitosa. En Estados Unidos, el VIH ocupaba en 1990 uno de los quince primeros puestos entre las causas de discapacidad; hoy ni siquiera figura entre las cincuenta primeras.[106] La esperanza de vida en el África subsahariana, que se redujo en muchos países a comienzos de los años 2000, ha alcanzado máximos históricos.[107,108] Las muertes por VIH/sida se han reducido a la mitad en la última década, y el número de nuevas infecciones es el más bajo desde 1990.[108,109]

¿Podemos hacer lo mismo con el párkinson? Como hemos mostrado a lo largo de estas páginas, sí. En la ilustración 7, presentamos los objetivos 0-10-100, diseñados para prevenir y reducir el sufrimiento causado por el párkinson de aquí a 2035.

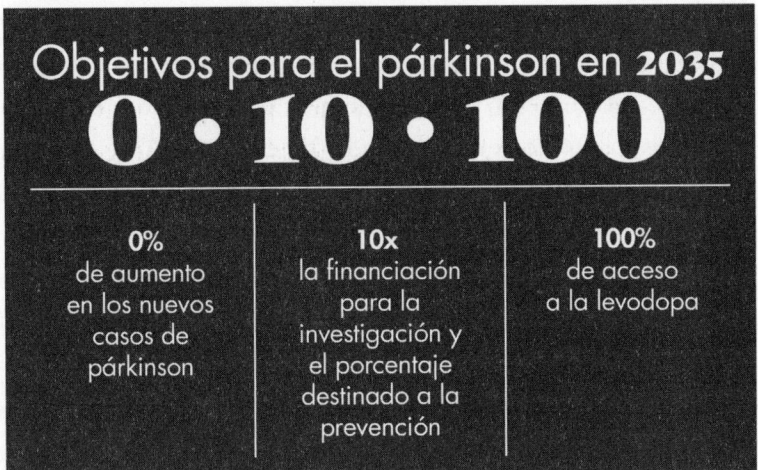

Ilustración 7. Los objetivos 0-10-100
para el párkinson en 2035.

Objetivo 1: 0% de aumento en los nuevos casos de párkinson

En la próxima década, podemos detener el crecimiento de los casos de párkinson, tanto en Estados Unidos como en el resto del mundo. El Estudio de Róterdam, realizado en los Países Bajos, ofrece un rayo de esperanza: un mundo donde el párkinson sea cada vez más infrecuente. Este estudio, llevado a cabo en una ciudad portuaria del sur de Holanda, descubrió —tras ajustar los datos por edad— una reducción del 60% en los nuevos casos de párkinson entre 1990 y 2000.[7] Hasta donde sabemos, ningún otro estudio ha documentado una caída tan pronunciada. Aunque los resultados deben reproducirse y estudiarse más a fondo, esta disminución coincidió con una fuerte reducción (del 75% al 90%) de los niveles de pesticidas en las grasas, la prohibición temprana del paraquat, una exposición ambiental muy baja a TCE (tricloroetileno) y una disminución considerable de varios contaminantes atmosféricos.[110]

A medida que los países y los continentes limpien los alimentos, el agua y el aire, deberíamos empezar a ver caer las cifras del párkinson.

Quizá Europa ya esté mostrando los primeros indicios, aunque todavía no son concluyentes. Las naciones europeas fueron las primeras en prohibir el DDT, y el Convenio de Estocolmo de 2001 aceleró la eliminación de otros pesticidas (los organoclorados), que son solubles en grasa y están implicados en el párkinson.[111] En 2013, la Unión Europea restringió de forma drástica el uso del tricloroetileno.[112] La calidad del aire en Europa es hoy muy superior a la de hace décadas: algunos contaminantes se han reducido más de un 80% respecto de sus niveles máximos de los años ochenta.[113]

Estas reducciones en tres grandes grupos de sustancias tóxicas podrían estar dando sus frutos. Una vez ajustadas las cifras por edad, Europa muestra el ritmo de crecimiento más lento en el número de personas afectadas, y en algunos países —como Francia, Italia y los Países Bajos— la cifra incluso podría estar disminuyendo.[84,114]

Mientras que en algunas regiones del mundo el párkinson parece empezar a remitir, en otras está aumentando con rapidez, especialmente allí donde el uso de productos químicos se expande. El país donde el crecimiento es más acelerado es China, donde la prevalencia del párkinson —ajustada también por edad— se ha más que duplicado entre 1990 y 2016.[114] Durante ese mismo periodo, el uso de pesticidas en China también se duplicó.[115,116] Además, China representa la mitad del mercado mundial de TCE, y su consumo sigue en aumento.[117, 118, 119] Por último, y como es bien sabido, la calidad del aire en China se cuenta entre las peores del planeta.[120]

Sin embargo, el país está mejorando su entorno ambiental. Ha prohibido el paraquat y, aun siendo el mayor consumidor de pesticidas del mundo,[121] ha puesto en marcha políticas para reducir su uso y disminuir la contaminación del agua y del suelo.[122] Desde su máximo histórico en 2015, el uso de pesticidas ha empezado a descender.[116] Ante la grave contaminación atmosférica, China lanzó en 2013 una campaña antipolución, gracias a la cual su cielo está hoy un 50% más limpio.[123] Allí, la calidad del aire está mejorando más rápido que en cualquier otro lugar del mundo.[123]

Aun así, todavía quedan grandes desafíos por delante. Históricamente, la mayoría de los países africanos apenas habían utilizado pesticidas ni productos químicos industriales, lo que les había permitido mantener un aire limpio.[124, 125, 126] Lamentablemente, esa situación está cambiando. En los últimos treinta años, el uso de pesticidas en África prácticamente se ha triplicado.[119] Muchos de los productos empleados —entre ellos derivados del DDT— están prohibidos en otros países.[127] Este aumento es especialmente preocupante si se tiene en cuenta que cerca del 60 % de la población africana trabaja en el sector agrícola.[128] Sin mejores medidas de protección, como equipos individuales adecuados, millones de africanos podrían desarrollar párkinson en cifras sin precedentes en las próximas décadas y generaciones.

África no es la única región que debe preocuparse. El uso per cápita de pesticidas en América Central y del Sur es mayor que en cualquier otra parte del mundo,[129] y muchos de esos compuestos están vinculados al párkinson.[129] La contaminación atmosférica se dispara en Oriente Medio,[130] y Estados Unidos sigue sin prohibir algunos de los pesticidas más tóxicos del planeta.

Si ajustamos los datos por envejecimiento, un aumento del 0 % en los nuevos casos de párkinson es posible en la próxima década, pero antes debemos eliminar, reducir o mitigar sus causas.

Objetivo 2: Multiplicar por 10 la financiación para la investigación y el porcentaje destinado a la prevención

Existen antecedentes de un drástico aumento de la financiación por parte de los NIH. En 2011, la senadora republicana Susan Collins y el senador demócrata Edward Markey promovieron conjuntamente el National Alzheimer's Project Act, un proyecto que proponía un plan para afrontar el alzhéimer y acabó convirtiéndose en ley.[131] Tras su aprobación, el Departamento de Salud y Servicios Humanos se fijó una meta ambiciosa: «Prevenir y tratar eficazmente la enfermedad de Alzheimer para 2025». En 2016, la financiación del NIH para la investigación sobre el alzhéimer aumentó un 56 %, hasta rozar los mil millones de dólares. En 2024, alcanzó los 3600 millones, siete veces más que apenas nueve años antes.[55,132]

Sin embargo, el dinero por sí solo no bastará. El médico maltés Edward de Bono, creador del término «pensamiento lateral», afirmó: «No se puede mirar en una nueva dirección si solo miramos más intensamente en esta».[133] Es hora de cambiar de dirección. Necesitamos comprender el porqué, y eso comienza por identificar las causas ambientales del párkinson. Durante décadas, estas han sido poco investigadas por el mundo académico y encubiertas por la industria.[22,62] Dos céntimos de cada dólar destinados a la investigación no bastarán para responder a por qué la enfermedad sigue propagándose; quizá veinte céntimos sí.

Objetivo 3: Acceso del 100% a la levodopa

Así como buscamos que todas las personas con VIH reciban tratamiento adecuado, deberíamos hacer lo mismo con quienes padecen párkinson. La OMS ha hecho un llamamiento para aumentar el acceso a la levodopa.[71] Ha llegado el momento de atenderlo. A escala mundial, hemos avanzado en el tratamiento de enfermedades infecciosas, y el acceso a los medicamentos ha sido parte esencial de esa mejora.[134,135] Ahora es el momento de aplicar esas mismas lecciones a las enfermedades crónicas, como el párkinson.

LA ECONOMÍA DE LA PREVENCIÓN

El Plan para el Párkinson también generará enormes beneficios económicos. Parte del argumento para aumentar la financiación del NIH destinada a la investigación sobre el alzhéimer fue de carácter económico. Solo en Estados Unidos, la carga económica del alzhéimer supera los 300 000 millones de dólares.[136,137] El coste para Medicare —el programa de seguro médico para los mayores de sesenta y cinco años— asciende a 155 000 millones.[136] Ante este panorama, invertir 3600 millones en prevenir y tratar la enfermedad es una decisión sensata.

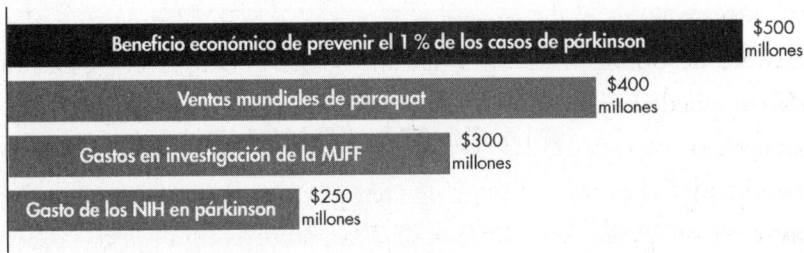

Ilustración 8. Beneficios económicos de prevenir el párkinson.
MJFF = Michael J. Fox Foundation.

Los beneficios de prevenir el párkinson son igual de enormes. La carga económica de la enfermedad en Estados Unidos se ha disparado hasta superar los 50 000 millones de dólares.[138] La mitad corresponde a Medicare, debido al aumento de los gastos sanitarios, y la otra mitad proviene de la pérdida de ingresos de las personas afectadas por absentismo laboral, discapacidad y necesidad de cuidados. Prevenir solo el 1 % de los casos de párkinson en Estados Unidos supondría un ahorro anual de 500 millones de dólares. Esa cifra supera ampliamente el gasto anual combinado del NIH y la Fundación Michael J. Fox en investigación sobre el párkinson (véase la ilustración 8).[139, 140, 141]

Este nivel de prevención es perfectamente alcanzable. Por ejemplo, si el paraquat fuera responsable de apenas el 1 % de los casos, su prohibición tendría un beneficio económico enorme. Los 500 millones de ahorro superarían el valor de las ventas mundiales del paraquat que, según *The Guardian*, están estimadas en 400 millones de dólares.[22] El coste económico del párkinson vinculado al paraquat —en su mayoría asumido por los contribuyentes— supera con creces los ingresos de la empresa que produce este herbicida.

Podrían formularse argumentos similares en el caso del TCE y el PCE, que probablemente contribuyen a una proporción sustancial de los casos de párkinson en Estados Unidos y en el mundo.[142] Básicamente, los enormes gastos públicos y privados asociados al párkinson están subvencionando los verdaderos costes económicos de estos productos tóxicos. Cuando esas subvenciones lleguen a su fin, también lo hará buena parte del sufrimiento.

UNA CAUSA COMÚN

Los pesticidas, el TCE, el PCE y la contaminación atmosférica no solo contribuyen al párkinson, también pueden provocar abortos espontáneos, malformaciones congénitas, asma, cáncer y un sinfín de afecciones médicas más. Muchos pesticidas —verdaderas neurotoxinas— probablemente contribuyen a la discapacidad intelectual y al autismo.[143,144] Por ejemplo, la creciente concentración de clorpirifós se ha asociado con un coeficiente intelectual más bajo en niños de tres, cinco y siete años.[145,146,147] Los pesticidas, que también pueden absorberse a través de la piel, son un factor de riesgo importante para la ELA.[148,149,150] El TCE, además, parece duplicar el riesgo de ELA entre los veteranos de Camp Lejeune.[151] Se han comunicado casos de cáncer cerebral tanto en medios de comunicación como en informes científicos relacionados con una probable contaminación por TCE.[118,152,153,154] Y la contaminación del aire constituye un factor de riesgo de primer orden para la enfermedad de alzhéimer.[155]

Estas raíces compartidas abren la puerta a una colaboración mucho más estrecha entre fundaciones y organizaciones, que a menudo trabajan de manera aislada y sin coordinación. El doctor Bruce Lanphear, médico e investigador de la Universidad Simon Fraser, Vancouver, especialista en el impacto que los tóxicos ambientales tienen en las infancias, propone una nueva vía. Al revisar este libro, escribió a Ray y le dijo: «Competimos por recursos limitados para defender nuestras causas, pero compartimos un objetivo mayor: eliminar los tóxicos ambientales que contribuyen a una cuarta parte de todas las enfermedades en el mundo. Vosotros lucháis por el párkinson, otros por el cáncer de mama, otros por el autismo. ¿Qué ocurriría si defendiéramos nuestras causas específicas y, al mismo tiempo, señaláramos los peligros ambientales comunes que impulsan todas estas enfermedades?».

UN REGALO

Las enfermedades del cerebro son hoy la principal causa de discapacidad en el mundo.[155] El párkinson es una de las que más rápidamente está creciendo. Este es el desafío de nuestra época, y el tiempo no está de nuestro lado.

Para afrontarlo, hemos detallado un plan que puede aplicarse a nivel individual, comunitario, organizativo y político para prevenir y tratar esta enfermedad devastadora. Si lo hacemos, en 2035 podremos crear un mundo en el que el párkinson no avance, sino que retroceda. Para entonces, podremos identificar, comprender, reducir y eliminar muchas de sus causas principales. Y, por fin, podremos garantizar tratamiento a todas las personas que lo necesiten.

Las generaciones recientes nos han legado un mundo en gran medida libre de polio, uno en el que conducir bajo los efectos del alcohol es socialmente inaceptable, y en el que el VIH es hoy prevenible y tratable. Esto son regalos. Tenemos la responsabilidad de aceptarlos y el deber de corresponderlos.[156] Que las geeraciones futuras puedan decir que atendimos al llamamiento, que elaboramos un plan, lo llevamos a cabo y creamos un mundo libre de párkinson.

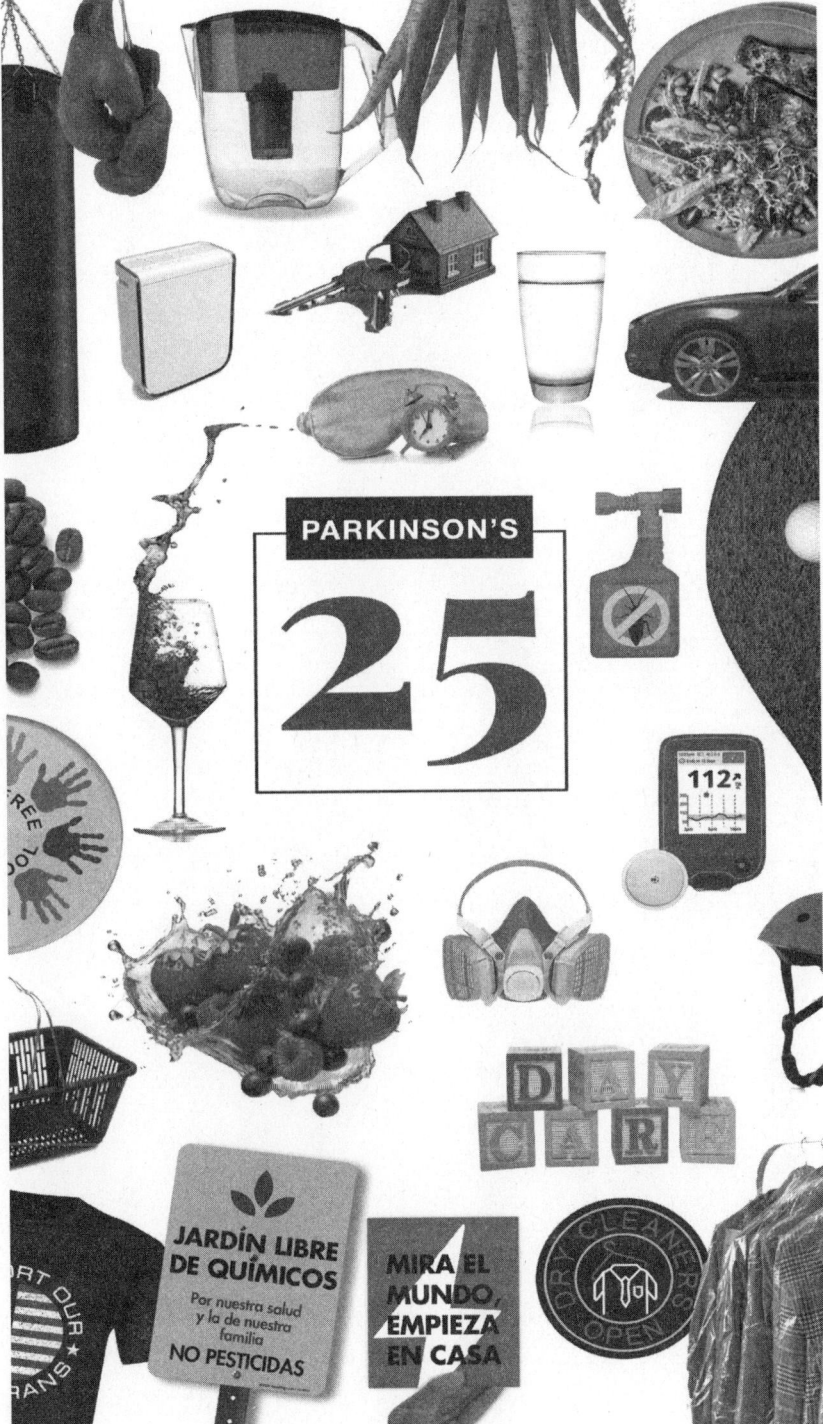

LAS 25 MEDIDAS CONTRA EL PÁRKINSON

Presentamos aquí 25 medidas destinadas a reducir el riesgo de desarrollar la enfermedad de Parkinson. En el caso de las personas que ya conviven con la enfermedad, algunas de estas medidas podrían incluso ralentizar su progresión. La mayoría de estas recomendaciones se aplican a todos, independientemente de la edad, el sexo, la discapacidad o el lugar de residencia. Pueden ser aún más relevantes para quienes tienen antecedentes familiares de párkinson, riesgo genético o uso de sustancias.

Apostemos por vivir más tiempo y con mejor salud, y despidámonos de la enfermedad de Parkinson.

1 Lava la fruta y la verdura, aunque sea ecológica

Los pesticidas han contaminado nuestra cadena alimentaria. Hasta un 20 % de los alimentos más comunes contiene residuos de pesticidas. En los productos ecológicos, los lácteos y la carne la exposición es menor, pero aun así pueden contener niveles inseguros de estos compuestos.

Lava siempre tus frutas y verduras, aunque sea con agua, y valora utilizar soluciones simples de vinagre o sal para lavarlas.

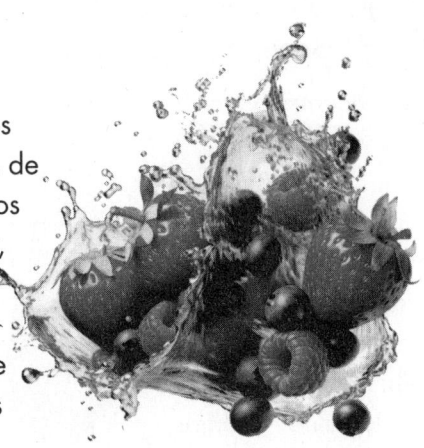

2 Cambia tu dieta

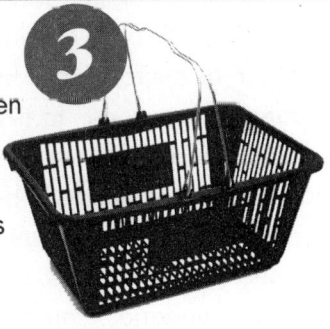

Seguir una dieta mediterránea, rica en frutas y verduras, y baja en productos de origen animal, puede reducir el riesgo de padecer párkinson. Además, este tipo de alimentación también puede ser beneficiosa para quienes ya conviven con la enfermedad. Las razones que lo explican no están del todo claras, pero podrían incluir una menor exposición a pesticidas, que tienden a concentrarse en la carne y los lácteos a lo largo de la cadena alimentaria.

Asegúrate de que el supermercado donde haces tus compras sea seguro 3

El percloroetileno (PCE), el producto químico usado en la limpieza en seco, puede propagarse fácilmente más allá de las paredes de una tintorería. En Alemania, se ha detectado PCE en productos lácteos de supermercados situados cerca de tintoreías, en niveles entre dos y veinte veces superiores a los encontrados en establecimientos más alejados. Por ello, Alemania ha prohibido la instalación de supermercados en las inmediaciones de tintorerías.

4. Disfruta de una botella de vino sin pesticidas

Como ocurre con las frutas y verduras, los vinos ecológicos no están completamente libres de pesticidas, pero sus niveles son menores y, por lo tanto, también lo es el riesgo para la salud. Además, los viñedos ecológicos son más seguros para quienes trabajan en ellos y para las comunidades cercanas. Elegir alimentos y bebidas ecológicos puede mejorar la salud de los consumidores, los agricultores y las comunidades cercanas.

5. Evita, o al menos controla, la diabetes

La diabetes se asocia con un mayor riesgo de desarrollar párkinson a futuro y puede acelerar su progresión. Aunque es poco probable que la diabetes sea una causa directa de la enfermedad, sí parece actuar como un importante factor de riesgo. Por eso, te recomendamos mantener una alimentación saludable y hacer actividad física. Si ya tienes diabetes, controla bien la glucemia.

Tómate una taza de café con cafeína

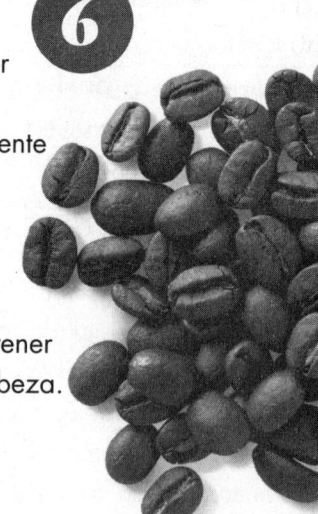

El consumo de cafeína está asociado con un menor riesgo de desarrollar párkinson. La cafeína podría proteger las neuronas productoras de dopamina frente al daño que provocan la exposición a tóxicos ambientales. Al parecer, el beneficio se produce independientemente de la bebida que se elija (por ejemplo, café o té), aunque no se observa con las versiones descafeinadas. Eso sí, la cafeína puede tener efectos secundarios, como ansiedad o dolor de cabeza. Más allá de eso, ahora tienes una razón más para disfrutar de tu taza de café por las mañanas.

Practica la agricultura de forma segura

La agricultura es la profesión más común del mundo. Los agricultores que trabajan con determinados pesticidas presentan un mayor riesgo de padecer párkinson. Este riesgo puede reducirse disminuyendo la cantidad de pesticidas empleados, espaciando su aplicación y optando por productos de menor toxicidad. El uso de equipos de protección individual (guantes, mascarillas y gafas) también puede reducir la exposición y disminuir el riesgo de desarrollar párkinson.

Revisa tu pozo de agua

Uno de cada ocho estadounidenses tiene un pozo de agua privado. A diferencia del agua «municipal» o de red, estos pozos no están regulados por la Ley de Agua Potable Segura, se analizan poco a menudo y son vulnerables a la contaminación por pesticidas y sustancias químicas industriales. Si tienes uno, hazle análisis periódicos que incluyan detección de pesticidas y de sustancias químicas como el tricloroetileno (TCE), además de las bacterias habituales. Estas pruebas no siempre se realizan. La EPA dispone de un listado de laboratorios certificados para análisis de agua, y también ofrece opciones de envío por correo.

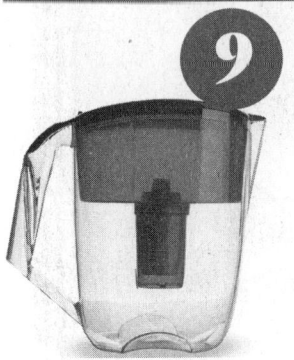

Usa un filtro de agua

Un filtro de agua de carbón activado, disponible en la mayoría de los supermercados, puede reducir la exposición a pesticidas, TCE y otras sustancias químicas presentes en el agua. Estos filtros pueden instalarse en toda la vivienda (en el punto de entrada del agua) o en puntos concretos, como grifos o incluso jarras filtrantes.

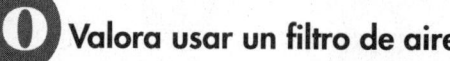 Valora usar un filtro de aire

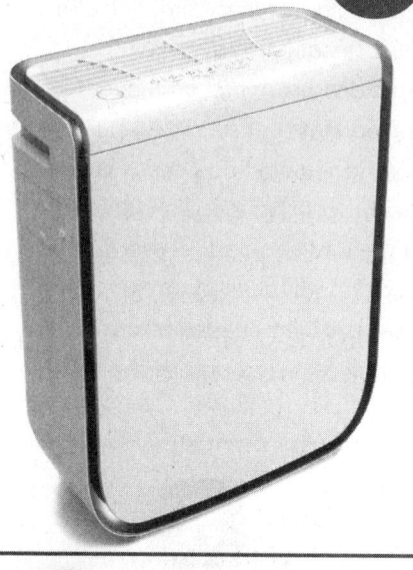

Los purificadores de aire son una forma sencilla y eficaz de disminuir el riesgo derivado de la contaminación interior. Su precio puede variar (de unos 10 a 1000 dólares), requieren limpieza periódica y cambio de filtros, y según el tamaño de la casa, la escuela o el lugar de trabajo, quizá necesites colocarlos en varios lugares. Asegúrate de usar modelos con filtros de carbón diseñados para eliminar «compuestos orgánicos volátiles», como el TCE.

11 No te envenenes

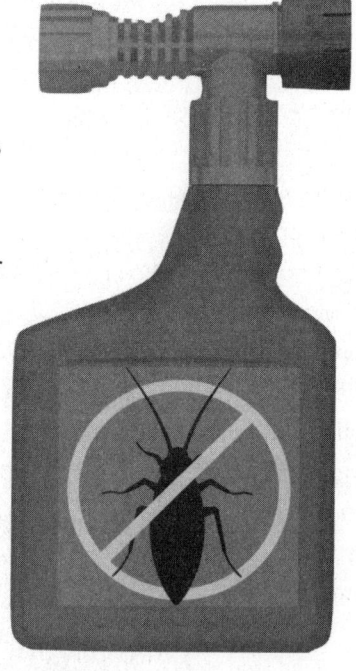

A veces, el remedio es peor que la enfermedad. Insectos como pulgas, hormigas o polillas pueden ser molestos y, por desgracia, algunos de los insecticidas más comunes incrementan el riesgo de desarrollar párkinson. Por ejemplo, la permetrina, presente en collares antipulgas, aerosoles antihormigas, bolas antipolillas y ropa para actividades al aire libre, puede reducir las neuronas productoras de dopamina en animales de laboratorio. Busca alternativas más seguras y, si no queda otra opción, reduce la exposición usando mascarilla, aumentando la ventilación y evitando rociar estos productos cerca de los niños.

Elige bien dónde vivir

12

Setenta millones de estadounidenses viven a menos de cinco kilómetros de un emplazamiento Superfund. La mayoría de estos lugares no están señalizados ni vallados, y pasan desapercibidos. La EPA dispone de una base de datos pública donde se pueden buscar estos sitios contaminados, aunque los de menor grado de contaminación pueden ser más difíciles de encontrar. Si vives cerca de una zona contaminada por TCE o PCE, puedes analizar el aire interior (normalmente a través de empresas especializadas). Si se detecta alguno de estos compuestos, un sistema de mitigación —similar a los utilizados para el radón— puede extraer el aire de debajo de los cimientos y expulsarlo por encima del tejado, para que tú y tu familia podáis respirar tranquilos.

Precaución al llevar la ropa a la tintorería

13

La limpieza en seco libera sustancias químicas peligrosas como TCE y PCE en tu coche o en tu hogar. Para reducir la exposición, en primer lugar empieza por limitar al máximo la cantidad de veces que llevas ropa a la tintorería. En segundo lugar, busca una que no utilice PCE (también llamado «perc»). En tercer lugar, si la tintorería sí emplea PCE, «airea» la ropa antes de meterla en casa: retira la bolsa de plástico y deja que las prendas respiren, para que no inhalar esos productos químicos.

14 **Fíjate en lo que hay en la planta baja**

Antes de mudarte a un edificio de viviendas, verifica qué comercios hay en la planta baja. Si hay una tintorería, el aire interior podría no ser seguro. En ese caso, pregunta si realizan la limpieza en el propio local y si utilizan PCE (conocido como «perc»). Si es así, analiza el aire de tu vivienda.

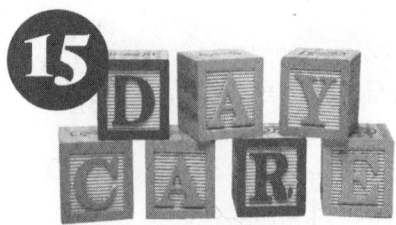

15

Fíjate en qué hay cerca de la guardería de tus hijos

Las tintorerías pueden contaminar el suelo y las aguas subterráneas, y estos compuestos volátiles pueden penetrar en las viviendas, escuelas o guarderías cercanas. Algunas de ellas están situadas junto a tintorerías (por ejemplo, en centros comerciales). Si es el caso, quizá sea conveniente preguntar si han analizado el aire interior o pensar en otra opción que no esté ubicada junto a una tintorería.

16 Sube las ventanillas en los atascos

La contaminación del aire procedente del tráfico, como la que se acumula en calles congestionadas, se ha asociado con un mayor riesgo de párkinson y alzhéimer. La próxima vez que te veas atrapado en un atasco o atravesando un túnel lleno de coches, sube las ventanillas y activa la recirculación del aire dentro del vehículo para evitar respirar los gases tóxicos del exterior.

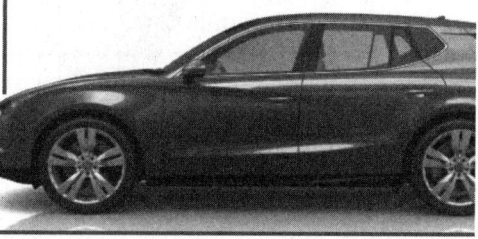

17 Sé prudente al cuidar tu jardín

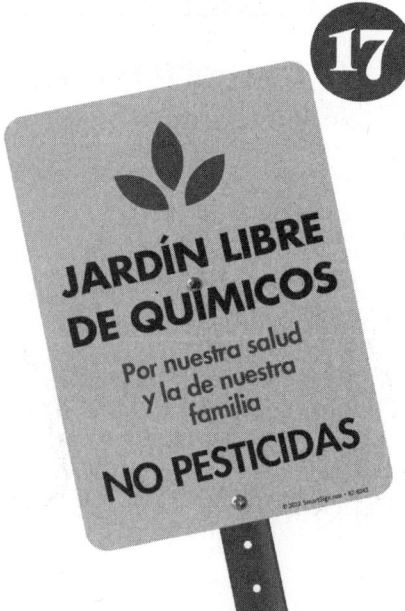

Algunas plantas, como los crisantemos, producen sus propios pesticidas para defenderse de los insectos, y ciertos compuestos naturales se han relacionado con el párkinson. Los jardineros aficionados que emplean herbicidas una media de 160 días al año tienen un 70 % más de riesgo de desarrollar la enfermedad. Usa guantes y, si trabajas mucho con plantas, te recomendamos sumar otras medidas de protección, como mascarilla o trabajar en espacios bien ventilados.

Presta atención a los campos de golf

18

Quienes viven cerca de campos de golf o trabajan en ellos pueden tener un riesgo mayor de párkinson. ¿Qué pueden hacer los golfistas al respecto? Preguntar qué pesticidas se utilizan y cuándo se aplican. Animar al club a reducir su uso y plantear alternativas más seguras. Mientras tanto, evita jugar justo después de las fumigaciones. Y no limpies la bola de golf con la boca, tragar pesticidas nunca es buena idea.

Observa el entorno de la escuela de tus hijos

19

Más de 4000 escuelas primarias estadounidenses están a menos de 60 metros de campos agrícolas.

En el estado de Iowa, el 90 % de los distritos escolares públicos tienen algún edificio a menos de 600 metros de un campo de cultivo. Revisa también el patio y el campo de fútbol, que son lugares donde suelen emplearse pesticidas, a veces de los más peligrosos. Los padres tienen la posibilidad de preguntar a las autoridades del colegio qué productos se usan, y los equipos deportivos de todos los niveles pueden optar por alternativas menos tóxicas.

20 Usa equipo de protección individual

El equipo de protección individual (EPI) puede impedir los efectos tóxicos de ciertos compuestos. Prendas de manga larga, pantalones, gafas y respiradores pueden proteger a agricultores, paisajistas, aplicadores de pesticidas y trabajadores expuestos a químicos industriales como el TCE y el PCE. Si eres empleador, protege a tus trabajadores proporcionándoles el equipo adecuado. Si eres trabajador, úsalo siempre. Puede ahorrarte a ti y a tu familia mucho sufrimiento, y también dificultades económicas, a futuro.

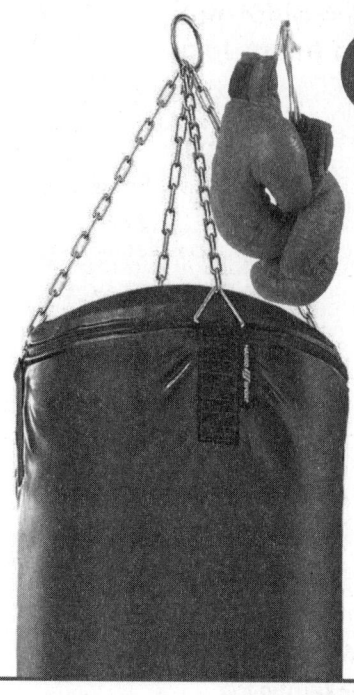

21 Haz ejercicio

En su libro *Outlive*, el doctor Peter Attia escribió: «Hoy les digo a mis pacientes que el ejercicio es, sin lugar a duda, la mejor herramienta que tenemos para prevenir la neurodegeneración». El ejercicio vigoroso puede reducir el riesgo de desarrollar párkinson, y moverse a diario también beneficia a quienes ya conviven con la enfermedad. En un estudio reciente, se comprobó que el ejercicio aeróbico (bicicleta estática al menos tres veces por semana) redujo la atrofia cerebral y estabilizó la progresión de la enfermedad.

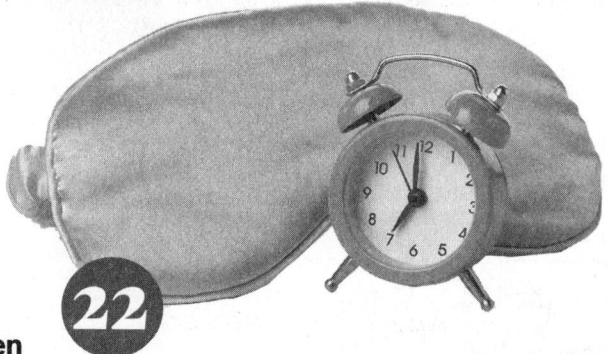

22 Duerme bien

Dormir mejor es fundamental para la salud del cerebro y puede ser clave en la prevención de enfermedades neurodegenerativas. El sueño es reparador y ayuda a eliminar toxinas del cerebro, entre ellas la alfa-sinucleína, la proteína relacionada con el párkinson. Cuando dormimos mal, esta proteína y otros desechos se acumulan. Mejorar el descanso puede ayudar a eliminarlos y a reducir la inflamación cerebral.

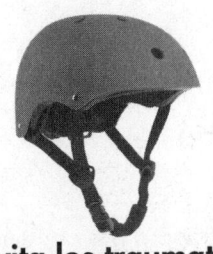

23 Evita los traumatismos craneales

Los golpes en la cabeza aumentan el riesgo de párkinson y pueden potenciar los efectos de la exposición a pesticidas. Entonces, ¿qué se debe hacer? En primer lugar, usar siempre el cinturón de seguridad. En segundo, tener precaución con los deportes que suponen un riesgo para la cabeza, como el fútbol americano, especialmente en el caso de los niños. Implementar modificaciones sencillas (como prohibir los remates de cabeza en el fútbol) puede hacer que estos deportes sean más seguros y divertidos. Y, en tercer lugar, usar siempre casco al montar en bicicleta, patinar o esquiar.

24 Empieza por tu comunidad

Buena parte de lo que ocurre en nuestro entorno depende directamente de nosotros. Podemos reducir el uso de pesticidas en nuestras comunidades hablando con alcaldes, responsables municipales y concejales. Medidas sencillas (como limitar o eliminar pesticidas en colegios, parques, parterres y campos deportivos) son perfectamente factibles. Además de mejorar la salud, también pueden suponer un ahorro económico.

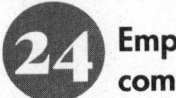

25 Apoya a los veteranos

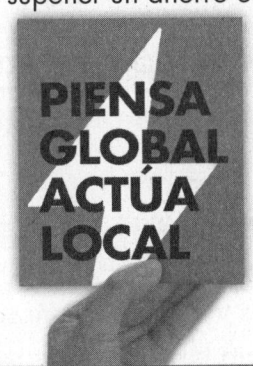

Los veteranos representan el 6 % de la población estadounidense, pero el 10 % de las personas con párkinson. Su riesgo es mayor por tres razones principales: la exposición a pesticidas, al TCE y los traumatismos craneales. Algunas de estas exposiciones pueden prevenirse reduciendo el uso de sustancias químicas tóxicas, limpiando o descontaminando las zonas afectadas y proporcionando mejor equipamiento.

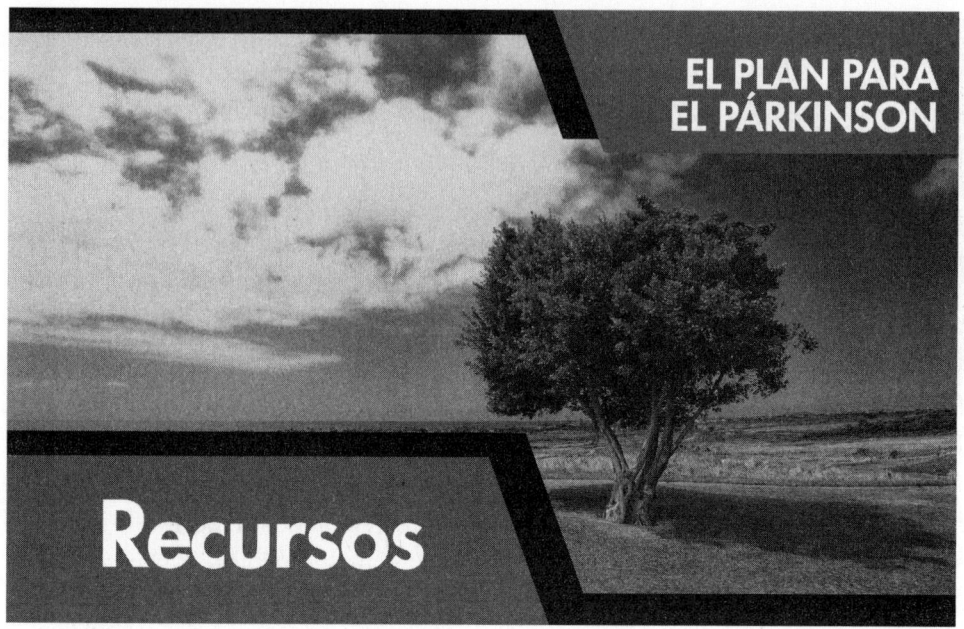

EL PLAN PARA
EL PÁRKINSON

Recursos

En las siguientes páginas encontrarás **recursos** y **organizaciones** que ofrecen más información sobre:

Prevenir lo prevenible
Lograr entender por qué
Amplificar las voces de quienes conviven con la enfermedad
Navegar hacia los nuevos horizontes de los tratamientos

No se trata de una lista exhaustiva, sino de un punto de partida.

Contacto

 PDplan.org  info@PDplan.org

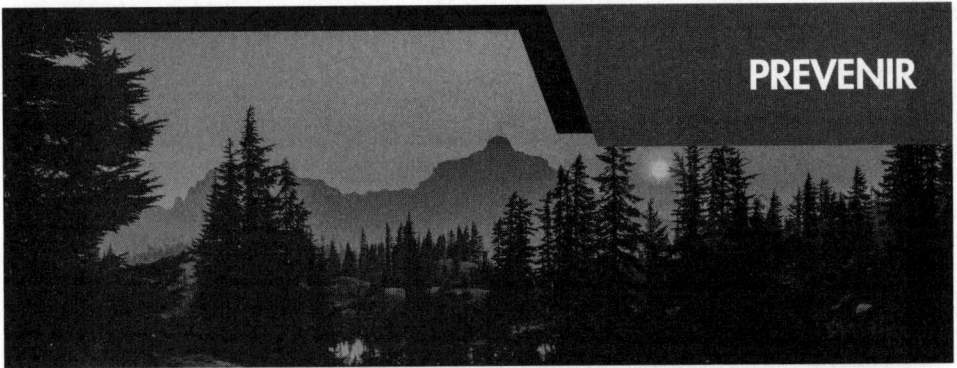

PREVENIR

Infancia

HealthyChildren.org
   healthychildren.org

Ley Healthy Schools Act,
Departamento de Regulación de
Pesticidas de California
   cdpr.ca.gov

Moms Across America
   momsacrossamericacomcom

Protect America's Children
from Toxic Pesticides Act
   congress.gov/bill/118th-
   congress/senate-bill/269

Sustancias químicas tóxicas

Agencia para el Registro de
Sustancias Tóxicas y Enfermedades
   atsdr.cdc.gov

Beyond Pesticides
   beyondpesticides.org

Pesticide Action &
Agroecology Network
   panna.org

Emplazamientos Superfund de la
Agencia de Protección Ambiental
de Estados Unidos
   epa.gov/superfund

El medio ambiente

Earthjustice
   earthjustice.org

Environmental Working
Group
   ewg.org

Datos y estadísticas

Global Burden of Disease Study
   healthdata.org/research-
   analysis/gbd

Our World in Data
   ourworldindata.org

PDplan.org

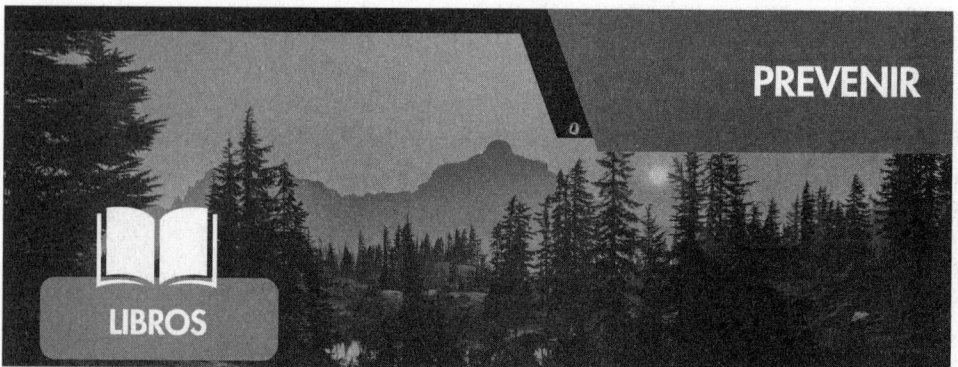

PREVENIR

LIBROS

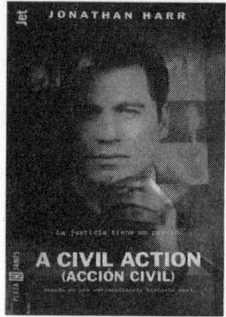

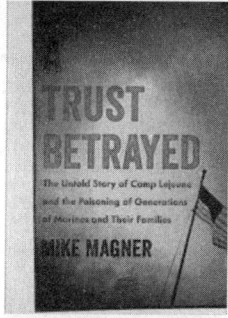

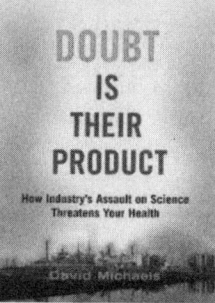

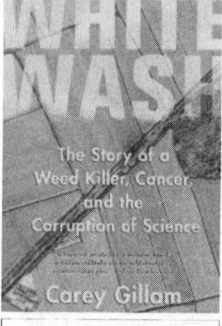

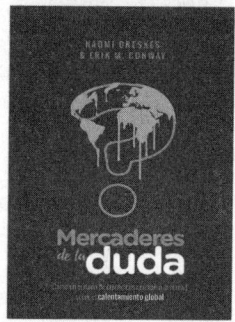

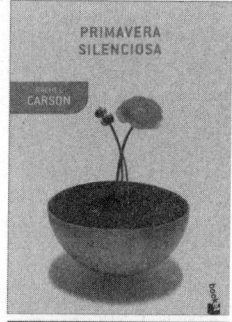

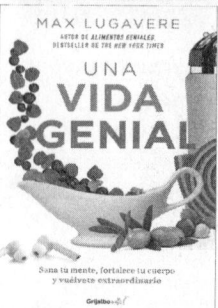

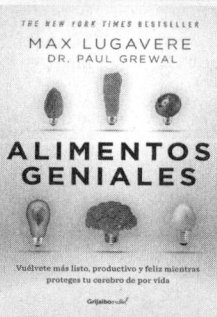

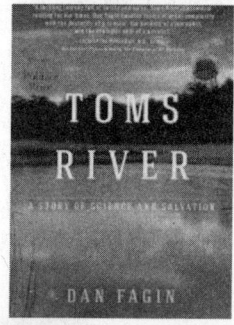

info@PDplan.org

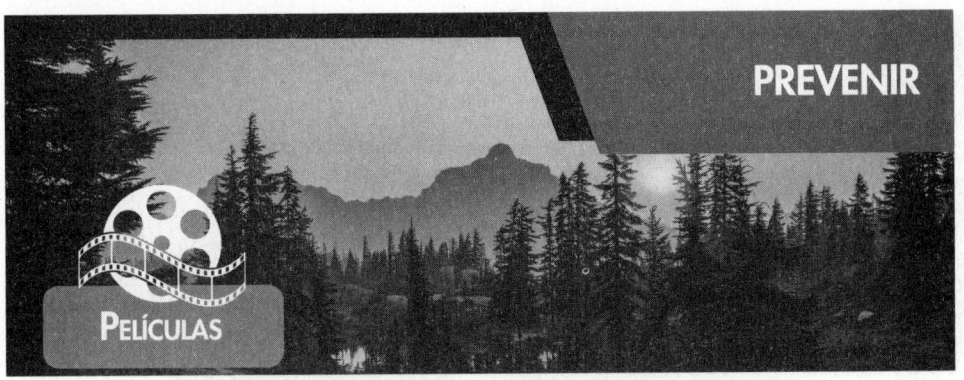

PREVENIR

Películas

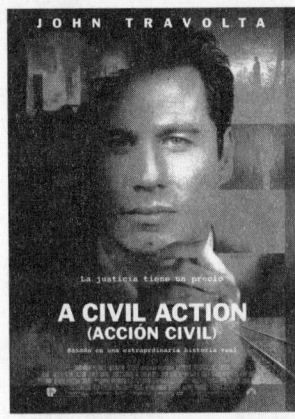

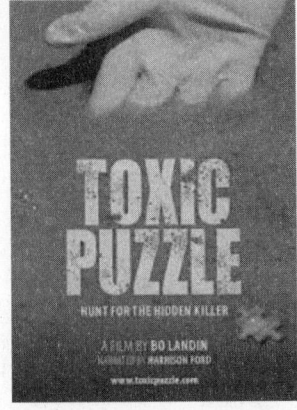

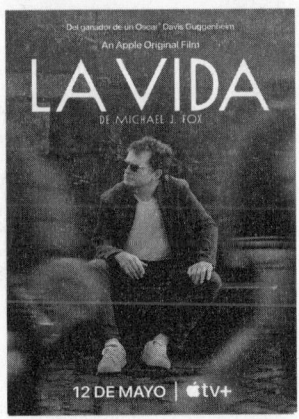

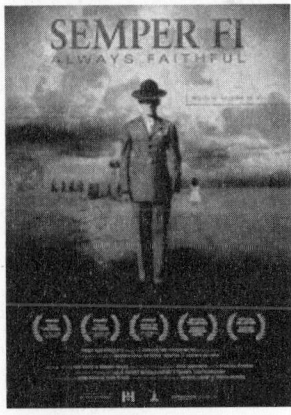

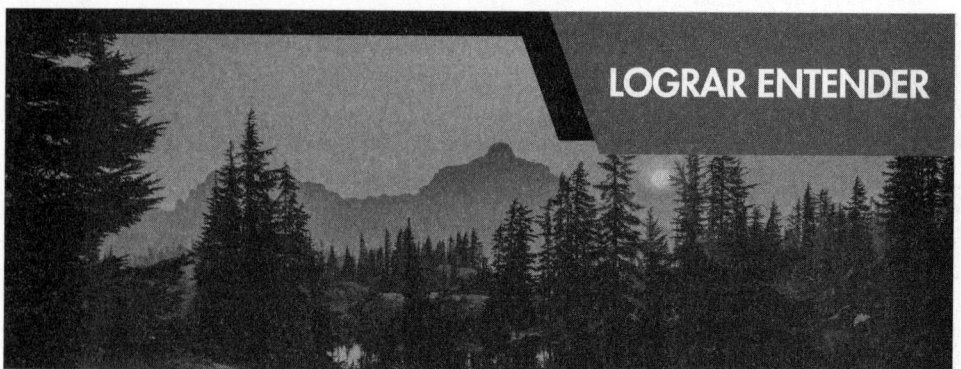

Aligning Science Across Parkinson's
parkinsonsroadmap.org

Proyecto de ley Healthy Brains Act
congress.gov/bill/118th-
congress/house-bill/9233

Instituto Nacional de Trastornos
Neurológicos y Accidentes
nisds.nih.gov/health-
information/disorders/parkinsons-
disease

Instituto Nacional de Ciencias de la Salud
Ambiental
niehs.nih.gov

Parkinson's Secrets
parkinsonsecrets.com

Science of Parkinson's
scienceofparkinsons.com

LIBROS

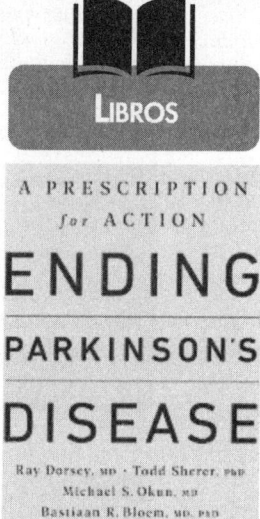

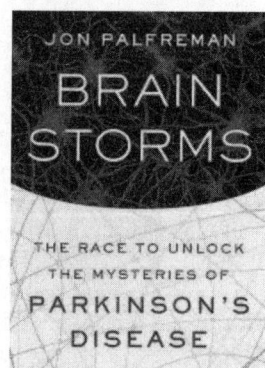

info@PDplan.org

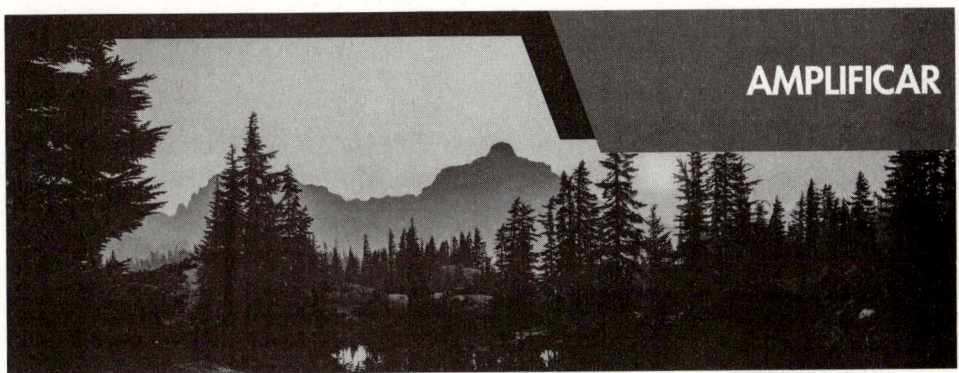

AMPLIFICAR

ORGANIZACIONES

Dance for PD
danceforparkinsons.org

InMotion
beinmotion.org

Sociedad Internacional de Parkinson y Trastornos del Movimiento
movementdisorders.org

Mediflix
mediflix.com/topics/parkinsons-disease

Parkinson's Foundation
parkinson.org/resources-support

Parkinson's by Sara Whittingham
parkinsonz.org

PD Avengers
pdavengers.com

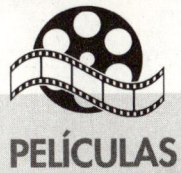

Rock Steady Boxing
rocksteadyboxing.org

World Parkinson Coaliton
worldpdcoalition.org

PELÍCULAS

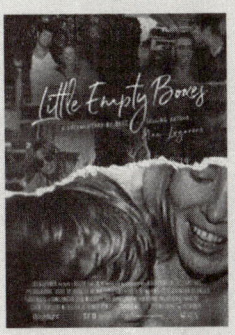

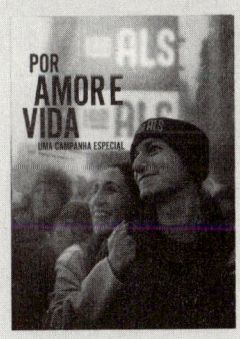

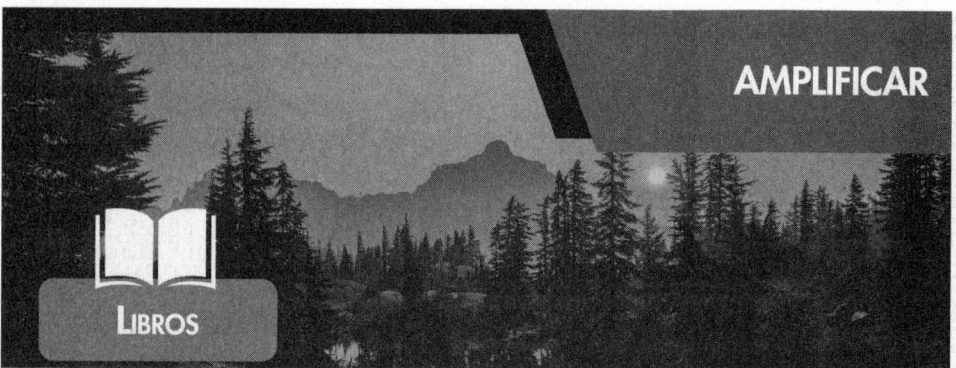

AMPLIFICAR

LIBROS

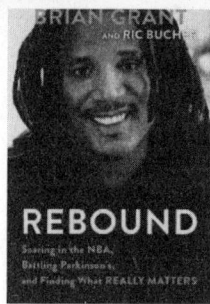

BRIAN GRANT
AND RIC BUCHER

REBOUND

Soaring in the NBA,
Battling Parkinson's,
and Finding What REALLY MATTERS

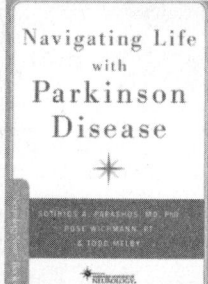

Navigating Life
with
Parkinson
Disease

SODHIES A. PAPADHIS, MD, PhD
ROSE WICHMANN, PT
& TODD MELBY

AMERICAN ACADEMY OF
NEUROLOGY

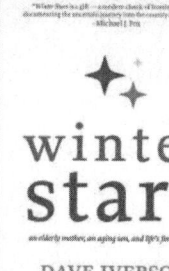

"Winter Stars is a gift — a modern classic of border literature
documenting the uncertain journey from the country of caregiving."
—Michael J. Fox

winter
stars

an elderly mother, an aging son, and life's final journey

DAVE IVERSON

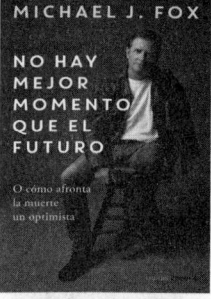

MICHAEL J. FOX

NO HAY
MEJOR
MOMENTO
QUE EL
FUTURO

O cómo afronta
la muerte
un optimista

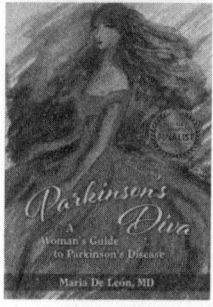

Parkinson's Diva

A Woman's Guide
to Parkinson's Disease

Maria De Leon, MD

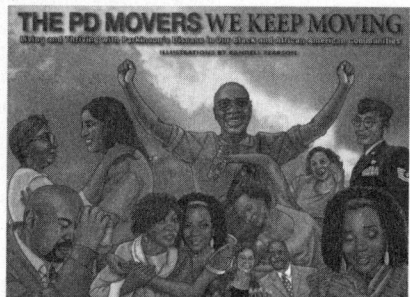

THE PD MOVERS WE KEEP MOVING

Living and Thriving with Parkinson's Disease in Our Black Communities & More

ILLUSTRATIONS BY DANIEL J. SEABROOK

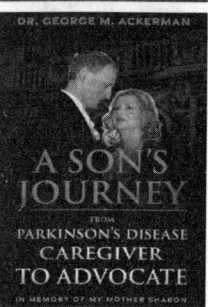

DR. GEORGE M. ACKERMAN

A SON'S
JOURNEY

FROM

PARKINSON'S DISEASE
CAREGIVER
TO ADVOCATE

IN MEMORY OF MY MOTHER SHARON

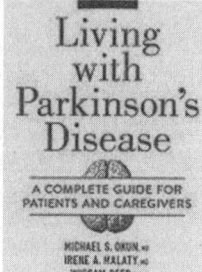

Living
with
Parkinson's
Disease

A COMPLETE GUIDE FOR
PATIENTS AND CAREGIVERS

MICHAEL S. OKUN, MD
IRENE A. MALATY, MD
WISSAM DEEB, MD

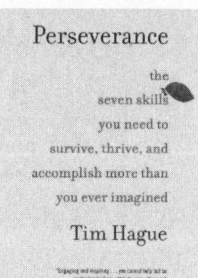

Perseverance

the
seven skills
you need to
survive, thrive, and
accomplish more than
you ever imagined

Tim Hague

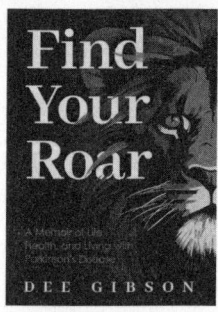

Find
Your
Roar

A Memoir of Life,
Health, and Living with
Parkinson's Disease

DEE GIBSON

info@PDplan.org

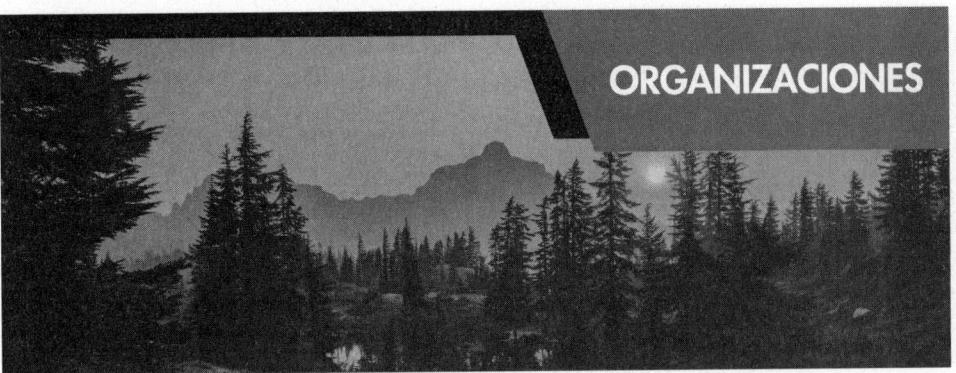

ORGANIZACIONES

 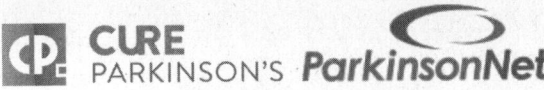

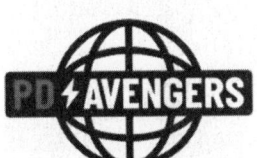

Brian Grant Foudation
briangrant.org

Davis Phinney Foundation
davisphinneyfoundation.org

International Parkinson and
Movement Disorder Society
movementdisorders.org

Parkinson's Foundation
parkinson.org

ParkinsonNet
parkinsonnet.com

PD Avengers
pdavengers.com

The Michael J. Fox Foundation
michaeljfox.org

The Cure Parkinson's Trust
cureparkinsons.org.uk

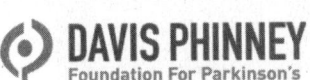

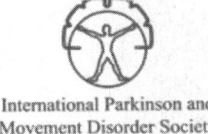 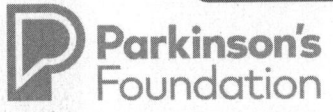 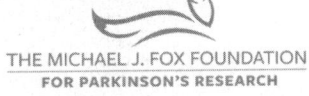

info@PDplan.org

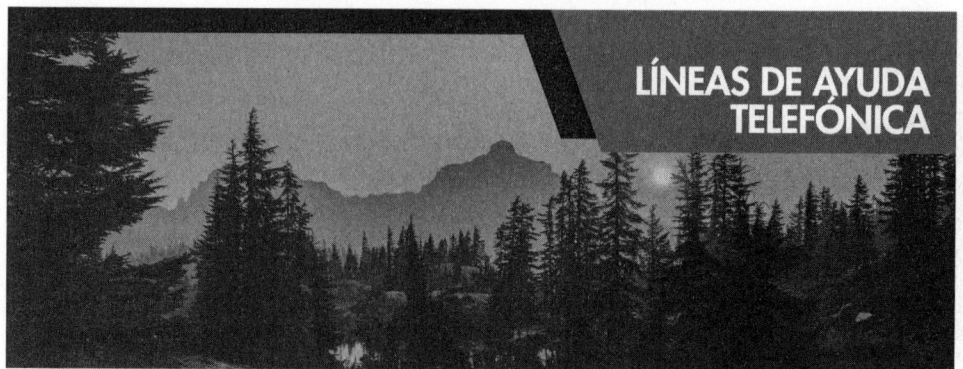

LÍNEAS DE AYUDA TELEFÓNICA

American Parkinson's Disease Association

Disponibilidad: de lunes a viernes, de 9:00 a 17:00 h (EST).

Servicios:
- Responden consultas sobre síntomas, medicación y recursos.
- Derivan a los pacientes a filiales locales de la APDA, grupos de apoyo y especialistas en trastornos del movimiento.
- Ofrecen material educativo para pacientes, cuidadores y profesionales de la salud.
- Facilitan el acceso a programas como clases de ejercicio e iniciativas de bienestar.

1-800-233-2732

Michael J. Fox Foundation Parkinson's Support

Correo electrónico: <ask@michaeljfox.com>.

Servicios:
- Brindan información sobre ensayos clínicos e investigación.
- Ofrecen orientación sobre cómo acceder a los recursos y utilizarlos y opciones de apoyo relacionados con el párkinson.
- Conectan a los pacientes con recursos locales y nacionales sobre el párkinson, incluidos los relacionados con terapias emergentes y con la defensa de los derechos de los pacientes.

1-800-708-7644

PDplan.org

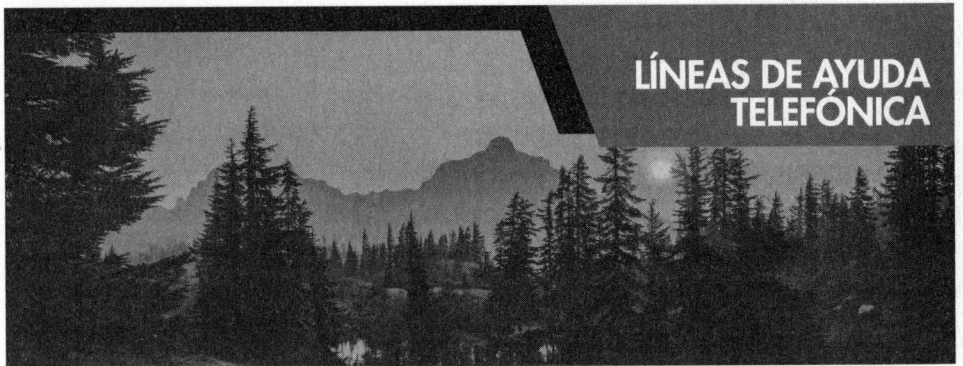

Línea de ayuda de Parkinson's UK (para personas en Reino Unido)

Idiomas: inglés y servicios de traducción disponibles para personas que no hablen inglés.

Disponibilidad: de lunes a viernes, de 9:00 a 18:00 h (los miércoles hasta las 19:00), y los sábados de 10:00 a 14:00 h.

Servicios:
• Brindan apoyo y asesoramiento a personas con párkinson, sus cuidadores y familias.
• Ofrecen información sobre tratamientos.
• Derivan a los pacientes a grupos de apoyo en todo Reino Unido.
• Brindan asesoría legal, incluidos temas laborales y prestaciones.

0-808-800-030

Línea de ayuda de la Parkinson's Foundation

Disponibilidad: de lunes a viernes, de 9:00 a 19:00 h (EST).

Idiomas: inglés y español.

Servicios:
• Responden consultas sobre síntomas, medicación y opciones de tratamiento.
• Ayudan a los pacientes a ponerse en contacto con profesionales de la salud y con grupos de apoyo cercanos.
• Ofrecen apoyo emocional y orientación tanto a los pacientes como a sus cuidadores.
• Ofrecen ayuda para gestionar el seguro de salud y los beneficios por discapacidad del seguro social.
• Ofrecen información sobre ensayos clínicos.

1-800-473-463

info@PDplan.org

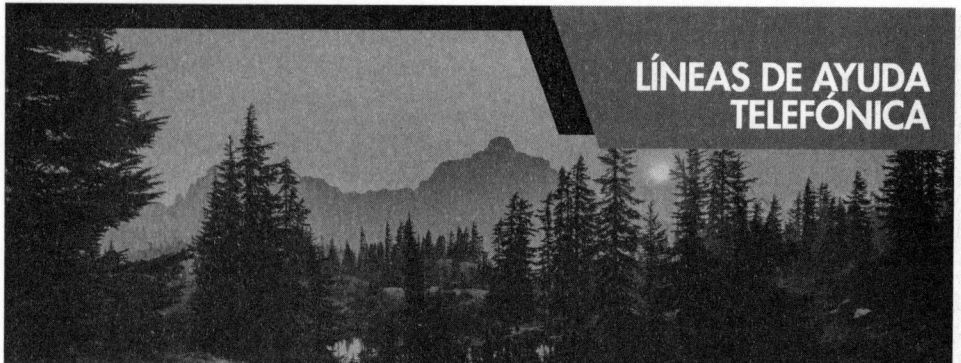

Línea de ayuda para la enfermedad de Parkinson del Departamento de Asuntos de Veteranos (VA) de EE. UU.

Teléfono: el VA ofrece apoyo directo a través de sus Centros de Investigación, Educación y Clínica de la Enfermedad de Parkinson (PADRECC, por sus siglas en inglés). Los veteranos pueden obtener información general llamando a la línea de ayuda de atención médica al 1-877-222-8387.

Servicios:
- Ofrecen ayuda con los cuidados del párkinson para veteranos.
- Brindan información sobre servicios especializados disponibles en el VA, incluidos ensayos clínicos y tratamientos.

1-800-708-7644

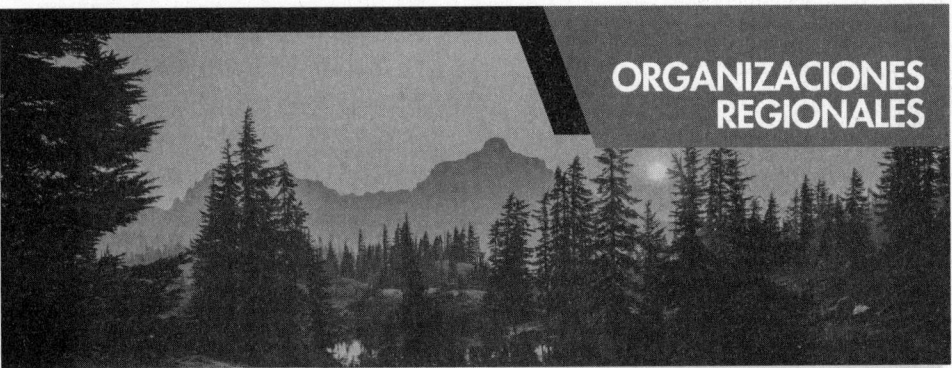

Australia

Parkinson's Australia
parkinsons.org.au

Shake Up Australia Foundation
shakeitup.org.au

Asia

Parkinson's Disease and
Movement Disorder Society
(India)
parkinsonssocietyindia.com

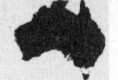

Europa

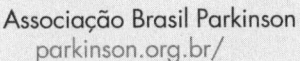

European Parkinson's Disease
Association
epda.eu.com

Dutch Parkinson's Disease Association
parkinson-vereninging.nl

Federación Española de Parkinson
esparkinson.es/

Parkinson's Society Nova Scotia
parkinsonsocietynovascotia.com

Parkinson's UK
parkinson.org.uk

América

American Parkinson's Disease
Association
apdaparkinson.org

Associação Brasil Parkinson
parkinson.org.br/

Fundación Parkinson de Colombia
parkinsoncolombia.org/

Parkinson Canadá
parkinson.ca

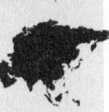

África

Parkinson's Africa
parkinsonsafrica.org

Parkinson's Disease South Africa
parkinsonsza.org/

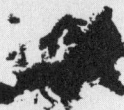

Más

Movement Disorders > For Patients
movementdisorders.org/For-
Patients.htm

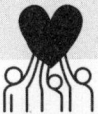

info@PDplan.org

DECLARACIÓN DE CONFLICTOS

DE INTERESES

Somos neurólogos e investigadores y dependemos del generoso apoyo de quienes financian nuestro trabajo, apoyo que agradecemos. Además, hemos colaborado con diversas compañías y organizaciones dedicadas a la defensa y atención de los pacientes, a la formación o a la investigación de la enfermedad de Parkinson. Estas relaciones influyen, sin duda, en nuestras perspectivas. En aras de la transparencia, detallamos aquí nuestras vinculaciones desde 2022.

Ray ha trabajado como consultor para Abbvie, Biohaven, BioSensics, Cerevance, DConsult2, Genentech, HanAll BioPharma, Health & Wellness Partners, HMP Education, Included Health, Karger, Mediflix, MedRhythms, Mitsubishi Tanabe Pharma, Novartis, Sanofi, Seelos Therapeutics y Vivosense. Ha recibido financiación o apoyo para investigación de Averitas Pharma, Biogen, Burroughs Wellcome Fund, el Departamento de Defensa de EE. UU., la Michael J. Fox Foundation, los Institutos Nacionales de Salud (NIH), PhotoPharmics, Roche y la Thomas Golisano Foundation. Ray también posee participaciones en Included Health, Mediflix, SemCap y Synapticure.

Michael es asesor médico de la Parkinson's Foundation y ha recibido subvenciones de investigación de los NIH, Parkinson's Foundation, Michael J. Fox Foundation, Parkinson Alliance, Smallwood Foundation, Tourette Association of America y University of Florida Foundation. Su investigación está respaldada por subvenciones de los NIH (R01NS131342, R01NR014852, R01NS096008, UH3NS119844, U01NS119562, UH3NS095553, R42NS132614). También es coinvestigador principal de la beca de formación R25NS108939 de los NIH. Michael ha percibido derechos de autor por publicaciones con Hachette

Book Group, Demos, Manson, Amazon, Smashwords, Books4Patients, Perseus, Robert Rose, Oxford, Elsevier y Cambridge. Es editor asociado de *New England Journal of Medicine Journal Watch Neurology* y *JAMA Neurology*. Ha participado en actividades formativas sobre trastornos del movimiento organizadas por WebMD/Medscape, RMEI Medical Education, American Academy of Neurology, Movement Disorders Society, Mediflix y Vanderbilt University. Ha sido investigador principal o coinvestigador en diversos ensayos financiados por los NIH, por fundaciones o por la industria, aunque no ha recibido honorarios por ello. En el Fixel Institute de la Universidad de Florida, donde trabaja, los proyectos reciben donaciones de dispositivos y medicamentos.

EXPERTOS ENTREVISTADOS

Para identificar nuevos abordajes terapéuticos para la enfermedad de Parkinson, Michael entrevistó —de manera formal e informal— a muchos de los principales expertos mundiales, a quienes agradecemos aquí su colaboración.

Dr. Charles Adler, PhD, Clínica Mayo, EE. UU.

Dr. Raag Airan, PhD, Universidad de Stanford, EE. UU.

Roger Barker, MBBS, PhD, Universidad de Cambridge, Reino Unido

Dr. Per Borghammer, PhD, DMSc, Universidad de Aarhus, Dinamarca

Dawn Bowers, PhD, Universidad de Florida, EE. UU.

Ed Boyden, PhD, Instituto Tecnológico de Massachusetts (MIT), EE. UU.

Dra. Claire Clelland, PhD, Universidad de California, San Francisco, EE. UU.

Dr. William Dauer, Universidad de Texas Southwestern, EE. UU. Ted Dawson, PhD, Universidad Johns Hopkins, EE. UU. Mahlon DeLong, MD, Universidad de Emory, EE. UU. (fallecido)

Dr. Alberto Espay, Universidad de Cincinnati, EE. UU.

Stewart Factor, DO, Universidad de Emory, EE. UU.

Dra. Kelly Foote, Universidad de Florida, EE. UU.

Dr. Thomas Gasser, PhD, Universidad de Tubinga, Alemania

Aryn Gittis, PhD, Universidad Carnegie Mellon, EE. UU.

Dr. Mark Hallett, Institutos Nacionales de Salud (NIH), EE. UU.

Dr. Christopher Hess, Universidad de Florida, EE. UU.

Andrew Horne, MBCHB, PhD, Universidad de Edimburgo, Reino Unido

Dr. Joseph Jankovic, Facultad de Medicina Baylor, EE. UU.

Dr. Hyder (Buz) Jinnah, PhD, Universidad de Emory, EE. UU.

Dra. Lorraine Kalia, PhD, Universidad de Toronto, Canadá

Dra. Christine Klein, Universidad de Lübeck, Alemania

Jeffrey Kordower, PhD, Universidad Estatal de Arizona, EE. UU.

Dr. Anthony Lang, Universidad de Toronto, Canadá

Matthew Lavoie, PhD, Universidad de Florida, EE. UU.

Dra. Irene Malaty, Universidad de Florida, EE. UU.

Dra. Helen Mayberg, Hospital Mount Sinai, EE. UU.

Dra. Svjetlana Miocinovic, PhD, Universidad de Emory, EE. UU.

Dra. Jill Ostrem, Universidad de California, San Francisco, EE. UU.

Dr. Greg Pontone, Universidad de Florida, EE. UU.

Dr. Adolfo Ramirez-Zamora, Universidad de Florida, EE. UU.

Dr. Timothy Sampson, Universidad de Emory, EE. UU.

Dr. Andrew Siderowf, MSCE, Universidad de Pensilvania, EE. UU.

Dra. Ellen Sidransky, Institutos Nacionales de Salud (NIH), EE. UU.

Andrew Singleton, PhD, Institutos Nacionales de Salud (NIH), EE. UU.

David Vaillancourt, PhD, Universidad de Florida, EE. UU.

Dr. Jerrold Vitek, PhD, Universidad de Minnesota, EE. UU.

Dr. Thomas Wichmann, PhD, Universidad de Emory, EE. UU.

AGRADECIMIENTOS

El plan para vivir con la enfermedad de Parkinson forma parte de un camino destinado a prevenir, tratar y poner fin a esta enfermedad devastadora. Ese camino ha sido posible gracias a muchas personas, a las que queremos expresar aquí nuestro agradecimiento.

En primer lugar, agradecemos al congresista Gus Bilirakis y a la congresista Jennifer Wexton su emotivo prólogo y su extraordinaria dedicación a combatir la pandemia de párkinson. Conocen muy de cerca los trastornos parkinsonianos y han sido defensores valientes, incansables y firmes, además de una fuente de inspiración constante para nosotros. La aprobación de la ley Dr. Emmanuel Bilirakis and Honorable Jennifer Wexton National Plan to End Parkinson's marcó un antes y un después en la lucha contra esta terrible enfermedad. Estamos profundamente agradecidos a sus principales promotores, entre ellos el congresista Paul Tonko, los senadores Shelley Moore Capito y Chris Murphy, y a sus magníficos equipos. También queremos reconocer el trabajo de Ted Thompson, antiguo vicepresidente sénior de políticas públicas en la Michael J. Fox Foundation; de John Lehr, director ejecutivo de la Parkinson's Foundation; y de las numerosas fundaciones y defensores de los pacientes que contribuyeron decisivamente a la aprobación de esta ley.

Los libros necesitan historias, y este está lleno de los relatos —a menudo conmovedores— de personas extraordinarias. Agradecemos a las doctoras Jana Reed y Sara Whittingham el permitirnos contar la historia del párkinson a través de sus experiencias. Admiramos su servicio y nos inspiran sus acciones. Entre quienes compartieron sus vivencias se encuentran Peter Spencer, Stein Nilsen, Tim Greenamyre,

Steve Phillips, Carey Gillam, Matt Mortellaro, Sarah Teale, George Flint, Brian Grant, Jerry Ensminger, Samuel Goldman, Amy Lindberg, Melody Howarth, Adeline Cassin, Briana de Miranda, Dan Kinel, Patti Burnett, Dave Toth, Catherine Keligan, Harrison Avisto, Mike Nathanson, Brittany Krzyzanowski, Karl Robb, Per Borghammer, Jacob Horsager, Alastair Noyce, John Duda, Katie Carpenter, Bobbie Lindsay, los «pájaros cantores», Rick Johnson, Dan McDonald, Sirwan Darweesh, Bastiaan Bloem, Nathan Slewett, Sarah Johnston, Jim Jones, Indu Subramanian, Sol de Jesus, Guo Hu, Jake Taylor, Sally Johnston, Darla King, Diane Waxman, Jennifer Wexton, Allison Willis, Omotola Thomas, las decenas de expertos entrevistados para este libro (que figuran en las páginas anteriores) y muchas otras personas.

También queremos agradecer a los amigos y colegas que revisaron generosamente distintas secciones del manuscrito (y, en algunos casos, el libro completo). Su ayuda fue fundamental para garantizar la veracidad de nuestras historias, la precisión de la ciencia expuesta y la claridad de nuestra escritura. Entre ellos se encuentran Jana Reed, Sara Whittingham, Larry Gifford, Soania Mathur, Brian Cook, Matt Mortellaro, Tim Greenamyre, Sarah Teale, Carey Gillam, Steve Phillips, Peter Spencer, Beate Ritz, Brian Grant, Katrina Kahl, Amy Lindberg, Melody Howarth, Jerry Ensminger, Samuel Goldman, Adeline Cassin, Kevin Hylton, Dan Kinel, Patti Burnett, Dave Toth, Briana de Miranda, Mike Nathanson, Stein Nilsen, Catherine Keligan, Harrison Avisto, Brittany Krzyzanowski, Per Borghammer, Ralph Jozefowicz, Katie Carpenter, Bobbie Lindsay, John Duda, Alastair Noyce, Allison Willis, Mark Zupan, Christopher Carlsten, Karen Berger, Norm Yung, Bruce Lanphear, Thomas Dorsey, Zena Shuber, Mike Rajkovic, Donna Rajkovic, Shen-Yang Lim, Lauren Fixel y Omotola Thomas.

Dedicamos este libro a los PD Avengers, un grupo de personas que se conformó después de la publicación de nuestro primer libro, *Ending Parkinson's Disease*. Nos inspiran las acciones de esta comunidad global, liderada por Larry Gifford, Soania Mathur y Tim Hague

Sr. El final de cualquier pandemia —desde la polio hasta el VIH— siempre tiene en su centro a personas que no solo cargan con el peso de la enfermedad, sino que además lo alivian para los demás. Personas que se niegan a que las generaciones futuras sufran lo que ellas han tenido que padecer.

Damos las gracias al Dr. Todd Sherer, de la Michael J. Fox Foundation, y al Dr. Bastiaan Bloem, de la Universidad Radboud, que escribieron *Ending Parkinson's Disease* con nosotros y siguen siendo aliados fundamentales en nuestro esfuerzo por poner fin a esta enfermedad debilitante y mortal. También queremos reconocer el extraordinario trabajo de la Dra. Caroline Tanner, neuróloga y epidemióloga de la Universidad de California en San Francisco. Las páginas de este libro están llenas de la investigación que ha llevado a cabo durante los últimos cuarenta años. Más que nadie, ha documentado las raíces ambientales del párkinson en nuestros alimentos, en el agua y en el aire. Si seguimos la senda que marca su trabajo, podremos prevenir y erradicar la enfermedad.

Autores como nosotros necesitamos ayuda, y la hemos recibido con creces. Sarrah Hussain y Kathryn Murphy gestionaron incontables versiones del manuscrito, aportaron comentarios sumamente valiosos, crearon gráficos muy eficaces y organizaron centenares de referencias. Reenie Marcello es la mejor y más amable asistente del mundo. Monica Piraino, de Brand & Butter, diseñó muchas de las hermosas ilustraciones del libro y ha sido una fuente continua de creatividad. Katie Adams, editora sénior que ha trabajado en algunas de las principales editoriales de Nueva York, revisó el libro completo y nos brindó una orientación y unas sugerencias excepcionales. Don Fehr, de la agencia Trident Media Group, nos ha ofrecido grandes consejos, incluido el de regresar con la fantástica Colleen Lawrie y con PublicAffairs. Colleen ha demostrado una confianza inquebrantable en dos neurólogos académicos: es amable, paciente, perspicaz y una editora extraordinaria. Le damos las gracias a ella y al magnífico equipo de PublicAffairs, incluidos Brian Distelberg, Jennifer Kelland, Michelle Welsh-Horst, Jenny Lee, Jessica Breen, Alcimary Pena, Angela Messina, Alex Cullina y muchos otros, por ayudar a llevar *El plan para vivir con la enfermedad de Parkinson* hacia tus manos. Además queremos dar las gracias al equipo de Dey., entre ellos Rimjhim Dey, Andrew DeSio y Jessica Zagacki, por ayudarnos a acercar este libro a nuevos públicos en nuestro empeño por prevenir y tratar la enfermedad.

Nuestro trabajo cuenta además con el apoyo de generosas personas que comparten nuestra visión de un mundo sin párkinson. Entre quienes miran el mundo de otra manera se encuentran Nomi Bergman, Tom Golisano, Joann Stang, the Edmond J. Safra Foundation, John Lehr, John Kozyak, Steve Figueroa, Margaret Friend, Tara Hearns, Melissa Himes, Lisa Warren, Chuck Jacobson, Doug Jackson, Sabra Willis, Rick y Michelle Staab (Tyler's Hope), Anne y John Curtis, Jim y Sharen Green, Sally Muller (Smallwood Foundation), la familia Fixel, Robert Dein, John Gabriel, Karen Wilder Scott (BJ and Eve Wilder Family Foundation), Jack y Ron Belz, Judith Barrett, Jeff Fitzsimmons, Becky y Bob Allen, David Rembert, Jenny y Eric Scott, John y Patty Noel, Rich Blaser, Griffin Greene, Michelle Streitmater, Will Markel, Bob Anderson, Jeff Smith, John y Susan McCallan, la familia Bosshardt y la familia Criser.

Por último, y lo más importante, damos las gracias a nuestras maravillosas esposas, Zena y Leslie. No solo nos ayudan a hacer lo que hacemos, sino que además soportan nuestras interminables conversaciones sobre el tema. Su apoyo constante es el motor que nos impulsa, y esperamos estar a la altura de ese apoyo en sus propios esfuerzos por mejorar el mundo.

REFERENCIAS

Los gráficos se hicieron con Canva.com, BioRender.com y otras herramientas.

Introducción

1. Smith, D. (5 de noviembre de 2023). «Doctor with Parkinson's finishes grueling 140.6-mile triathlon: "You can be active again"». *USA Today*. <https://www.usatoday.com/story/news/health/2023/11/05/ohio-doctor-parkinsons-ironman/71420547007>.

2. Parkinson, J. (2002). «An essay on the shaking palsy (primera edición de 1817)». *Journal of Neuropsychiatry and Clinical Neurosciences, 14*(2), pp. 223-236; discussion 222. <https://doi.org/10.1176/jnp.14.2.223>.

3. Goodwin, V. A., Richards, S. H., Taylor, R. S., Taylor, A. H. y Campbell, J. L. (2008). «The effectiveness of exercise interventions for people with Parkinson's disease: A systematic review and meta-analysis». *Movement Disorders, 23*(5), pp. 631-640. <https://doi.org/10.1002/mds.21922>.

4. O'Brien, K. y Vasquez, I. (14 de marzo de 2023). «Michael J. Fox says Parkinson's disease "sucks" but he has "a great life": "I have no regrets"». *People*. <https://people.com/health/michael-j-fox-parkinsons-disease-sucks-but-has-great-life-no-regrets>.

5. Braak, H., Rub, U., Gai, W. P. y Del Tredici, K. (Mayo de 2003). «Idiopathic Parkinson's disease: Possible routes by which vulnerable neuronal types may be subject to neuroinvasion by an unknown pathogen». *Journal of Neural Transmission, 110*(5), pp. 517-536. <https://doi.org/10.1007/s00702-002-0808-2>.

6. Borghammer, P. y Van den Berge, N. (2019). «Brain-first versus gut-first Parkinson's disease: A hypothesis». *Journal of Parkinson's Disease, 9*(s2), S281-S295. <https://doi.org/10.3233/jpd-191721>.

7. Bogers, J. S., Bloem, B. R. y Den Heijer, J. M. (2023). «The etiology of Parkinson's disease: New perspectives from gene-environment interactions». *Journal of Parkinson's Disease, 13*(8), pp. 1281-1288. <https://doi.org/10.3233/jpd-230250>.

8. Deng, H., Wang, P. y Jankovic, J. (1 de marzo de 2018). «The genetics of Parkinson disease». *Ageing Research Reviews, 42,* pp. 72-85. <https://doi.org/10.1016/j.arr.2017.12.007>.

9. Sellbach, A. N., Boyle, R. S., Silburn, P. A. y Mellick, G. D. (1 de octubre de 2006). «Parkinson's disease and family history». *Parkinsonism & Related Disorders, 12*(7), pp. 399-409. <https://doi.org/10.1016/j.parkreldis.2006.03.002>.

10. Cook, L., Verbrugge, J., Schwantes-An, T.-H., *et al.* (1 de agosto de 2024). «Parkinson's disease variant detection and disclosure: PD GENEration, a North American study». *Brain, 147*(8), pp. 2668-2679. <https://doi.org/10.1093/brain/awae142>.

11. Feigin, V. L., Nichols, E., Alam, T., *et al.* (1 de mayo de 2019). «Global, regional, and national burden of neurological disorders, 1990-2016: A systematic analysis for the Global Burden of Disease Study 2016». *The Lancet Neurology, 18*(5), pp. 459-480. <https://doi.org/10.1016/S1474-4422(18)30499-X>.

12. Steinmetz, J. D., Seeher, K. M., Schiess, N., *et al.* (2024). «Global, regional, and national burden of disorders affecting the nervous system, 1990-2021: A systematic analysis for the Global Burden of Disease Study 2021». *The Lancet Neurology, 23*(4), pp. 344-381. <https://doi.org/10.1016/S1474-4422(24)00038-3>.

13. (Noviembre de 2017). «Global, regional, and national burden of neurological disorders during 1990-2015: A systematic analysis for the Global Burden of Disease Study 2015». *The Lancet Neurology, 16*(11), pp. 877-897. <https://doi.org/10.1016/S1474-4422(17)30299-5>.

14. Willis, A. W., Roberts, E., Beck, J. C., *et al.* (15 de diciembre de 2022). «Incidence of Parkinson disease in North America». *npj Parkinson's Disease, 8*(1), p. 170. <https://doi.org/10.1038/s41531-022-00410-y>.

15. García Ruiz, P. J. (Diciembre de 2004). «Prehistoria de la enfermedad de Parkinson». *Neurología, 19*(10), pp. 735-737.

16. Ovallath, S. y Deepa, P. (Mayo de 2013). «The history of parkinsonism: Descriptions in ancient Indian medical literature». *Movement Disorders, 28*(5), pp. 566-568. <https://doi.org/10.1002/mds.25420>.

17. Zhang, Z.-X., Dong, Z.-H. y Roman, G. C. (2006). «Early descriptions of Parkinson disease in ancient China». *Archives of Neurology, 63*(5), pp. 782-784. <https://doi.org/10.1001/archneur.63.5.782>.

18. Ritchie, H. y Roser, M. (Octubre de 2017; última revisión en febrero de 2024). «Air pollution». Our World in Data. <https://ourworldindata.org/air-pollution>.

19. Ritchie, H., Roser, M. y Rosado, P. (2022). «Pesticides». Our World in Data. <https://ourworldindata.org/pesticides>.

20. Dorsey, E. R., Elbaz, A., Nichols, E., *et al.* (2018). «Global, regional, and national burden of Parkinson's disease, 1990-2016: A systematic analysis for the Global Burden of Disease Study 2016». *The Lancet Neurology, 17*(11), pp. 939-953. <https://doi.org/10.1016/S1474-4422(18)30295-3>.

21. PD Avengers. <https://www.pdavengers.com>. [Consultado el 8 de agosto de 2024].

22. Schiess, N., Cataldi, R., Okun, M. S., *et al.* (1 de septiembre de 2022). «Six action steps to address global disparities in Parkinson disease: A World Health Organization priority». *JAMA Neurology, 79*(9), pp. 929-936. <https://doi.org/10.1001/jamaneurol.2022.1783>.

23. U.S. Environmental Protection Agency. (8 de junio de 2023). «EPA proposes ban on all consumer and many commercial uses of perchloroethylene to protect public health». US EPA. <https://www.epa.gov/newsreleases/epa-proposes-ban-all-consumer-and-many-commercial-uses-perchloroethylene-protect>.

24. U.S. Environmental Protection Agency. (9 de enero de 2023). «EPA finds trichloroethylene poses an unreasonable risk to human health». US EPA. <https://www.epa.gov/chemicals-under-tsca/epa-finds-trichloroethylene-poses-unreasonable-risk-human-health>.

25. James, I. (14 de mayo de 2020). «Arizona awaits EPA decision on adding toxic Phoenix site to Superfund list». AZCentral. <https://www.azcentral.com/story/news/local/arizona-environment/2020/05/14/cleanup-phoenix-toxic-water-epa-superfund-west-van-buren/3080970001>.

26. Dorsey, E. R., Constantinescu, R., Thompson, J. P., *et al.* (30 de enero de 2007). «Projected number of people with Parkinson disease in the most populous nations, 2005 through 2030». *Neurology, 68*(5), pp. 384-386. <https://doi.org/10.1212/01.wnl.0000247740.47667.03>.

27. USAFA Association of Graduates. (2023). «Harnessing swarms». *Checkpoints, 52*(3). <https://issuu.com/usafaaog/docs/checkpoints_december_2023-finalonline>.

28. Mench, C. (16 de octubre de 2023). «An Air Force veteran and doctor with Parkinson's disease shares her journey running an Ironman triathlon». *Men's Journal*. <https://www.mensjournal.com/news/air-force-veteran-parkinsons-disease-ironman-triathlon>.

Capítulo 1: Los pesticidas presentes en nuestros alimentos, granjas y campos

1. Monmaney, T. (21 de octubre de 1990). «This obscure malady». *The New Yorker*.

2. Reid, L. A. (17 de septiembre de 2024). «Origin of Guam's Indigenous people». <https://www.guampedia.com/origin-of-guams-indigenous-people>.

3. Hirano, A., Kurland, L. T., Krooth, R. S. y Lessell, S. (1961). «Parkinsonism-dementia complex, an endemic disease on the island of Guam: I. Clinical features». *Brain, 84*(4), pp. 642-661 <https://doi.org/10.1093/brain/84.4.642>.

4. Morris, H. R., Steele, J. C., Crook, R., *et al.* (2004). «Genome-wide analysis of the parkinsonism-dementia complex of Guam». *Archives of Neurology, 61*(12), pp. 1889-1897. <https://doi.org/10.1001/archneur.61.12.1889>.

5. Spencer, P. S. (19 de octubre de 2020). «Cycad toxins driving the ALS-parkinsonism-dementia complex. Virtual World Congress on Controversies in Neurology». *Video Journal of Neurology*.

6. Cox, P. A. y Sacks, O. W. (2002). «Cycad neurotoxins, consumption of flying foxes, and ALS-PDC disease in Guam». *Neurology, 58*(6), pp. 956-959. <https://doi.org/10.1212/WNL.58.6.956>.

7. 7. Pueblo chamorro. Wikipedia. <https://es.wikipedia.org/wiki/Pueblo_chamorro>. [Consultado el 5 de agosto de 2024].

8. National Park Service. (5 de agosto de 2024). *The Chamorro: Caught in the middle*. [Consultado el 5 de agosto de 2024]. <https://npshistory.com/publications/wapa/npswapa/extContent/wapa/guides/outbreak/sec5.htm>.

9. Iwamoto, N. (2020). «Caught between the sun and stars: The Chamorro experience during the Second World War». *Hohonu, 18,* pp. 11-18. <https://hilo.hawaii.edu/campuscenter/hohonu/volumes/documents/CaughtBetweentheSunandStarsTheChamorroExperienceDuringtheSecondWorldWar.pdf>.

10. Taitano, G. E. (s. f.). «Chamorus: A people divided». Guampedia. <https://www.guampedia.com/chamorros-a-people-divided>.

11. Spencer, P. S., Nunn, P. B., Hugon, J., *et al.* (1987). «Guam amyotrophic lateral sclerosis-parkinsonism-dementia linked to a plant excitant neurotoxin». *Science, 237*(4814), pp. 517-522. <https://doi.org/10.1126/science.3603037>.

12. Cox, P. A., Banack, S. A. y Murch, S. J. (11 de noviembre de 2003). «Biomagnification of cyanobacterial neurotoxins and neurodegenerative disease among the Chamorro people of Guam». *Proceedings of the National Academy of Sciences of the United States of America, 100*(23), pp. 13380-13383. <https://doi.org/10.1073/pnas.2235808100>.

13. Arnst, C. (1 de diciembre de 2003). «Guam's flying fox bat: A deadly delicacy?». *Business Week*. <https://www.bloomberg.com/news/articles/2003-12-01/guams-flying-fox-bat-a-deadly-delicacy>.

14. Carrera, J. B. (12 de febrero de 2012). «Neurologist: Neurodegenerative disease may end on Guam». *Guam Daily Post*. <https://www.postguam.com/news/local/neurologist-neurodegenerative-disease-may-end-on-guam/article_ec3cca5b-a500-5c0f-8d24-db65272e1b3c.html>.

15. Spencer, P. S., Palmer, V. S. y Kisby, G. E. (1 de septiembre de 2016). «Seeking environmental causes of neurodegenerative disease and envisioning primary prevention». *NeuroToxicology, 56,* pp. 269-283. <https://doi.org/10.1016/j.neuro.2016.03.017>.

16. Goldwyn, E. (28 de agosto de 2008). *The poison that waits.* Goldwyn Associates / Vimeo. <https://shorturl.at/Yg5NG>.

17. Smith, R. J. (1982). «Hawaiian milk contamination creates alarm». *Science, 217*(4555), pp. 137-140. <https://doi.org/10.1126/science.7089547>.

18. Hong, S., Hwang, J., Kim, J. Y., Shin, K. S. y Kang, S. J. (28 de febrero de 2014). «Heptachlor induced nigral dopaminergic neuronal loss and parkinsonism-like movement deficits in mice». *Experimental & Molecular Medicine, 46*(2), e80. <https://doi.org/10.1038/emm.2014.12>.

19. Park, M., Ross, G. W., Petrovitch, H., *et al.* (2005). «Consumption of milk and calcium in midlife and the future risk of Parkinson disease». *Neurology, 64*(6), pp. 1047-1051. <https://doi.org/10.1212/01.WNL.0000154532.98495.BF>.

20. Abbott, R. D., Ross, G. W., Petrovitch, H., *et al.* (9 de febrero de 2016). «Midlife milk consumption and substantia nigra neuron density at death». *Neurology, 86*(6), pp. 512-519. <https://doi.org/10.1212/WNL.0000000000002254>.

21. «Contaminated milk problem in Hawaii nears end». (23 de mayo de 1982). *The New York Times.* <https://www.nytimes.com/1982/05/23/us/contaminated-milk-problem-in-hawaii-nears-end.html>.

22. Wong, M. H., Leung, A. O. W., Chan, J. K. Y. y Choi, M. P. K. (1 de agosto de 2005). «A review on the usage of POP pesticides in China, with emphasis on DDT loadings in human milk». *Chemosphere, 60*(6), pp. 740-752. <https://pubmed.ncbi.nlm.nih.gov/15949838/>.

23. Tanner, C. M., Ottman, R., Goldman, S. M., *et al.* (1999). «Parkinson disease in twins: An etiologic study». *JAMA, 281*(4), pp. 341-346. <https://doi.org/10.1001/pubs.JAMA-ISSN-0098-7484-281-4-joc81035>.

24. Bond, C., Buhl, K. y Stone, D. (Noviembre de 2014). «Pyrethrins general fact sheet». National Pesticide Information Center, Oregon State University Extension Services. <http://npic.orst.edu/factsheets/pyrethrins.html>.

25. Agency for Toxic Substances and Disease Registry (ATSDR). (2014). «Public health statement for pyrethrins and pyrethroids». <https://wwwn.cdc.gov/TSP/PHS/PHS.aspx?phsid=785&toxid=153>.

26. Costa, L. G. (2015). «Chapter 9. The neurotoxicity of organochlorine and pyrethroid pesticides». En M. Lotti y M. L. Bleecker (eds.), *Handbook of Clinical Neurology* (pp. 135-148). Elsevier.

27. Ascherio, A., Chen, H., Weisskopf, M. G., *et al.* (2006). «Pesticide exposure and risk for Parkinson's disease. Annals of Neurology», *60*(2), pp. 197-203. <https://doi.org/10.1002/ana.20904>.

28. Tanner, C. M., Kamel, F., Ross, G. W., *et al.* (2011). «Rotenone, paraquat, and Parkinson's disease. Environmental Health Perspectives», *119*(6), pp. 866-872. <https://doi.org/10.1289/ehp.1002839>.

29. Van Maele-Fabry, G., Hoet, P., Vilain, F. y Lison, D. (1 de octubre de 2012). «Occupational exposure to pesticides and Parkinson's disease: A systematic review and meta-analysis of cohort studies». *Environment International, 46,* pp. 30-43. <https://doi.org/10.1016/j.envint.2012.05.004>.

30. Polaka, S., Raji, S., Singh, A., Katare, P. y Tekade, R. K. (2024). «Chapter 26. Connecting link between pesticides and Parkinson's disease». En R. K. Tekade (ed.), *Public Health and Toxicology Issues in Drug Research*, pp. 735-754. Academic Press.

31. Cabras, P., Caboni, P., Cabras, M., Angioni, A. y Russo, M. (2002). «Rotenone residues on olives and in olive oil». *Journal of Agricultural and Food Chemistry, 50*(9), pp. 2576-2580.

32. Gupta, R. C., Miller Mukherjee, I. R., Malik, J. K., Doss, R. B., Dettbarn, W.-D. y Milatovic, D. (2019). «Capítulo 26. Insecticides». En R. C. Gupta (ed.), *Biomarkers in Toxicology* (2.ª ed., pp. 455-475). Academic Press.

33. Padamsey, Z. y Rochefort, N. L. (1 de febrero de 2023). «Paying the brain's energy bill». *Current Opinion in Neurobiology, 78,* 102668. <https://doi.org/10.1016/j.conb.2022.102668>.

34. Watts, M. E., Pocock, R. y Claudianos, C. (2018). «Brain energy and oxygen metabolism: Emerging role in normal function and disease». *Frontiers in Molecular Neuroscience, 11,* p. 216. <https://doi.org/10.3389/fnmol.2018.00216>.

35. Mamelak, M. (Junio de 2018). «Parkinson's disease, the dopaminergic neuron and gammahydroxybutyrate». *Neurology and Therapy, 7*(1), pp. 5-11. <https://doi.org/10.1007/s40120-018-0091-2>.

36. Bolam, J. P. y Pissadaki, E. K. (Octubre de 2012). «Living on the edge with too many mouths to feed: Why dopamine neurons die». *Movement Disorders, 27*(12), pp. 1478-1483. <https://doi.org/10.1002/mds.25135>.

37. Haddad, D. y Nakamura, K. (21 de diciembre de 2015). «Understanding the susceptibility of dopamine neurons to mitochondrial stressors in Parkinson's disease». *FEBS Letters, 589*(24 Pt A), pp. 3702-3713. <https://doi.org/10.1016/j.febslet.2015.10.021>.

38. Betarbet, R., Sherer, T. B., MacKenzie, G., Garcia-Osuna, M., Panov, A. V. y Greenamyre, J. T. (1 de diciembre de 2000). «Chronic systemic pesticide exposure reproduces features of Parkinson's disease». *Nature Neuroscience, 3*(12), pp. 1301-1306. <https://doi.org/10.1038/81834>.

39. Wadman, M. (4 de mayo de 2023). «Twist of fate». *Science.* <https://www.science.org/content/article/twist-fate-what-happens-when-top-parkinson-s-researcher-gets-disease>.

40. Landrigan, P. J., Powell, K. E., James, L. M. y Taylor, P. R. (1983). «Paraquat and marijuana: Epidemiologic risk assessment». *American Journal of Public Health, 73*(7), pp. 784-788.

41. Goodman, E. (22 de abril de 1978). «Marijuana outrage». *The Washington Post.* <https://www.washingtonpost.com/archive/politics/1978/04/22/marijuana-outrage/5f62df59-4990-4351-99ef-c9e20de3679a>.

42. Kornbluth, J. (19 de noviembre de 1978). «Poisonous fallout from the war on marijuana». *The New York Times.* <https://www.nytimes.com/1978/11/19/archives/poisonous-fallout-from-the-war-on-marijuana-paraquat.html>.

43. London, J. (2010). «Paraquat pot: The true story of how the US government tried to kill weed smokers with a toxic chemical in the 1980s». Thought.is. <https://thought.is/paraquat-pot>.

44. Project NWQ-A. (1 de septiembre de 2024). Estimated annual agricultural pesticide use. <https://water.usgs.gov/nawqa/pnsp/usage/maps/show_map.php?year=2018&map=PARAQUAT&hilo=L>.

45. Gillam, C. y Uteuova, A. (20 de octubre de 2022). «Secret files suggest chemical giant feared weedkiller's link to Parkinson's disease». *The Guardian.* <https://www.theguardian.com/us-news/2022/oct/20/syngenta-weedkiller-pesticide-parkinsons-disease-paraquat-documents>.

46. Chen, F., Ye, Y., Jin, B., Yi, B., Wei, Q., Liao, L. (Mayo de 2019). «Homicidal paraquat poisoning». *Journal of Forensic Sciences, 64* (3), pp. 941-945. <doi:10.1111/1556-4029.13945>.

47. Wells, G., Horwitz, J. y Seetharaman, D. (14 de septiembre de 2021). «Facebook knows Instagram is toxic for teen girls, company documents show». *Wall Street Journal.* https://www.wsj.com/tech/personal-tech/facebook-knows-instagram-is-toxic-for-teen-girls-company-documents-show-11631620739

48. Myung, W., Lee, G. H., Won, H. H., *et al.* (2015). «Paraquat prohibition and change in the suicide rate and methods in South Korea». *PLOS One, 10*(6), e0128980. <doi:10.1371/journal.pone.0128980>.

49. Costello, S., Cockburn, M., Bronstein, J., Zhang, X. y Ritz, B. (15 de abril de 2009). «Parkinson's disease and residential exposure to maneb and paraquat from agricultural applications in the central valley of California». *American Journal of Epidemiology, 169*(8), pp. 919-926. <doi:10.1093/aje/kwp006>.

50. Brooks, A. I., Chadwick, C. A., Gelbard, H. A., Cory-Slechta, D. A. y Federoff, H. J. (27 de marzo de 1999). «Paraquat elicited neurobehavioral syndrome caused by dopaminergic neuron loss». *Brain Research, 823*(1), pp. 1-10. <doi:10.1016/S0006-8993(98)01192-5>.

51. Castello, P. R., Drechsel, D. A. y Patel, M. (2007). «Mitochondria are a major source of paraquat-induced reactive oxygen species production in the brain». *Journal of Biological Chemistry, 282*(19): pp. 14186-14193. <doi:10.1074/jbc.M700827200>.

52. Dinis-Oliveira, R. J., Remiao, F., Carmo, H., *et al.* (1 de diciembre de 2006). «Paraquat exposure as an etiological factor of Parkinson's disease». *NeuroToxicology, 27*(6), pp. 1110-1122. <doi:10.1016/j.neuro.2006.05.012>.

53. Arsac, J. N., Sedru, M., Dartiguelongue, M., *et al.* (27 de octubre de 2021). «Chronic exposure to paraquat induces alpha-synuclein pathogenic modifications in drosophila». *International Journal of Molecular Sciences, 22*(21), p. 11613. <doi:10.3390/ijms222111613>.

54. Cicchetti, F., Lapointe, N., Roberge-Tremblay, A., *et al.* (1 de noviembre de 2005). «Systemic exposure to paraquat and maneb models early Parkinson's disease in young adult rats». *Neurobiology of Disease, 20*(2), pp. 360-371. <doi:10.1016/j.nbd.2005.03.018>.

55. Dwyer, Z., Rudyk C., Farmer, K., *et al.* (1 de abril de 2021). «Characterizing the protracted neurobiological and neuroanatomical effects of paraquat in a murine model of Parkinson's disease». *Neurobiology of Aging,* 100, pp. 11-21. <doi:10.1016/j.neurobiolaging.2020.11.013>.

56. Tangamornsuksan, W., Lohitnavy, O., Sruamsiri, R., *et al.* (3 de septiembre de 2019). «Paraquat exposure and Parkinson's disease: A systematic review and meta-analysis». *Archives of Environmental & Occupational Health, 74*(5), pp. 225-238. <doi:10.1080/19338244.2018.l492894>.

57. Kumar, A., Leinisch, F., Kadiiska, M. B., Corbett, J. y Mason, R. P. (1 de julio de 2016) «Formation and implications of alpha-synuclein radical in maneb and paraquat-induced models of Parkinson's disease». *Molecular Neurobiology, 53*(5), pp. 2983-2994. <doi:10.1007/s12035-015-9179-1>.

58. Dorsey, E. R., Ray A. (1 de junio de 2023) «Paraquat, Parkinson's disease, and agnotology». *Movement Disorders, 38*(6), pp. 949-952. <doi:10.1002/mds.29371>.

59. Barbeau, A., Roy, M., Bernier, G., Campanella, G. y Paris, S. (1987). «Ecogenetics of Parkinson's disease: prevalence and environmental aspects in rural areas». *Canadian Journal of Neurological Sciences / Journal canadien des sciences neurologiques, 14*(1), pp. 36-41. <doi:10.1017/S0317167100026147>.

60. Michaels, D. (2008). *Doubt is their product: How industry's assault on science threatens your health.* Oxford University Press.

61. Markowitz, G. y Rosner, D. (2013). *Deceit and denial: The deadly politics of industrial pollution.* University of California Press.

62. Haffajee, R. L. y Mello, M. M. (2017). «Drug companies' liability for the opioid epidemic». *The New England Journal of Medicine, 377*(24), pp. 2301-2305. <https://doi.org/10.1056/NEJMp1710756>.

63. Schiebinger, L. y Robert, N. (2008). *Agnotology: The Making and Unmaking of Ignorance.* Stanford University Press.

64. Syngenta Global. «Paraquat». <https://www.syngenta.com/en/paraquat-in-the-media>. [Consultado el 1 de septiembre de 2024].

65. Proctor, R. N. (2012). «The history of the discovery of the cigarette-lung cancer link: Evidentiary traditions, corporate denial, and global toll». *Tobacco Control, 21*(2), pp. 87-91.

66. Doll R. y Hill A. B. (26 de junio de 2004). «The mortality of doctors in relation to their smoking habits: a preliminary report. 1954». *BMJ, 328*(7455), pp. 1529-1533; discussion 1533. https://www.bmj.com/content/1/4877/1451

67. Hill, A. B. (1965). «The environment and disease: Association or causation?». *Proceedings of the Royal Society of Medicine, 58*(5), pp. 295-300. <https://doi.org/10.1177/003591576505800503>.

68. Bates, C. y Rowell, A. (1999). «Tobacco explained... the truth about the tobacco industry... in its own words» (WHO Paper No. 4). Tobacco Control: Reports on Industry Activity. eScholarship. <https://escholarship.org/content/qt9fp6566b/qt9fp6566b_noSplash_cf5479bcb22b38bca6c5db7a3ffb9dfe.pdf>.

69. Center for Biological Diversity. (24 de septiembre de 2021). «Lawsuit challenges EPA approval of deadly pesticide for 15 more years». <https://www.biologicaldiversity.org/w/news/press-releases/lawsuit-challenges-epa-approval-of-deadly-pesticide-for-15-more-years-2021-09-24>.

70. Desk, N. (30 de septiembre de 2013). «Lab tests on French wines find pesticide residue in every bottle». Food Safety News. <https://www.foodsafetynews.com/2013/09/lab-tests-on-french-wines-find-pesticide-residue-in-every-bottle>.

71. Ruitenberg, R. (25 de septiembre de 2013). «French wine test finds pesticides in each of 92 bottles analyzed». Bloomberg. <https://www.bloomberg.com/news/articles/2013-09-25/french-wine-test-finds-pesticides-in-each-of-92-bottles-analyzed>.

72. Mustacich, S. (26 de septiembre de 2013). «Study raises concerns over pesticide residues in French wines». Wine Spectator. https://www.winespectator.com/articles/study-raises-concerns-over-pesticide-residues-in-french-wines-48962

73. Anson J. (19 de febrero de 2013). «French study finds pesticide residues in 90% of wines». *Decanter*. <https://www.decanter.com/wine-news/french-study-finds-pesticide-residues-in-90-of-wines-21199>.

74. «Pesticides in French wine». (3 de enero de 2014). *The New York Times*. <https://www.nytimes.com/2014/01/03/opinion/pesticides-in-french-wine.html>.

75. «Organic farmer faces jail time for refusing to spray pesticide». (26 de febrero de 2014). Beyond Pesticides. <https://beyondpesticides.org/dailynewsblog/2014/02/organic-farmer-faces-jail-time-for-refusing-to-spray-pesticide>.

76. Baltazar, M. T., Dinis-Oliveira, R. J., de Lourdes Bastos, M., Tsatsakis, A. M., Duarte, J. A. y Carvalho, F. (15 de octubre de 2014). «Pesticides exposure as

etiological factors of Parkinson's disease and other neurodegenerative diseases—a mechanistic approach». *Toxicology Letters, 230*(2), pp. 85-103. https://pubmed.ncbi.nlm.nih.gov/24503016/

77. Bao, W., Liu B., Simonsen, D. W. y Lehmler, H. J. (2020). «Association between exposure to pyrethroid insecticides and risk of all-cause and cause-specific mortality in the general US adult population». *JAMA Internal Medicine, 180*(3), pp. 367-374. <doi:10.1001/jamainternmed.2019.6019>.

78. Hansen, M. R. H., Jors, E., Lander, F., *et al.* (2017). «Neurological deficits after long-term pyrethroid exposure». *Environmental Health Insights, 11,* 1178630217700628. <doi:10.1177/1178630217700628>.

79. Sciolino, E. (2 de marzo de 2015). «In France, pesticides get in way of natural wines». *The New York Times.* <https://www.nytimes.com/2015/03/04/dining/in-france-pesticides-get-in-way-of-natural-wines.html>.

80. Kab, S., Spinosi J., Chaperon, L., *et al.* (1 de marzo de 2017). «Agricultural activities and the incidence of Parkinson's disease in the general French population». *European Journal of Epidemiology, 32*(3), pp. 203-216. https://pubmed.ncbi.nlm.nih.gov/28185034/

81. Baldi, I., Cantagrel, A., Lebailly, P., *et al.* (2003). «Association between Parkinson's disease and exposure to pesticides in southwestern France». *Neuroepidemiology, 22*(5), pp. 305-310. <doi:10.1159/000071194>.

82. Yitshak Sade, M., Zlotnik, Y., Kloog, I., Novack, V., Peretz, C. y Ifergane G. (2015). «Parkinson's disease prevalence and proximity to agricultural cultivated fields». *Parkinson's Disease, 2015, 576564.* <doi:10.1155/2015/576564>.

83. «Pesticides». National Onion Association. <https://www.onions-usa.org/onion-advocacy/pesticides>. [Consultado el 6 de junio de 2024].

84. National Pesticide Information Center. (2009). «Chlorpyrifos general fact sheet». <https://npic.orst.edu/factsheets/chlorpgen.html>.

85. Rauh VA. (2018). «Polluting developing brains. EPA failure on chlorpyrifos». *New England Journal of Medicine, 378*(13), pp. 1171-1174. <doi:10.1056/NEJMp1716809>.

86. Deveci H. A. y Karapehlivan M. (1 de enero de 2018). «Chlorpyrifos-induced parkinsonian model in mice: behavior, histopathology and biochemistry». *Pesticide Biochemistry and Physiology, 144,* pp. 36-41. <doi:10.1016/j.pestbp.2017.11.002>.

87. Freire, C., Koifman S. (1 de octubre de 2012). «Pesticide exposure and Parkinson's disease: epidemiological evidence of association». *NeuroToxicology, 33*(5), pp. 947-971. <doi:10.1016/j.neuro.2012.05.011>.

88. Gorell, J. M., Johnson, C. C., Rybicki, B. A., Peterson, E. L. y Richardson, R. J. (1998). «The risk of Parkinson's disease with exposure to pesticides, farming, well water, and rural living». *Neurology, 50*(5), pp. 1346-1350. <doi:10.1212/wnl.50.5.1346>.

89. Dhananjayan, V. y Ravichandran, B. (1 de agosto de 2018). «Occupational health risk of farmers exposed to pesticides in agricultural activities». *Current Opinion in Environmental Science & Health, 4*, pp. 31-37. <doi:10.1016/j. coesh.2018.07.005>.

90. Spencer, J. (18 de abril de 2024). «Kale, watermelon and even some organic foods pose high pesticide risk, analysis finds». *The Guardian*. <https://www. theguardian.com/environment/2024/apr/18/fruits-vegetables-pesticide-consumer-reports>.

91. Lardieri, A. (12 de junio de 2019). «Cancer-causing ingredient in weedkiller found in Cheerios». *US News* <https://www.usnews.com/news/health-news/ articles/2019-06-12/cancer-causing-ingredient-in-roundup-weedkiller-found-in-cheerios-nature-valley-products>.

92. 93. Picchi, A. (13 de junio de 2019). «Cheerios, Nature Valley cereals contain Roundup ingredient, study finds». *CBS News*. <https://www.cbsnews.com/news/ glyphosate-breakfast-cereal-still-contains-roundup-ingredient-study-finds>.

93. Gibson, K. (20 de febrero de 2024). «Pesticide linked to reproductive issues found in Cheerios, Quaker Oats and other oat-based foods». *CBS News*. <https:// www.cbsnews.com/news/cheerios-quaker-oats-infertility-chemicals-in-cereal-ewg>.

94. Temkin, A. M., Evans, S., Spyropoulos, D. D. y Naidenko, O. V. (1 de marzo de 2024). «A pilot study of chlormequat in food and urine from adults in the United States from 2017 to 2023». *Journal of Exposure Science & Environmental Epidemiology, 34*(2), pp. 317-321. https://www.nature.com/articles/s41370-024-00643-4

95. Carson, R. (2009). *Silent spring* (publicada originalmente en 1962). Houghton Mifflin.

96. McKeith I., Mintzer J., Aarsland D., *et al.* (Enero de 2004). «Dementia with Lewy bodies». *The Lancet Neurology, 3*(1), pp. 19-28. <doi:10.1016/s1474-4422(03)00619-7>.

97. «What is Lewy body dementia? Causes, symptoms, and treatments». National Institute on Aging. <https://www.nia.nih.gov/health/lewy-body-dementia/what-lewy-body-dementia-causes-symptoms-and-treatments>. [Consultado el 6 de junio de 2024].

98. Lawson, T. (13 de agosto de 2014) «From the archives: Robin Williams talks growing up in Bloomfield Hills». *Entertainment.* <https://www. hometownlife.com/story/entertainment/2014/08/13/from-the-archives-robin-williams-talks-growing-up-in-bloomfield-hills/13990981>.

99. Bloomfield Historical Society. (s. f.). «Stonycroft (Theodore F. MacManus), 1920-1960». [Consultado el 6 de junio de 2024]. <https://www. bloomfieldhistoricalsociety.org/53-stoneycroft-1920-1960>.

100. Kosaka, K., Oyanagi, S., Matsushita, M., Hori, A. y Iwase, S. (1976). «Presenile dementia with Alzheimer-, Pick- and Lewy-body changes». *Acta Neuropathologica, 36*(3), pp. 221-233. <https://doi.org/10.1007/BF00685366>.

101. 102. Kosaka, K., Yoshimura, M., Ikeda, K. y Budka, H. (1984). «Diffuse type of Lewy body disease: Progressive dementia with abundant cortical Lewy bodies and senile changes of varying degree—A new disease?». *Clinical Neuropathology, 3*(5), pp. 185-192.

102. Katayama, N., Baba, Y. G., Kusumoto, Y. y Tanaka, K. (2015). «A review of post-war changes in rice farming and biodiversity in Japan». *Agricultural Systems, 132*, pp. 73-84. <doi:10.1016/j.agsy.2014.09.001>.

103. Watanabe, H., Inao, K., Vu, S. H. *et al.* (2008). «Pesticide exposure assessment in rice paddy areas: A Japanese perspective». En E. Capri y D. Karpouzas (eds.). *Pesticide risk assessment in rice paddies* (pp. 167-214). Elsevier.

104. Parada, H., Jr., Wolff, M. S., Engel, L. S. *et al.* (2016). «Organochlorine insecticides DDT and chlordane in relation to survival following breast cancer». *International Journal of Cancer, 138*(3), pp. 565-575. <https://doi.org/10.1002/ijc.29806>.

105. Loganathan, B.G., Tanabe S., Hidaka., Y., Kawano, M., Hidaka, H. y Tatsukawa, R. (1 de enero de 1993). «Temporal trends of persistent organochlorine residues in human adipose tissue from Japan, 1928-1985». *Environmental Pollution, 81*(1), pp. 31-39. <doi:10.1016/0269-7491(93)90025-J>.

106. Toteja, G. S., Mukherjee, A., Diwakar, S., Singh, P. y Saxena, B. N. (2003). «Residues of DDT and HCH pesticides in rice samples from different geographical regions of India: A multicentre study». *Food Additives & Contaminants, 20*(10), pp. 933-939. <https://doi.org/10.1080/0265203031000160039>.

107. Eskenazi, B., Chevrier, J., Rosas, L. G. *et al.* (2009). «The Pine River statement: Human health consequences of DDT use». *Environmental Health Perspectives, 117*(9), pp. 1359-1367 <https://doi.org/10.1289/ehp.11748>.

108. Hatcher, J. M., Delea, K. C., Richardson, J. R., Pennell, K. D. y Miller, G. W. (2008). «Disruption of dopamine transport by DDT and its metabolites». *NeuroToxicology, 29*(4), pp. 682-690 <https://doi.org/10.1016/j.neuro.2008.04.010>.

109. Dardiotis, E., Aloizou, A. M., Sakalakis, E. *et al.* (2020). «Organochlorine pesticide levels in Greek patients with Parkinson's disease». *Toxicology Reports, 7*, pp. 596-601. <doi:10.1016/j.toxrep.2020.03.011>.

110. Kumar, A., Calne, S. M., Schulzer, M. *et al.* (2004). «Clustering of Parkinson disease: Shared cause or coincidence?». *Archives of Neurology, 61*(7), pp. 1057-1060. <doi:10.1001/archneur.61.7.1057>.

Capítulo 2: Agua tóxica

1. Grant, B. y Bucher, R. (2022). *Rebound: Soaring in the NBA, battling Parkinson's, and finding what really matters*. Triumph Books.

2. Agency for Toxic Substances and Disease Registry. (2017). *Summary of the water contamination situation at Camp Lejeune.* <https://www.atsdr.cdc.gov/sites/lejeune/watermodeling_summary.html>.

3. Clapp, R. (16 de septiembre de 2012). Testimony of Richard Clapp, DSc, MPH before the Committee on Science and Technology, Subcommittee on Investigations and Oversight, U.S. House of Representatives, House Science, Space, and Technology Committee. <https://republicans-science.house.gov/_cache/files/b/b/bbb9e53f-5d99-43e6-8376-07e3c2c92fb5/D8C648074200 98F83F1234DBE1B35CE4.091610-clapp.pdf>.

4. Dorsey, E. R. y Bloem, B. R. (2024). «Parkinson's disease is predominantly an environmental disease». *Journal of Parkinson's Disease, 14*(3), pp. 451-465. <doi:10.3233/JPD-230357>.

5. Ceballos, D. M., Fellows, K. M., Evans, A. E., Janulewicz, P. A., Lee, E. G. y Whittaker, S. G. (2021). «Perchloroethylene and dry cleaning: It's time to move the industry to safer alternatives». *Frontiers in Public Health, 9*, Article 638082. <doi:10.3389/fpubh.2021.638082>.

6. International Agency for Research on Cancer. (2014). «Trichloroethylene, tetrachloroethylene, and some other chlorinated agents». (IARC Monographs on the Evaluation of Carcinogenic Risks to Humans, Vol. 106). International Agency for Research on Cancer.

7. Dorsey, E. R., Zafar, M., Lettenberger, S. E. *et al.* (2023). «Trichloroethylene: An invisible cause of Parkinson's disease?». *Journal of Parkinson's Disease, 13*(2), pp. 203-218. <doi:10.3233/JPD-225047>.

8. Harr J. (2011). *A Civil Action.* Vintage.

9. Fagin, D. (2013). *Toms River: A story of science and salvation.* Bantam.

10. Cutler, J. J., Parker, G. S., Rosen, S., Prenney, B., Healey, R. y Caldwell, G. G. (1986). «Childhood leukemia in Woburn, Massachusetts». *Public Health Reports, 101*(2), pp. 201-205.

11. Schecter, A., McFadden, C. y Chan, M. (18 de septiembre de 2023). «Their babies died when Camp Lejeune's water was poisoned. But justice has been hard to find». NBC News. <https://www.nbcnews.com/news/us-news/camp-lejeune-lawsuits-victims-miscarriage-difficult-fight-rcna97801>.

12. U.S. House of Representatives, Committee on Science and Technology. (2 de noviembre de 2010). «Camp Lejeune: Contamination and compensation, looking back, moving forward». <https://democrats-science.house.gov/hearings/camp-lejeune-contamination-and-compensation-looking-back-moving-forward>.

13. Trichloroethylene (TCE). National Cancer Institute. [Consultado el 6 de agosto de 2024]. <https://www.cancer.gov/about-cancer/causes-prevention/risk/substances/trichloroethylene>.

14. Trichloroethylene. National Toxicology Program. National Institute of Environmental Health Sciences. [Consultado el 1 de septiembre de 2024].

<https://ntp.niehs.nih.gov/sites/default/files/ntp/roc/content/profiles/trichloroethylene.pdf>.

15. U.S. Environmental Protection Agency. (Abril de 1992). Tetrachloroethylene (perchloroethylene). <https://www.epa.gov/sites/default/files/2016-09/documents/tetrachloroethylene.pdf>.

16. Clark, J. (12 de mayo de 2017). «Exclusive: The investigation into water contamination at Camp Lejeune may reopen soon». Task & Purpose. <https://taskandpurpose.com/news/camp-lejeune-water-contamination-investigation-cdc>.

17. Goldman, S. M., Quinlan, P. J., Ross, G. W. *et al.* (2012). «Solvent exposures and Parkinson disease risk in twins». *Annals of Neurology, 71*(6), pp. 776-784. <doi:10.1002/ana.22629>.

18. About the Brian Grant Foundation. Brian Grant Foundation. [Consultado el 1 de septiembre de 2024]. <https://briangrant.org/about>.

19. Correa, D. (23 de junio de 2022). «NBA star Brian Grant living with Parkinson's disease». Brain & Life. <https://www.brainandlife.org/podcast/nba-star-brian-grant-living-with-parkinsons-disease>.

20. Naval Medical Center Camp Lejeune. (s. f.). «Welcome to Naval Medical Center Camp Lejeune». [Consultado el 1 de septiembre de 2024]. <https://camp-lejeune.tricare.mil/About-Us>.

21. Goldman, S. M., Weaver, F. M., Stroupe, K. T. *et al.* (2023). «Risk of Parkinson disease among service members at Marine Corps Base Camp Lejeune». *JAMA Neurology, 80*(7), pp. 673-681.<doi:10.1001/jamaneurol.2023.1168>.

22. Barringer, F. (30 de septiembre de 2011). «E.P.A. charts risks of a ubiquitous chemical». *The New York Times*. <https://archive.nytimes.com/green.blogs.nytimes.com/2011/09/30/e-p-a-quantifies-trichloroethylene-risks>.

23. Amarelo, M. (24 de julio de 2018). «Notorious cancer-causing solvent TCE taints tap water for 14 million Americans». Environmental Working Group. <https://www.ewg.org/news-insights/news-release/notorious-cancer-causing-solvent-tce-taints-tap-water-14-million>.

24. «Superfund site: Love Canal, Niagara Falls, NY, cleanup activities». EPA. [Consultado el 1 de septiembre de 2024]. <https://cumulis.epa.gov/supercpad/SiteProfiles/index.cfm?fuseaction=second.cleanup&id=0201290>.

25. Ephron, J. (2024). *Poisoned ground: The tragedy at Love Canal*. American Experience.

26. New York State Department of Health. (Septiembre de 1978). «Love Canal: Public health time bomb». <https://www.health.ny.gov/environmental/investigations/love_canal/lctimbmb.htm>.

27. «What is Superfund?». EPA. [Consultado el 1 de septiembre de 2024]. <https://www.epa.gov/superfund/what-superfund>.

28. Alves, B. (9 de septiembre de 2024). «Number of hazardous waste sites in the United States as of June 2024, by state». Statista. <https://www.statista.com/statistics/1147665/number-of-hazardous-waste-sites-in-the-united-states>.

29. U.S. Environmental Protection Agency. (Septiembre de 2020). «Population surrounding 1,857 Superfund remedial sites» <https://www.epa.gov/sites/default/files/2015-09/documents/webpopulationrsuperfundsites9.28.15.pdf>.

30. «Superfund site: Shenandoah Road Groundwater Contamination, East Fishkill, NY, announcements and key topics». EPA. [Consultado el 1 de septiembre de 2024]. <https://cumulis.epa.gov/supercpad/cursites/csitinfo.cfm?id=0204269>.

31. U.S. Geological Survey. (1 de marzo de 2019). «Water resources mission area: Domestic (private) supply wells». <https://www.usgs.gov/mission-areas/water-resources/science /domestic-private-supply-wells>.

32. Rajput, A., Uitti, R. J., Stern, W. y Laverty, W. (1986). «Early onset Parkinson's disease in Saskatchewan—Environmental considerations for etiology». *Canadian Journal of Neurological Sciences, 13*(4), pp. 312-316.

33. Gatto, N. M., Cockburn, M., Bronstein, J., Manthripragada, A. D. y Ritz, B. (2009). «Well-water consumption and Parkinson's disease in rural California». *Environmental Health Perspectives, 117*(12), pp. 1912-1918.

34. Jimenez-Jimenez, F. J., Mateo, D. y Gimenez-Roldan, S. (1992). «Exposure to well water and pesticides in Parkinson's disease: A case-control study in the Madrid area». *Movement Disorders, 7*(2), pp. 149-152. https://movementdisorders.onlinelibrary.wiley.com/doi/abs/10.1002/mds.870070209#:~:text=All%20were%20residents%20in%20a,controls%20(p%20%3C%200.02).

35. U.S. Environmental Protection Agency. (23 de enero de 2015). «Overview of the Safe Drinking Water Act». <https://www.epa.gov/sdwa/overview-safe-drinking-water-act>.

36. Dorsey, R., Sherer, T., Okun, M. S. y Bloem, B. R. (2020). *Ending Parkinson's disease: A prescription for action*. Hachette UK.

37. U.S. Environmental Protection Agency. (9 de agosto de 2024). «Superfund site: Hopewell Precision, Hopewell Junction, cleanup activities». <https://cumulis.epa.gov/supercpad/SiteProfiles/index.cfm?fuseaction=second.cleanup&id=0201588>.

38. Michigan Department of Environment, Great Lakes, and Energy. (Enero de 2020). «Wickes Manufacturing TCE plume». <https://www.michigan.gov/egle/about/organization/remediation-and-redevelopment/wickes-manufacturing-tce-plume-2>.

39. Axelson, B. (12 de enero de 2017). «20 most toxic places in upstate New York on the EPA's hazard list». NYUp.com. https://www.newyorkupstate.com/

news/2017/01/most_toxic_places_in_upstate_new_york_superfund_priorities.
html

40. Scott, C. S. y Chiu, W. A. (2006). «Trichloroethylene cancer epidemiology:
A consideration of select issues». *Environmental Health Perspectives, 114*(9),
pp. 1471-1478. <doi:10.1289/ehp.8949>.

41. U.S. Environmental Protection Agency. (7 de junio de 2024). «Hazardous
waste cleanup: 1033 Kings Highway, LLC in Saugerties, New York». <https://
www.epa.gov/hwcorrectiveactioncleanups/hazardous-waste-cleanup-1033-
kings-highway-llc-saugerties-new-york>.

42. Watson, J. D. y Crick, F. H. C. (1953). «Molecular structure of nucleic acids:
A structure for deoxyribose nucleic acid». *Nature, 171*, (4356), pp. 737-738.
<doi:10.1038/171737a0>.

43. McGovern, L., Miller, G., Hughes-Cromwick, P. (2014). «The relative
contribution of multiple determinants to health». *Health Affairs Health Policy
Brief, 10*, (10.1377).

44. Schroeder, S. A. (2007). «We can do better—improving the health of the
American people». *New England Journal of Medicine, 357*(12), pp. 1221-1228.
<doi:10.1056/NEJMsa073350>.

45. Polymeropoulos M. H., Lavedan C., Leroy E. *et al.* (27 de junio de 1997).
«Mutation in the alpha-synuclein gene identified in families with Parkinson's
disease». *Science, 276*(5321), pp. 2045-2047. <doi:10.1126/
science.276.5321.2045>.

46. Cook L., Verbrugge J., Schwantes An T. H., *et al.* (1 de agosto de 2024).
«Parkinson's disease variant detection and disclosure: PD GENEration, a
North American study». *Brain, 147*(8), pp. 2668-2679. <doi:10.1093/brain/
awae142>.

47. Bloem, B. R., Okun, M. S., Klein, C. (12 de junio de 2021). «Parkinson's
disease». *The Lancet, 397*(10291), pp. 2284-2303.

48. Borsche M., Pereira S. L., Klein C., Grunewald A. (2021). «Mitochondria
and Parkinson's disease: clinical, molecular, and translational aspects». *Journal of
Parkinson's Disease, 11*(1), pp. 45-60. <doi:10.3233/jpd-201981>.

49. Moon H. E., Paek S. H. (24 de junio de 2015). «Mitochondrial dysfunction
in Parkinson's disease». *Experimental Neurobiology*, (2), pp. 103-116.
<doi:10.5607/en.2015.24.2.103>.

50. Narayan, S., Sinsheimer, J. S., Paul, K. C. *et al.* (1 de noviembre de 2015).
«Genetic variability in ABCB1, occupational pesticide exposure, and Parkinson's
disease». *Environmental Research, 143*, pp. 98-106. <doi:10.1016/j.
envres.2015.08.022>.

51. van Dongen, J., Slagboom, P. E., Draisma, H. H., Martin, N. G., Boomsma,
D. I. (Septiembre de 2012). «The continuing value of twin studies in the omics
era». *Nature Reviews Genetics, 13*(9), pp. 640-653. <doi:10.1038/nrg3243>.

52. Foltynie T., Sawcer S., Brayne C., Barker R. (2002) «The genetic basis of Parkinson's disease». *Journal of Neurology, Neurosurgery, and Psychiatry, 73*(4), pp. 363-370.

53. Tanner, C. M., Ottman, R., Goldman, S. M. *et al* (1999). «Parkinson disease in twins: an etiologic study». *JAMA, 281*(4), pp. 341-346. <doi:10-1001/pubs. JAMA-ISSN-0098-7484-281-4-joc81035>.

54. Dorsey, E. R., De Miranda, B. R., Horsager, J., Borghammer, P. (2024). «The body, the brain, the environment, and Parkinson's disease». *Journal of Parkinson's Disease, 14*(3), pp. 363-381. https://pubmed.ncbi.nlm.nih.gov/38607765/

55. Martinez, T. N., Greenamyre, J. T. (1 de mayo de 2012). «Toxin models of mitochondrial dysfunction in Parkinson's disease». *Antioxidants & Redox Signaling, 16*(9), pp. 920-934. <doi:10.1089/ars.2011.4033>.

56. Gash D. M., Rutland K., Hudson N. L. *et al.* (1 de febrero de 2008). «Trichloroethylene: parkinsonism and complex 1 mitochondrial neurotoxicity». *Annals of Neurology, 63*(2), pp. 184-192. <doi:10.1002/ana.21288>.

57. Simpson C., Vinikoor-Imler L., Nassan F. L. *et al.* (1 de mayo de 2022). «Prevalence of ten LRRK2 variants in Parkinson's disease: a comprehensive review». *Parkinsonism & Related Disorders, 98*, pp. 103-113. <doi:10.1016/j. parkreldis.2022.05.012>.

58. De Miranda, B. R., Castro, S. L., Rocha, E. M., Bodle, C. R., Johnson, K. E., Greenamyre, J. T. (Junio de 2021). «The industrial solvent trichloroethylene induces LRRK2 kinase activity and dopaminergic neurodegeneration in a rat model of Parkinson's disease». *Neurobiology of Disease, 153*, 105312. <doi:10.1016/j.nbd.2021.105312>.

59. Minnesota Pollution Control Agency. (1 de septiembre de 2023). «How Minnesota passed the country's first ban on trichloroethylene». <https://www. pca.state.mn.us/news-and-stories/tce-ban-in-effect>.

60. Clukey, K. (24 de diciembre de 2020). «New York state bans cancer-linked solvent used as degreaser». Bloomberg Law. <https://news.bloomberglaw.com/ environment-and-energy/new-york-state-bans-cancer-linked-solvent-used-as-degreaser>.

61. U.S. Environmental Protection Agency. (8 de junio de 2023). «EPA proposes ban on all consumer and many commercial uses of perchloroethylene to protect public health». <https://www.epa.gov/newsreleases/epa-proposes-ban-all-consumer-and-many-commercial-uses-perchloroethylene-protect>.

62. U.S. Environmental Protection Agency. (23 de octubre de 2023). «Biden-Harris administration proposes ban on trichloroethylene to protect public from toxic chemical known to cause serious health risks». [Consultado el 20 de septiembre de 2024]. https://www.epa.gov/ newsreleases/biden-harris-administration-proposes-ban-trichloroethylene-protect-public-toxic

63. Casey, M. (24 de octubre de 2023). «EPA proposes ban on cancer-causing chemical that contaminated Woburn water». WBUR. <https://www.wbur.org/news/2023/10/24/epa-ban-tce-trichloroethylene-cancer-chemical-woburn>.

64. U.S. Environmental Protection Agency. «Trichloroethylene (TCE)». [Consultado el 8 de junio de 2024]. <https://19january2017snapshot.epa.gov/assessing-and-managing-chemicals-under-tsca/trichloroethylene-tce_.html>.

Capítulo 3: Una amenaza invisible en nuestros hogares

1. Pauley, J. (30 de abril de 2023). «Michael J. Fox on Parkinson's and how he finds "optimism is sustainable"». CBS News. <https://www.cbsnews.com/news/michael-j-fox-on-parkinsons-and-how-he-finds-optimism-is-sustainable>.

2. Gerusky, T. M. (1987). «The Pennsylvania radon story». *Journal of Environmental Health, 49*(4), pp. 197-200.

3. Leggett, M. (26 de julio de 2019). *The story of how radon was discovered in homes*. BrickKicker of Georgia <https://www.georgia.brickkicker.com/the-story-of-how-radon-was-discovered-in-homes>.

4. Institute of Physics. *The radioactive nuclear plant worker*. [Consultado el 1 de septiembre de 2024]. <https://spark.iop.org/radioactive-nuclear-plant-worker>.

5. U.S. Environmental Protection Agency. (6 de mayo de 2024). *Radionuclide basics: Radon*. <https://www.epa.gov/radiation/radionuclide-basics-radon>.

6. U.S. Environmental Protection Agency. (24 de enero de 2024). *Radon in homes, schools and buildings*. <https://www.epa.gov/radtown/radon-homes-schools-and-buildings>.

7. Banks, K. (26 de julio de 2024). *How much do radon mitigation systems cost in 2024? Forbes*. <https://www.forbes.com/home-improvement/home/radon-mitigation-system-cost-guide>.

8. U.S. Environmental Protection Agency. (2 de diciembre de 2024). *What is EPA's action level for radon and what does it mean?* <https://www.epa.gov/radon/what-epas-action-level-radon-and-what-does-it-mean>.

9. U.S. Environmental Protection Agency. (Mayo de 2012). *A citizen's guide to radon*. https://www.epa.gov/sites/default/files/2016-12/documents/2016_a_citizens_guide_to_radon.pdf

10. American Lung Association. (2021). *Radon testing and home sales: A case study*. <https://www.lung.org/getmedia/220ca207-5852-4591-8b96-8bb89945fddf/ALA-Radon-Montgomery-County-Case-Study-2021_Final-revised-08-16-21_1.pdf>.

11. Yao M, Ding K, Tang X, *et al.* (29 de marzo de 2024). «Analysis and monitoring of indoor radon concentrations of 37 kindergartens—Beijing municipality, China, 2023». *China CDC Weekly, 6*(13), pp. 272-276. <doi:10.46234/ccdcw2024.053>.

12. Giraldo-Osorio, A., Ruano-Ravina, A., Varela-Lema, L., Barros-Dios, J. M. y Pérez-Ríos, M. (2020). «Residential radon in Central and South America: A systematic review». *International Journal of Environmental Research and Public Health, 17*(12), Article 4550. <doi:10.3390/ijerph17124550>.

13. Esan, D. T., Obed, R. I., Afolabi, O. T., Sridhar, M. K., Olubodun, B. B. y Ramos, C. (2020). «Radon risk perception and barriers for residential radon testing in southwestern Nigeria». *Public Health in Practice, 1*, 100036. <doi:10.1016/j.puhip.2020.100036>.

14. Feres, M. y Feres, M. F. N. (2023). «Absence of evidence is not evidence of absence». *Journal of Applied Oral Science, 31*, ed001. <doi:10.1590/1678-7757-2023-ed001>.

15. Dorsey, E. R. y Bloem, B. R. (2024). «Parkinson's disease is predominantly an environmental disease». *Journal of Parkinson's Disease, 14*(3), pp. 451-465. <doi:10.3233/JPD-230357>.

16. National Library of Medicine. (s. f.). *PubMed* (búsquedas con «parkinsons + genetics», «parkinsons + environment», «parkinsons + pesticides», «parkinsons + solvents» y «parkinsons + air pollution»). [Consultado el 8 de mayo de 2024]. <https://pubmed.ncbi.nlm.nih.gov>.

17. De Miranda, B. R., Goldman, S. M., Miller, G. W., Greenamyre, J. T. y Dorsey, E. R. (2022). «Preventing Parkinson's disease: An environmental agenda». *Journal of Parkinson's Disease, 12*(1), pp. 45-68. <doi:10.3233/JPD-212922>.

18. Dorsey, E. R., Kinel, D., Pawlik, M. E. *et al.* (2024). «Dry-cleaning chemicals and a cluster of Parkinson's disease and cancer: A retrospective investigation». *Movement Disorders, 39*(3), pp. 606-613. <doi:10.1002/mds.29723>.

19. U.S. Environmental Protection Agency. (2023). *What is vapor intrusion?* <https://www.epa.gov/vaporintrusion/what-vapor-intrusion>.

20. De Miranda, B. R., Castro, S. L., Rocha, E. M., Bodle, C. R., Johnson, K. E. y Greenamyre, J. T. (2021). «The industrial solvent trichloroethylene induces LRRK2 kinase activity and dopaminergic neurodegeneration in a rat model of Parkinson's disease». *Neurobiology of Disease, 153*, 105312. <doi:10.1016/j.nbd.2021.105312>.

21. McHugh, T., Loll, P. y Eklund, B. (2017). «Recent advances in vapor intrusion site investigations». *Journal of Environmental Management, 204*(Pt 2), pp. 783-792. https://www.sciencedirect.com/science/article/pii/S0301479717301196

22. New York State Department of Environmental Conservation. (2024). *Environmental Site Database Search.* [Consultado el 1 de julio de 2024]. <https://dec.ny.gov/environmental-protection/site-cleanup/database-search>.

23. Tuchsen, F. y Jensen, A. A. (2000). «Agricultural work and the risk of Parkinson's disease in Denmark, 1981-1993». *Scandinavian Journal of Work, Environment & Health, 26*(4), pp. 359-362.

24. History. [Consultado el 22 de octubre de 2024]. <https://www.fordnbfacts.com/history>.

25. MIM-72 chaparral. Wikipedia. [Consultado el 16 de julio de 2024]. <https://en.wikipedia.org/wiki/MIM-72_Chaparral>.

26. Santa Ana Regional Water Quality Control Board y Ford Motor Company. (Agosto de 2024). *Community fact sheet no. 13*. <https://static1.squarespace.com/static /65402603749fb25a78b16cf8/t/66c52e283c99eb57a5c 7f719/1724198441332/FordNB_CFS-13_Final_2024_07_30.pdf>.

27. FordNBFacts.com. [Consultado el 16 de julio]. <https://www.fordnbfacts.com>.

28. Weber, J. (14 de enero de 1990). «Ford Aerospace treated for years like a stepchild». *Los Angeles Times*. <https://www.latimes.com/archives/la-xpm-1990-01-14-fi-390-story.html>.

29. Coyote Canyon. County of Orange Waste & Recycling. [Consultado el 9 de septiembre de 2024]. <https://oclandfills.com/landfills/closed-landfill-sites/coyote-canyon>.

30. Wallace, D., Groth, E., III, Kirrane, E., Warren, B. y Halloran, J. (Octubre de 1995). «Upstairs, downstairs: Perchloroethylene in the air in apartments above New York City dry cleaners». CUNY Digital History Archive. <https://cdha.cuny.edu/files/original/f7d262bbd5d0fb 33c26eb32a38978515.pdf>.

31. New York State Department of Environmental Conservation. *Dry cleaner regulation*. [Consultado el 17 de julio de 2024]. <https://dec.ny.gov/environmental-protection/air-quality/controlling-pollution-from-facilities/dry-cleaner-regulation>.

32. McDermott, M. J., Mazor, K. A., Shost, S. J., Narang, R. S., Aldous, K. M. y Storm, J. E. (2005). «Tetrachloroethylene (PCE, Perc) levels in residential dry cleaner buildings in diverse communities in New York City». *Environmental Health Perspectives, 113*(10), pp. 1336-1343. https://pmc.ncbi.nlm.nih.gov/articles/PMC1281276/

33. Clukey, K. (24 de diciembre de 2020). «New York state bans cancer-linked solvent used as degreaser». Bloomberg Law. <https://news.bloomberglaw.com/environment-and-energy/new-york-state-bans-cancer-linked-solvent-used-as-degreaser>.

34. Gass-Poore, J. (9 de marzo de 2023). «Toxic fumes detected at popular Brooklyn shuffleboard club for past 2 years». Gothamist. <https://gothamist.com/news/toxic-fumes-detected-at-popular-brooklyn-shuffleboard-club-for-past-2-years>.

35. Velsey, K. (27 de junio de 2024). «What Superfund?». Curbed. <https://www.curbed.com/article/gowanus-toxic-vapors-pollution-superfund-luxury-real-estate.html>.

36. Calder, R. (15 de junio de 2024). «100 blocks by toxic NYC canal being tested for cancerous vapors—Residents demand answers». *New York Post*.

<https://nypost.com/2024/06/15/us-news/100-blocks-by-gowanus-canal-in-nyc-being-tested-for-toxic-vapors>.

37. U.S. Environmental Protection Agency. (Septiembre de 2020). *Population surrounding 1,857 Superfund remedial sites.* <https://www.epa.gov/sites/default/files/2015-09/documents/webpopulationrsuperfundsites9.28.15.pdf>.

38. LaRocco, P. S. y David, M. (18 de febrero de 2020). «The Grumman Plume: Decades of deceit». Newsday. <https://projects.newsday.com/long-island/plume-grumman-navy>.

39. U.S. Environmental Protection Agency. (8 de marzo de 2024). *Trichloroethylene (TCE).* <https://clu-in.org/contaminant focus/default.focus/sec/Trichloroethylene_(TCE)/cat/Treatment_Technologies>.

40. U.S. Environmental Protection Agency. (Febrero de 2012). *Toxicological review of tetrachloroethylene (perchloroethylene).* <https://cfpub.epa.gov/ncea/iris/iris_documents/documents/toxreviews/0106tr.pdf>.

41. Altmann, L., Neuhann, H. F., Kramer, U., Witten, J. y Jermann, E. (1995). «Neurobehavioral and neurophysiological outcome of chronic low-level tetrachloroethene exposure measured in neighborhoods of dry cleaning shops». *Environmental Research, 69*(2), pp. 83-89. <doi:10.1006/enrs.1995.1028>.

42. McCord, C. P. (1932). «Toxicity of trichloroethylene». *Journal of the American Medical Association, 99*(5), p. 409. <doi:10.1001/jama.1932.02740570055030>.

43. Huber, F. (1969). «Zur Klinik und Neuropathologie der Trichloräthylenvergiftung» *Zeitschrift für Unfallmedizin und Berufskrankheiten, 62*(4), pp. 226-267.

44. Guehl, D., Bezard, E., Dovero, S., Boraud, T., Bioulac, B. y Gross, C. (1999). «Trichloroethylene and parkinsonism: A human and experimental observation». *European Journal of Neurology, 6*(5), pp. 609-611. <doi:10.1046/j.1468-1331.1999.650609.x>.

45. Gash, D. M., Rutland, K., Hudson, N. L. *et al.* (2008). «Trichloroethylene: Parkinsonism and complex I mitochondrial neurotoxicity». *Annals of Neurology, 63*(2), pp. 184-192. <doi:10.1002/ana.21288>.

46. Barringer, F. (25 de enero de 2009). «Exposed to solvent, worker faces hurdles». *The New York Times.* <https://www.nytimes.com/2009/01/25/us/25toxic.html>.

47. Dorsey, E. R., Zafar, M., Lettenberger, S. E. *et al.* (2023). «Trichloroethylene: An invisible cause of Parkinson's disease?». *Journal of Parkinson's Disease, 13*(2), pp. 203-218. <doi:10.3233/jpd-225047>.

48. Adamson, A., Ilieva, N., Stone, W. J. y De Miranda, B. R. (2023). «Low-dose inhalation exposure to trichloroethylene induces dopaminergic

neurodegeneration in rodents». *Toxicological Sciences, 196*(2), pp. 218-228. <doi:10.1093/toxsci/kfad090>.

49. Barringer, F. (30 de septiembre de 2011). «E.P.A. charts risks of a ubiquitous chemical». *The New York Times*. <https://archive.nytimes.com/green.blogs. nytimes.com/2011/09/30/e-p-a-quantifies-trichloroethylene-risks>.

50. Doherty, R. (2014). «History of TCE». En K. M. Gilbert y S. J. Blossom (Eds.), *Trichloroethylene: Toxicity and health risks* (pp. 1-14). Humana Press.

51. Reis, J., Benbrick, E., Bonneterre, V. y Spencer, P. S. (2016). «Parkinson's disease and solvents: Is there a causal link?». *Revue Neurologique, 172*(12), pp. 761-765. <doi:10.1016/j.neurol.2016.09.012>.

52. U.S. Environmental Protection Agency. (s. f.). *Superfund site: Travis Air Force Base, Travis AFB, CA, contaminant list*. [Consultado el 24 de septiembre de 2024] <https://cumulis.epa.gov/supercpad/SiteProfiles/index. cfm?fuseaction=second.contams&id=0902767>.

53. Defense Technical Information Center. (Diciembre de 2000). *Preliminary final environmental impact statement*. <https://apps.dtic.mil/sti/tr/pdf/ ADA389944.pdf>.

54. U.S. Environmental Protection Agency. *Superfund site: Wright-Patterson Air Force Base, Dayton, OH, contaminant list*. [Consultado el 25 de septiembre de 2024] <https://cumulis.epa.gov/supercpad/SiteProfiles/index. cfm?fuseaction=second.contams&id=0504939>.

55. Agency for Toxic Substances and Disease Registry. (2001). *Wright-Patterson Air Force Base—A case study*. <https://www.atsdr.cdc.gov/HAC/landfill/PDFs/ Landfill_2001_appd.pdf>.

56. Broder, J. M. (18 de junio de 1990). «Pollution "hot spots" taint water sources». *Los Angeles Times*. <https://www.latimes.com/archives/la-xpm-1990-06-18-mn-176-story.html>.

57. Broder, J. M. (18 de junio de 1990). «U.S. military leaves toxic trail overseas». *Los Angeles Times*. <https://www.latimes.com/archives/la-xpm-1990-06-18-mn-96-story.html>.

58. U.S. Environmental Protection Agency. *Superfund site: Moffett Field Naval Air Station, Dayton, CA, Superfund site information*. [Consultado el 25 de septiembre de 2024]. <https://cumulis.epa.gov/supercpad/cursites/ccontinfo. cfm?id=0902734>.

59. DeBolt, D. (26 de abril de 2013). «Toxic vapors found in NASA Ames buildings. Mountain». *View Voice*. <https://www.mv-voice.com/ news/2013/04/26/toxic-vapors-found-in-nasa-ames-buildings>.

60. Barajas, M. (11 de octubre de 2011). «Questions linger over Kelly AFB contamination even after property changes hands». *San Antonio Current*. <https://www.sacurrent.com/news/questions-linger-over-kelly-afb-contamination-even-after-property-changes-hands-2241824>.

61. Vartabedian, R. (30 de marzo de 2006). «Cancer stalks a "toxic triangle"». *Los Angeles Times*. <https://www.latimes.com/archives/la-xpm-2006-mar-30-na-toxic30-story.html>.

62. Osan Air Base. (2018). *Osan Air Base drinking water consumer confidence report 2018 (covering calendar year 2017)*. <https://www.osan.af.mil/Portals/72/0san%20AB%202018%20 CCR.PDF>.

63. Maldonado, A. (15 de marzo de 2019). *Cleaning up Shaw's water*. Air Force Civil Engineer Center. <https://www.nellis.af.mil/News/Article/1786436/cleaning-up-shaws-water>.

64. U.S. Environmental Protection Agency. (s. f.). *Superfund site: Hill Air Force Base, Hill AFB, UT, contaminant list*. [Consultado el 24 de septiembre de 2024]. <https://cumulis.epa.gov/supercpad/SiteProfiles/index.cfm?fuseaction=second.contams&id=0800753>.

65. Goldman, S. M., Quinlan, P. J., Ross, G. W. *et al*. (2012). «Solvent exposures and Parkinson disease risk in twins». *Annals of Neurology, 71*(6), pp. 776-784. <doi:10.1002/ana.22629>.

66. Goldman, S. M., Weaver, F. M., Stroupe, K. T. *et al*. (2023). «Risk of Parkinson disease among service members at Marine Corps Base Camp Lejeune». *JAMA Neurology, 80*(7), pp. 673-681. <doi:10.1001/jamaneurol.2023.1168>.

67. Bergeson, L. L. y Hutton, C. N. (30 de enero de 2025). *EPA delays effective date of TCE risk management rule*. Bergeson & Campbell, P.C. <https://natlawreview.com/article/epa-delays-effective-date-tce-risk-management-rule>.

68. Solvent cleaning with 3MTM NovecTM Engineered Fluids. 3M. (Octubre de 2017). <https://multimedia.3m.com/mws/media/1479638O/solvent-cleaning-with-3mtm-novectm-engineered-fluids.pdf>.

69. Frequently asked questions about TCE alternatives. MicroCare. [Consultado el 17 de septiembre de 2024]. https://www.microcare.com/en-US/Resources/Resource-Center/FAQs/Frequently-Asked-Questions-About-TCE-Alternatives

70. International Agency for Research on Cancer. (2014). Trichloroethylene, tetrachloroethylene, and some other chlorinated agents (IARC Monographs on the Evaluation of Carcinogenic Risks to Humans, Vol. 106). International Agency for Research on Cancer.

71. Lomas, C. (18 de junio de 2013). «Green dry cleaner». DW. <https://www.dw.com/en/france-forces-dry-cleaners-to-use-safer-chemicals/a-16888476>.

72. Yang, W., Hamilton, J. L., Kopil, C. *et al*. (2020). «Current and projected future economic burden of Parkinson's disease in the U.S». *npj Parkinson's Disease*, 6(1), Article 15. <doi:10.1038/s41531-020-0117-1>.

73. Abbott, B. y Loftus, P. (28 de mayo de 2024). «Cancer is capsizing Americans' finances: "I was losing everything"». *The Wall Street Journal*. <https://www.wsj.com/health/healthcare/cancer-cost-patient-debt-dd7c540c>.

Capítulo 4: La puerta de entrada al cerebro

1. Associated Press. (26 de diciembre de 2008). «Mexico City cleans up its reputation for smog». NBC News. <https://www.nbcnews.com/id/wbna28391130>.

2. Calderón-Garcidueñas, L., Franco-Lira, M., Mora-Tiscareño, A., Medina-Cortina, H., Torres-Jardón, R. y Kavanaugh, M. (2013). «Early Alzheimer's and Parkinson's disease pathology in urban children: Friend versus foe responses—it is time to face the evidence». BioMed Research International, 2013, Article 161687. <doi:10.1155/2013/161687>.

3. Calderón-Garcidueñas, L., González-Maciel, A., Reynoso-Robles, R. *et al.* (2018). «Alzheimer's disease and alpha-synuclein pathology in the olfactory bulbs of infants, children, teens and adults <40 years in Metropolitan Mexico City: APOE4 carriers at higher risk of suicide accelerate their olfactory bulb pathology». Environmental Research, 166, pp. 348-362.

4. Calderón-Garcidueñas, L., Solt, A. C., Henríquez-Roldán, C. *et al.* (2008). «Long-term air pollution exposure is associated with neuroinflammation, an altered innate immune response, disruption of the blood-brain barrier, ultrafine particulate deposition, and accumulation of amyloid β-42 and α-synuclein in children and young adults». Toxicologic Pathology, 36(2), pp. 289-310.

5. Calderón-Garcidueñas, L., González-Maciel, A., Reynoso-Robles, R. *et al.* (2018). «Hallmarks of Alzheimer disease are evolving relentlessly in Metropolitan Mexico City infants, children, and young adults: APOE4 carriers have higher suicide risk and higher odds of reaching NFT stage V at <40 years of age». Environmental Research, 164, pp. 475-487.

6. Dattani, S., Rodes-Guirao, L., Ritchie, H., Ortiz-Ospina, E. y Roser, M. (2023). Life expectancy. Our World in Data. <https://ourworldindata.org/life-expectancy>.

7. Dorsey, E. R. y Bloem, B. R. (2024). «Parkinson's disease is predominantly an environmental disease». Journal of Parkinson's Disease, 14(3), pp. 451-465. <doi:10.3233/jpd-230357>.

8. Steinmetz, J. D., Seeher, K. M., Schiess, N. *et al.* (2024). «Global, regional, and national burden of disorders affecting the nervous system, 1990-2021: A systematic analysis for the Global Burden of Disease Study 2021». The Lancet Neurology, 23(4), pp. 344-381. <doi:10.1016/S1474-4422(24)00038-3>.

9. Proctor, R. N. (2012). «The history of the discovery of the cigarette-lung cancer link: Evidentiary traditions, corporate denial, and global toll». Tobacco Control, 21(2), pp. 87-91.

10. American Cancer Society. (29 de enero de 2024). What causes lung cancer? <https://www.cancer.org/cancer/types/lung-cancer/causes-risks-prevention/what-causes.html>.

11. Beach, T. G., White, C. L., Hladik, C. L. *et al.* (2009). «Olfactory bulb α-synucleinopathy has high specificity and sensitivity for Lewy body disorders». Acta Neuropathologica, 117(2), pp. 169-174. <https://doi.org/10.1007/s00401-008-0450-7>.

12. Doty, R. L. (2012). «Olfactory dysfunction in Parkinson disease». Nature Reviews Neurology, 8(6), pp. 329-339. <doi:10.1038/nrneurol.2012.80>.

13. Haehner, A., Hummel, T. y Reichmann, H. (2011). «Olfactory loss in Parkinson's disease». Parkinson's Disease, 2011, Article 450939. <doi:10.4061/2011/450939>.

14. «Air quality in Mexico City». IQAir. [Consultando el 20 de septiembre de 2024] <https://www.iqair.com/us/mexico/mexico-city>.

15. Jacobs, C. y Kelly, W. J. (2008). Smogtown: The lungburning history of pollution in Los Angeles. Abrams.

16. Marshall, C. (25 de abril de 2016). «Stories of cities #29: Los Angeles and the "great American streetcar scandal"». *The Guardian.* <https://www.theguardian.com/cities/2016/apr/25/story-cities-los-angeles-great-american-streetcar-scandal>.

17. Smedley, T. (2019). Clearing the air: The beginning and the end of air pollution. Bloomsbury Publishing.

18. Chiland, E. (20 de septiembre de 2019). «Did a conspiracy really destroy LA's huge streetcar system?». Curbed Los Angeles. <https://la.curbed.com/2017/9/20/16340038/los-angeles-streetcar-conspiracy-theory-general-motors>.

19. Discover Los Angeles. (22 de octubre de 2024). Historical timeline of Los Angeles. <https://www.discoverlosangeles.com/things to-do/historical-timeline-of-los-angeles>.

20. Ovallath, S. y Deepa, P. (2013). «The history of parkinsonism: Descriptions in ancient Indian medical literature». Movement Disorders, 28(5), pp. 566-568. <doi:10.1002/mds.25420>.

21. Nieuwenhuijsen, M. J., Basagaña, X., Dadvand, P. *et al.* (2014). «Air pollution and human fertility rates». Environment International, 70, pp. 9-14.

22. Vizcaíno, M. A. C., González-Comadrán, M. y Jacquemin, B. (2016). «Outdoor air pollution and human infertility: A systematic review». Fertility and Sterility, 106(4), pp. 897-904.e1.

23. Lelieveld, J., Pozzer, A., Pöschl, U., Fnais, M., Haines, A. y Münzel, T. (2020). «Loss of life expectancy from air pollution compared to other risk factors: A worldwide perspective». Cardiovascular Research, 116(11), pp. 1910-1917.

24. U.S. Environmental Protection Agency. (20 de junio de 2024). Particulate matter (PM) basics. <https://www.epa.gov/pm-pollution/particulate-matter-pm-basics>.

25. Kwon, D., Paul, K. C., Yu, Y. *et al.* (2024). «Traffic-related air pollution and Parkinson's disease in central California». Environmental Research, 240(Pt 1), 117434. <doi:10.1016/j.envres.2023.117434>.

26. Shukman, D. (5 de septiembre de 2016). «Pollution particles 'get into brain'». BBC News. <https://www.bbc.com/news/science-environment-37276219>.

27. History. California Air Resources Board. [Consultado el 22 de octubre de 2024]. <https://ww2.arb.ca.gov/about/history>.

28. Malmin, J. (1955). «Buildings in Los Angeles Civic Center are barely visible in picture looking east at 1st and Olive Streets when smog was at its peak». Los Angeles Times. <https://www.latimes.com/local/la-me-air-pollution-0428-pictures-photogallery.html>.

29. Guerin, E. (3 de octubre de 2018). «LA explained: Smog». LAist. <https://laist.com/news/climate-environment/la-explained-smog>.

30. Barboza, T. (10 de septiembre de 2020). «Los Angeles suffers worst smog in almost 30 years». Los Angeles Times. <https://www.latimes.com/california/story/2020-09-10/los-angeles-had-it-worst-smog-in-26-years-during-heat-wave>.

31. Willis, A. W., Roberts, E., Beck, J. C. *et al.* (2022). «Incidence of Parkinson disease in North America». *npj Parkinson's Disease*, 8(1), Article 170. <doi:10.1038/s41531-022-00410-y>.

32. Ritz, B., Lee, P.-C., Hansen, J. *et al.* (2016). «Traffic-related air pollution and Parkinson's disease in Denmark: A case-control study». Environmental Health Perspectives, 124(3), pp. 351-356. <doi:10.1289/ehp.1409313>.

33. Ai, B., Zhang, J., Zhang, S. *et al.* (2024). «Causal association between long-term exposure to air pollution and incident Parkinson's disease». Journal of Hazardous Materials, 469, 133944. <doi:10.1016/j.jhazmat.2024.133944>.

34. Chen, T.B., Liang, C.S., Chang, C.M. *et al.* (2024). «Association between exposure to particulate matter and the incidence of Parkinson's disease: A nationwide cohort study in Taiwan». *Journal of Movement Disorders*, 17(3), p. 313.

35. Lee, P.-C., Liu, L. L., Sun, Y. *et al.* (2016). «Traffic-related air pollution increased the risk of Parkinson's disease in Taiwan: A nationwide study». Environment International, 96, pp. 75-81. <doi:10.1016/j.envint.2016.08.017>.

36. Krzyzanowski, B., Searles Nielsen, S., Turner, J. R. y Racette, B. A. (2023). «Fine particulate matter and Parkinson disease risk among Medicare beneficiaries». *Neurology*, 101(21), pp. e2058-e2067.

37. Dewitt, E. y Ladyzhets, B. (15 de marzo de 2021). «Top 10 U.S. counties with the worst air pollution». Healthline. <https://www.healthline.com/health/allergic-asthma/air-pollution>.

38. Parkinson, J. (2002). «An essay on the shaking palsy». (Obra original publicada en 1817). *Journal of Neuropsychiatry and Clinical Neurosciences*, 14(2), pp. 223-236. <doi:10.1176/jnp.14.2.223>.

39. Office for National Statistics. (11 de marzo de 2011). The 20th century mortality files, 1901-2000. <https://www.data.gov.uk/dataset/2548e46b-873e-4668-968c-25d6c155dd73/the-20th-century-mortality-files>.

40. Gowers, W. R. (1898). A manual of diseases of the nervous system (Vol. 2). P. Blakiston, Son & Company.

41. Duvoisin, R. C. y Schweitzer, M. D. (1966). «Paralysis agitans mortality in England and Wales, 1855-1962». *British Journal of Preventive & Social Medicine*, 20(1), pp. 27-34.

42. Roser, M. y Ritchie, H. (2019). «Outdoor air pollution». Our World in Data. <https://ourworldindata.org/outdoor-air-pollution>.

43. Dorsey, E. R., Elbaz, A., Nichols, E. *et al.* (2018). «Global, regional, and national burden of Parkinson's disease, 1990-2016: A systematic analysis for the Global Burden of Disease Study 2016». *The Lancet Neurology*, 17(11), pp. 939-953. <doi:10.1016/S1474-4422(18)30295-3>.

44. IQAir. (2021). «Air quality and pollution city ranking». <iqair.com>.

45. IARC Working Group on the Evaluation of Carcinogenic Risks to Humans. (2016). «1.2 Sources of air pollutants». En International Agency for Research on Cancer, Outdoor Air Pollution. IARC Monographs on the Evaluation of Carcinogenic Risks to Humans N.º 109. <https://www.ncbi.nlm.nih.gov/books/NBK368029>.

46. «Vatican hid pope's Parkinson's disease». UPI. (19 de marzo de 2006). <https://www.upi.com/Top_News/2006/03/19/Vatican-hid-popes-Parkinsons-disease/48511142806424>.

47. Blakemore, W. «St. John Paul II». Encyclopedia Britannica. [Consultado el 14 de septiembre de 2021]. <https://www.britannica.com/biography/Saint-John-Paul-II>.

48. «Health of Pope John Paul II». Wikipedia. [Consultado el 15 de agosto de 2021]. <https://en.wikipedia.org/wiki/Health_of_Pope_John_Paul_II>.

49. Pagani, S. (4 de enero de 2001). «Surgeon: Pope suffers from Parkinson's». ABC News. <https://abcnews.go.com/International/story?id=81777&page=1>.

50. «Parkinson's expert sees decline in pope». (24 de mayo de 2001). ABC News. <https://abcnews.go.com/GMA/story?id=126945&page=1>.

51. «Pedagogy of suffering: John Paul II's victory». (21 de mayo de 2014). Millennial. <https://millennialjournal.com/2014/05/21/pedagogy-of-suffering-john-paul-iis-victory>.

52. Boudreaux, R. (26 de septiembre de 2001). «Visibly shaking John Paul II unable to finish speech in Armenia / Effects of Parkinson's overcome the pope». SFGate. <https://www.sfgate.com/news/article/visibly-shaky-john-paul-ii-unable-to-finish-2874970.php>.

53. Cornwell, J. (2005). *The Pope in Winter: The dark face of John Paul II's papacy.* Penguin UK.

54. Wingfield, B. (18 de septiembre de 2005). «Vatican details final days of Pope John Paul II». *The New York Times.* <https://www.nytimes.com/2005/09/18/international/europe/vatican-details-final-days-of-pope-john-paul-ii.html>.

55. Tycner, A. (13 de junio de 2022). «20 interesting facts about John Paul II's life: A courageous leader who fought against communism». Victims of Communism Memorial Foundation. <https://victimsofcommunism.org/publication/20-interesting-facts-about-john-paul-ii>.

56. Gigacz, S. (27 de mayo de 2019). «Universal brotherhood and solidarity: Cardijn & John Paul II». Cardijn Research. <https://cardijnresearch.org/universal-brotherhood-and-solidarity-cardijn-and-john-paul-ii>.

57. «Pope John Paul II». Wikipedia. [Consultado el 20 de septiembre de 2024] <https://en.wikipedia.org/wiki/Pope_John_Paul_II>.

58. Motyka, J. y Czop, M. (2008). «Vertical changes of iron and manganese concentration in water from abandoned "Zakrzówek" limestone quarry near Cracow (South Poland)». En N. Rapantová y Z. Hrkal (Eds.), Mine water and the environment: Proceedings of the 10th IMWA Congress, 2-5 June 2008, Karlovy Vary, Czech Republic (pp. 167-170). VSB—Technical University of Ostrava, Faculty of Mining and Geology.

59. Olanow, C. W. (2004). «Manganese-induced parkinsonism and Parkinson's disease». *Annals of the New York Academy of Sciences*, 1012(1), pp. 209-223. <doi:10.1196/annals.1306.018>.

60. Guilarte, T. R. (2010). «Manganese and Parkinson's disease: A critical review and new findings». *Environmental Health Perspectives*, 118(8), pp. 1071-1080.

61. Couper, J. (1837). «On the effects of black oxide of manganese when inhaled into the lungs». *British Annals of Medicine and Pharmacology*, 1, pp. 41-42.

62. Racette, B. A., Searles Nielsen, S., Criswell, S. R. *et al.* (2017). «Dose-dependent progression of parkinsonism in manganese-exposed welders». *Neurology*, 88(4), pp. 344-351.

63. Gorell, J. M., Johnson, C. C., Rybicki, B. A. *et al.* (1997). «Occupational exposures to metals as risk factors for Parkinson's disease». *Neurology*, 48(3), pp. 650-658. <doi:10.1212/wnl.48.3.650>.

64. Tanner, C. M., Ross, G. W., Jewell, S. A. *et al.* (2009). «Occupation and risk of parkinsonism: A multicenter case-control study». Archives of Neurology, 66(9), pp. 1106-1113. <doi:10.1001/archneurol.2009.195>.

65. Zakrzowek Park & Reservoir. In Your Pocket. [Consultado el 22 de julio de 2024]. <https://www.inyourpocket.com/krakow/zakrzowek-park-reservoir_50421v>.

66. Krakow Expats Directory. (1 de junio de 2023). «Zakrzówek has re-opened». <https://krakowexpats.pl/news-from-krakow/zakrzowek-re-opens>.

67. Tymczak, P. (27 de marzo de 2023). «Kraków szykuje się do otwarcia Zakrzówka. Tak ma funkcjonować nowe kąpielisko. Na baseny wejdzie ograniczona liczba osób». Gazeta Krakowska <https://gazetakrakowska.pl/krakow-szykuje-sie-do-otwarcia-zakrzowka-tak-ma-funkcjonowac-nowe-kapielisko-na-baseny-wejdzie-ograniczona-liczba-osob-zdjecia/ar/c7-17407543>.

68. Johnson, R., Plummer, L., Chan, J. y Wills, A.M. (2021). «Feasibility and tolerability randomized clinical trial of golf versus tai chi for people with moderate Parkinson's disease». *Neurology,* 96(15 Suppl.), Article 1962.

69. Bliss, R. R. y Church, F. C. (2021). «Golf as a physical activity to potentially reduce the risk of falls in older adults with Parkinson's disease». Sports, 9(6), Article 72.

70. Parrish, M. L. y Gardner, R. E. (2012). «Is living downwind of a golf course a risk factor for parkinsonism?». *Annals of Neurology,* 72(6), p. 984.

71. Beyond Pesticides. (Diciembre de 1995). «Toxic fairways: Risking groundwater contamination from pesticides on Long Island golf courses». <https://www.beyondpesticides.org/assets/media/documents/documents/toxic-fairways-1995.pdf>.

72. Uteuova, A. (6 de agosto de 2022). «"Botox for your lawn": The controversial use of pesticides on golf courses». The Guardian. <https://www.theguardian.com/us-news/2022/aug/06/pesticides-golf-courses-health-problems>.

73. de Graaf, L., Boulanger, M., Bureau, M. *et al.* (2022). «Occupational pesticide exposure, cancer and chronic neurological disorders: A systematic review of epidemiological studies in greenspace workers». Environmental Research, 203, 111822.

74. Braak, H., Rüb, U., Gai, W. P. y Del Tredici, K. (2003). «Idiopathic Parkinson's disease: Possible routes by which vulnerable neuronal types may be subject to neuroinvasion by an unknown pathogen». *Journal of Neural Transmission,* 110(5), pp. 517-536. <doi:10.1007/s00702-002-0808-2>.

75. Borghammer, P. y Van den Berge, N. (2019). «Brain-first versus gut-first Parkinson's disease: A hypothesis». *Journal of Parkinson's Disease,* 9(Suppl. 2), S281-S295. <doi:10.3233/JPD-191721>.

76. McKeith, I., Mintzer, J., Aarsland, D. *et al.* (2004). «Dementia with Lewy bodies». *The Lancet Neurology,* 3(1), pp. 19-28. <doi:10.1016/s1474-4422(03)00619-7>.

77. «Lewy body dementia». National Institute on Aging. [Consultado el 22 de octubre de 2024]. <https://www.nia.nih.gov/health/lewy-body-dementia>.

78. Weintraub, D. (2023). «What's in a name? The time has come to unify Parkinson's disease and dementia with Lewy bodies». Movement Disorders, 38(11), pp. 1977-1981. <doi:10.1002/mds.29590>.

79. Borghammer, P., Okkels, N. y Weintraub, D. (2024). «Parkinson's disease and dementia with Lewy bodies: One and the same». *Journal of Parkinson's Disease,* 14, pp. 383-397. <doi:10.3233/JPD-240002>.

80. Dorsey, E. R., De Miranda, B. R., Horsager, J. y Borghammer, P. (2024). «The body, the brain, the environment, and Parkinson's disease». *Journal of Parkinson's Disease*, 14(3), pp. 363-381. <doi:10.3233/JPD-240019>.

81. Chen, H., Wang, K., Scheperjans, F. y Killinger, B. (2022). «Environmental triggers of Parkinson's disease—Implications of the Braak and dual-hit hypotheses». *Neurobiology of Disease*, 163, 105601.

82. «Why do a child's age and developmental stage affect physiological susceptibility to toxic substances?». Agency for Toxic Substances and Disease Registry, CDC. [Consultado el 13 de agosto de 2023]. <https://www.atsdr.cdc.gov/csem/pediatric-environmental-health/child_age.html>.

83. Adamson, A., Ilieva, N., Stone, W. J. y De Miranda, B. R. (2023). «Low-dose inhalation exposure to trichloroethylene induces dopaminergic neurodegeneration in rodents». *Toxicological Sciences*, 196(2), pp. 218-228. <doi:10.1093/toxsci/kfad090>.

84. Vilchez, D., Sáez, I. y Dillin, A. (2014). «The role of protein clearance mechanisms in organismal ageing and age-related diseases». *Nature Communications*, 5, Article 5659. <doi:10.1038/ ncomms6659>.

85. Knopman, D. S. (2020). «The enigma of decreasing dementia incidence». *JAMA Network Open*, 3(7), e2011199. <doi:10.1001/ jamanetworkopen.2020.11199>.

86. Wolters, F. J., Chibnik, L. B., Waziry, R. *et al.* (2020). «Twenty-seven-year time trends in dementia incidence in Europe and the United States: The Alzheimer Cohorts Consortium». *Neurology*, 95(5), pp. e519-e531. <doi:10.1212/wnl.0000000000010022>.

87. Wang, X., Younan, D., Millstein, J. *et al.* (2022). «Association of improved air quality with lower dementia risk in older women». Proceedings of the National Academy of Sciences of the United States of America, 119(2), e2107833119. <doi:10.1073/pnas.2107833119>.

Capítulo 5: Entender por qué

1. Tindle, H. A., Stevenson Duncan, M., Greevy, R. A., *et al.* (1 de noviembre de 2018). «Lifetime smoking history and risk of lung cancer: results from the

Framingham Heart Study». *Journal of the National Cancer Institute*, 110(11), pp. 1201-1207. <doi:10.1093/jnci/djy041>.

2. Villeneuve, P. J., Mao, Y. (1994) «Lifetime probability of developing lung cancer, by smoking status, Canada». *Canadian Journal of Public Health*, 85(6), pp. 385-388.

3. Ranger, G. S. (1999) «Alexander the Great may have died from a perforated peptic ulcer». *Journal of Clinical Gastroenterology*, 28(3), pp. 279-280.

4. Hunt, P. S. (1984). «Surgical management of bleeding chronic peptic ulcer: A 10-year prospective study». *Annals of Surgery*, 199(1), pp. 44-50. https://pubmed.ncbi.nlm.nih.gov/6691730/

5. Kraus, M., Mendeloff, G. y Condon, R. E. (1976). «Prognosis of gastric ulcer: Twenty-five year follow-up». *Annals of Surgery*, 184(4), pp. 471-476. <doi:10.1097/00000658-197610000-00010>.

6. Pincock, S. (2005). «Nobel Prize winners Robin Warren and Barry Marshall». *The Lancet*, 366(9495), p 1429. <doi:10.1016/S0140-6736(05)67587-3>.

7. Marshall, B. (2002). «Gastric spirochaetes: 100 years of discovery before and after Kobayashi». *Keio Journal of Medicine*, 51(Suppl 2), pp. 33-37. <doi:10.2302/kjm.51.supplement2_33>.

8. Marshall, B. (2006). «Helicobacter connections». ChemMedChem, 1(8), pp. 783-802. <doi:10.1002/cmdc.200600153>.

9. Marshall, B. (2008). «Helicobacter pylori: A Nobel pursuit?». *Canadian Journal of Gastroenterology and Hepatology*, 22(11), pp. 895-896. <doi:10.1155/2008/459810>.

10. Marshall, B. J. (2001). «One hundred years of discovery and rediscovery of Helicobacter pylori and its association with peptic ulcer disease». En H. L. T. Mobley, G. L. Mendz y S. L. Hazell (Eds.), Helicobacter pylori: Physiology and genetics. ASM Press.

11. Marshall, B. J., Goodwin, C. S., Warren, J. R., *et al.* (1988). «Prospective double-blind trial of duodenal ulcer relapse after eradication of Campylobacter pylori». *The Lancet*, 2(8626-8627), pp. 1437-1442. <doi:10.1016/s0140-6736(88)90929-1>.

12. Bras, J. M., Guerreiro, R. J., Ribeiro, M. H., *et al.* (2005). «G2019S dardarin substitution is a common cause of Parkinson's disease in a Portuguese cohort». Movement Disorders, 20(12), pp. 1653-1655. <doi:10.1002/mds.20682>.

13. Cookson, M. R., Xiromerisiou, G. y Singleton, A. (2005). «How genetics research in Parkinson's disease is enhancing understanding of the common idiopathic forms of the disease». Current Opinion in Neurology, 18(6), pp. 706-711. https://pubmed.ncbi.nlm.nih.gov/16280683/

14. Paisan-Ruiz, C., Lang, A. E., Kawarai, T., *et al.* (2005). «LRRK2 gene in Parkinson disease: Mutation analysis and case-control association study». *Neurology*, 65(5), pp. 696-700. <doi:10.1212/01.wnl.0000167552.79769.b3>.

15. Lwin, A., Orvisky, E., Goker-Alpan, O., LaMarca, M. E. y Sidransky, E. (2004). «Glucocerebrosidase mutations in subjects with parkinsonism». Molecular Genetics and Metabolism, 81(1), pp. 70-73. <doi:10.1016/j. ymgme.2003.11.004>.

16. Sidransky, E. (2004). «Gaucher disease: Complexity in a "simple" disorder». Molecular Genetics and Metabolism, 83(1-2), pp. 6-15. <doi:10.1016/j. ymgme.2004.08.015>.

17. Goker-Alpan, O., Lopez, G., Vithayathil, J., Davis, J., Hallett, M. y Sidransky, E. (2008). «The spectrum of parkinsonian manifestations associated with glucocerebrosidase mutations». Archives of Neurology, 65(10), pp. 1353-1357. <doi:10.1001/archneur.65.10.1353>.

18. Cook, L., Verbrugge, J., Schwantes-An, T. H., et al. (2024). «Parkinson's disease variant detection and disclosure: PD GENEration, a North American study». Brain, 147(8), pp. 2668-2679. <doi:10.1093/brain/awae142>.

19. Kmiecik, M. J., Micheletti, S., Coker, D., et al. (2024). Genetic analysis and natural history of Parkinson's disease due to the LRRK2 G2019S variant. Brain, 147(6), 1996-2008. https://pubmed.ncbi.nlm.nih.gov/38804604/

20. Barreh, G. A., Sghaier, I., Abida, Y., et al. (2024). «The impact of LRRK2 G2019S on Parkinson's disease: Clinical phenotype and treatment in Tunisian patients». Journal of Movement Disorders, 17(3), pp. 294-303. <doi:10.14802/ jmd.23276>.

21. Saunders-Pullman, R., Raymond, D. y Elango, S. (1993). «LRRK2 Parkinson disease». En M. P. Adam, J. Feldman, G. M. Mirzaa, R. A. Pagon, S. E. Wallace, y A. Amemiya (Eds.), GeneReviews. University of Washington, Seattle.

22. Brown, E. G., Goldman, S. M., Coffey, C. S., et al. (2024). «Occupational pesticide exposure in Parkinson's disease related to GBA and LRRK2 variants». Journal of Parkinson's Disease, 14(4), pp. 737-746. <doi:10.3233/JPD-240015>.

23. Hertz, E., Chen, Y., Sidransky, E. (Septiembre de 2024) «Gaucher disease provides a unique window into Parkinson disease pathogenesis». Nature Reviews Neurology, 20(9), pp. 526-540. <doi:10.1038/s41582-024-00999-z>.

24. Vieira, S. R. L., Schapira, A. H. V. (Septiembre de 2022). «Glucocerebrosidase mutations and Parkinson disease». Journal of Neural Transmission, 129(9), pp. 1105-1117. <doi:10.1007/s00702-022-02531-3>.

25. Quintero-Espinosa, D. A., Jimenez-Del-Rio, M., Velez-Pardo, C. (Septiembre de 2024). «LRRK2 kinase inhibitor PF-06447475 protects Drosophila melanogaster against paraquat-induced locomotor impairment, life span reduction, and oxidative stress». Neurochemical Research, 49(9), pp. 2440-2452. <doi:10.1007/s11064-024-04141-9>.

26. Keeney, M. T., Rocha, E. M., Hoffman, E. K., et al. (2 de octubre de 2024). «LRRK2 regulates production of reactive oxygen species in cell and animal

models of Parkinson's disease». Science Translational Medicine, 16(767), eadl3438. <doi:10.1126/scitranslmed.adl3438>.

27. Ilieva, N. M., Hoffman, E. K., Ghalib, M. A., Greenamyre, J. T. y De Miranda, B. R. (15 de junio de 2024). «LRRK2 kinase inhibition protects against Parkinson's disease-associated environmental toxicants». Neurobiology of Disease, 96, 106522. <doi:10.1016/j.nbd.2024.106522>.

28. De Miranda, B. R., Castro, S. L., Rocha, E. M., Bodle, C. R., Johnson, K. E. y Greenamyre, J. T. (Junio de 2021). «The industrial solvent trichloroethylene induces LRRK2 kinase activity and dopaminergic neurodegeneration in a rat model of Parkinson's disease». *Neurobiology of Disease*, 153, 105312. <doi:10.1016/j.nbd.2021.105312>.

29. Italia, S., Vivarelli, S., Teodoro, M., Costa, C., Fenga, C., Giambo, F. (Septiembre de 2024). «Effects of pesticide exposure on the expression of selected genes in normal and cancer samples: identification of predictive biomarkers for risk assessment». Environmental Toxicology and Pharmacology, 110, 104524. <doi:10.1016/j.etap.2024.104524>.

30. Teodoro, M., Briguglio, G., Fenga, C. y Costa, C. (2019) «Genetic polymorphisms as determinants of pesticide toxicity: recent advances». Toxicology Reports, 6, pp. 564-570. <doi: 10.1016/j.toxrep.2019.06.004>.

31. Manthripragada, A. D., Costello, S., Cockburn, M. G., Bronstein, J. M. y Ritz, B. (Enero de 2010). «Paraoxonase 1, agricultural organophosphate exposure, and Parkinson disease». Epidemiology, 21(1), pp. 87-94. <doi:10.1097/EDE.0b013e3181c15ec6>.

32. Amin, R., Darwin, R., Chakraborty, S., Chandran, D., Chopra, H., Dhama, K. (Julio de 2023). «Bovine spongiform encephalopathy, "Mad Cow's Disease" and variant Creutzfeldt-Jakob disease in humans: a critical update». Archives of Medical Research, 54(5), 102854. <doi:10.1016/j.arcmed.2023.102854>.

33. Houssin, D. (Mayo de 2018). «La vache folle: 20 ans apres». *La revue du praticien*, 68(5), pp. 495-500.

34. Martelli, W., Trupia, C., Ingravalle, F. y Ru, G. (2022) «Che fine ha fatto la mucca pazza?». *Epidemiologia & Prevenzione*, 46(1-2), pp. 23-24. <doi:10.19191/EP22.1-2.P023.011>.

35. Bolton, D. C., McKinley, M. P., Prusiner, S. B. (24 de diciembre de 1982). «Identification of a protein that purifies with the scrapie prion». *Science*, 218(4579)., 1309-1311. <doi:10.1126/science.6815801>.

36. Diener, T. O., McKinley, M. P. y Prusiner, S. B. (Septiembre de 1982). «Viroids and prions». Proceedings of the National Academy of Sciences of the United States of America, 79(17), 5220-5224. <doi:10.1073/pnas.79.17.5220>.

37. Kasper, K. C., Stites, D. P., Bowman, K. A., Panitch, H. y Prusiner, S. B. (Noviembre de 1982). «Immunological studies of scrapie infection». Journal of *Neuroimmunology*, 3(3), pp. 187-201. <doi:10.1016/0165-5728(82)90022-4>.

38. Prusiner, S. B. (28 de agosto de 1982). «Research on scrapie». *The Lancet*, 2(8296), pp. 494-495. <doi:10.1016/s0140-6736(82)90519-0>.

39. Prusiner, S. B. (9 de abril de 1982). «Novel proteinaceous infectious particles cause scrapie». *Science*, 216(4542), pp. 136-144. <doi:10.1126/science.6801762>.

40. Prusiner, S. B., Bolton, D. C., Groth, D. F., Bowman, K. A., Cochran, S. P. y McKinley, M. P. (21 de diciembre de 1982). «Further purification and characterization of scrapie prions». Biochemistry, 21(26), pp. 6942-6950. <doi:10.1021/bi00269a050>.

41. Prusiner, S. B., Cochran, S. P., Groth, D. F., Downey D. E., Bowman,, K. A. y Martinez H. M. (Abril de 1982). «Measurement of the scrapie agent using an incubation time interval assay». *Annals of Neurology*, 11(4), pp. 353-358. <doi:10.1002/ana.410110406>.

42. Prusiner, S. B., Gajdusek, C., Alpers, M. P. (Julio de 1982) «Kuru with incubation periods exceeding two decades». *Annals of Neurology*, 12(1), pp. 1-9. <doi:10.1002/ana.410120102>.

43. Braak, H., Del Tredici, K. (13 de mayo de 2008). «Invited article: nervous system pathology in sporadic Parkinson disease». *Neurology*, 70(20), pp. 1916-1925. <doi:10.1212/01.wnl.0000312279.49272.9f>.

44. Chu, Y., Kordower, J. H. (Enero de 2010). «Lewy body pathology in fetal grafts». *Annals of the New York Academy of Sciences*, 1184, pp. 55-67. <doi:10.1111/j.1749-6632.2009.05229.x>.

45. Kordower, J. H., Brundin, P. (Enero de 2009). «Lewy body pathology in long-term fetal nigral transplants: is Parkinson's disease transmitted from one neural system to another?». *Neuropsychopharmacology*, 34(1), p. 254. <doi:10.1038/npp.2008.161>.

46. Kordower, J. H., Chu, Y., Hauser, R. A., Olanow, C. W. y Freeman, T. B. (15 de diciembre de 2008). «Transplanted dopaminergic neurons develop PD pathologic changes: a second case report». Movement Disorders, 23(16), pp. 2303-2306. <doi:10.1002/mds.22369>.

47. Hattori, N. (Junio de 2024). «Towards the era of biological biomarkers for Parkinson disease». *Nature Reviews Neurology*, 20(6), pp. 317-318. <doi:10.1038/s41582-024-00950-2>.

48. Ishiguro, Y., Tsunemi, T., Shimada, T., *et al.* (9 de abril de 2024). «Extracellular vesicles contain filamentous alpha-synuclein and facilitate the propagation of Parkinson's pathology». Biochemical and Biophysical Research Communications, 703, 149620. <doi:10.1016/j.bbrc.2024.149620>.

49. Okuzumi, A., Hatano, T., Matsumoto, G., *et al.* (Junio de 2023). «Propagative alpha-synuclein seeds as serum biomarkers for synucleinopathies». *Nature Medicine*, 29(6), pp. 1448-1455. <doi:10.1038/s41591-023-02358-9>.

50. Dorsey, E. R., De Miranda, B. R., Horsager, J. y Borghammer, P. (2024). «The body, the brain, the environment, and Parkinson's disease». *Journal of Parkinsons Disease,* 14(3), pp. 363-381. <doi:10.3233/JPD-240019>.

51. Borghammer, P. (Junio de 2023). «The brain-first vs. body-first model of Parkinson's disease with comparison to alternative models». *Journal of Neural Transmission,* 130(6), pp. 737-753. <doi: 10.1007/s00702-023-02633-6>.

52. Olanow, C. W., Kordower, J. H. (Octubre de 2009). «Modeling Parkinson's disease». *Annals of Neurology,* 66(4), pp. 432-436. <doi:10.1002/ana.21832>.

53. Beckman, D., Chakrabarty, P., Ott, S., *et al.* (Junio de 2021). «A novel tau-based rhesus monkey model of Alzheimer's pathogenesis». Alzheimers & Dementia, 17(6), pp. 933-945. <doi:10.1002/alz.12318>.

54. Beckman, D., Diniz, G. B., Ott, S., *et al.* (21 de junio de 2024). «Temporal progression of tau pathology and neuroinflammation in a rhesus monkey model of Alzheimer's disease». Alzheimers & Dementia. <doi:10.1002/alz.13868>.

55. Day J. H., Della Santina, C. M., Maretich, P., *et al.* (25 de septiembre de 2024). «HiExM: high-throughput expansion microscopy enables scalable super-resolution imaging». bioRxiv [Preprint]. <doi:10.1101/2023.02.07.527509>.

56. Matschke, J., Hartmann, K., Pfefferle, S., *et al.* (Julio de 2024). «Inefficient tissue immune response against MPXV in an immunocompromised mpox patient». *Journal of Medical Virology,* 96(7), e29811. <doi:10.1002/jmv.29811>.

57. Shin, T. W., Wang H., Zhang, C., *et al.* (8 de marzo de 2024). «Dense, continuous membrane labeling and expansion microscopy visualization of ultrastructure in tissues». bioRxiv [Preprint]. <doi:10.1101/2024.03.07.5837 76>.

58. Valdes, P. A., Yu, C. J., Aronson, J., *et al.* (31 de enero de 2024). «Improved immunostaining of nanostructures and cells in human brain specimens through expansion-mediated protein decrowding». *Science Translational Medicine,* 16(732), eabo0049. <doi:10.1126/scitranslmed.abo0049>.

59. Pai-Dhungat, J. V. (Junio de 2016). «Albert Szent-Gyorgyi: discoverer of vitamin C». *Journal of the Association of Physicians of India,* 63(6), p. 93.

Capítulo 6: Las 25 medidas contra el párkinson

1. Dauer, W., Przedborski, S. (Septiembre de 2003). «Parkinson's disease: mechanisms and models». *Neuron,* 39(6), 889-909. <doi:10.1016/S0896-6273(03)00568-3>.

2. «Benefits of quitting». American Lung Association. [Consultado el 23 de septiembre de 2024]. <https://www.lung.org/quit-smoking/i-want-to-quit/benefits-of-quitting>.

3. Centers for Disease Control and Prevention. (15 de mayo de 2024). «Benefits of quitting smoking». <https://www.cdc.gov/tobacco/about/benefits-of-quitting.html>.

4. Spencer, J. (18 de abril de 2024). «Kale, watermelon and even some organic foods pose high pesticide risk, analysis finds». *The Guardian.* <https://www.theguardian.com/environment/2024/apr/18/fruits-vegetables-pesticide-consumer-reports>.

5. Zhang Z.-Y., Liu X.-J., Hong X.-Y. (1 de diciembre de 2007). «Effects of home preparation on pesticide residues in cabbage». Food Control, 18(12), 1484-1487. <doi:10.1016/j.foodcont.2006.11.002>.

6. Metcalfe-Roach, A., Yu, A. C., Golz, E., *et al.* (2021). «MIND and Mediterranean diets associated with later onset of Parkinson's disease». Movement Disorders, 36(4), 977-984. <doi:10.1002/mds.28464>.

7. Alcalay, R. N., Gu, Y., Mejia-Santana, H., Cot,e L., Marder, K. S. y Scarmeas, N. (2012) «The association between Mediterranean diet adherence and Parkinson's disease». Movement Disorders, 27(6), 771-774. <doi:10.1002/mds.24918>.

8. Bisaglia, M. (2023). «Mediterranean diet and Parkinson's disease». *International Journal of Molecular Sciences*, 24(1), 42.

9. Montano L., Pironti C., Pinto G., *et al.* (1 de julio de 2022). «Polychlorinated biphenyls (PCBs) in the environment: occupational and exposure events, effects on human health and fertility». Toxics, 10(7), 365. <doi:10.3390/toxics10070365>.

10. Petersen M. S., Halling J., Bech S., *et al.* (1 de julio de 2008). «Impact of dietary exposure to food contaminants on the risk of Parkinson's disease». *NeuroToxicology*, 29(4), 584-590. <doi:10.1016/j.neuro.2008.03.001>.

11. «WHO guidelines for indoor air quality: selected pollutants». World Health Organization. (1 de enero de 2010). <https://www.who.int/publications/i/item/9789289002134>.

12. Hayes, R. B. (1996) «Dry Cleaning, Some Chlorinated Solvents and Other Industrial Chemicals». IARC Monographs on the Evaluation of Carcinogenic Risks to Humans 63. JSTOR.

13. «The latest insights for organic wine». Wine Australia. (5 de septiembre de 2023). <https://www.wineaustralia.com/news/market-bulletin/issue-295>.

14. Xu, Q., Park Y., Huang, X., *et al.* (2011) «Diabetes and risk of Parkinson's disease». Diabetes Care, 34(4), 910-915. <doi:10.2337/dc10-1922>.

15. Schernhammer, E., Hansen, J., Rugbjerg, K., Wermuth, L. y Ritz, B. (2011) «Diabetes and the risk of developing Parkinson's disease in Denmark». Diabetes Care, 34(5), 1102-1108. <doi:10.2337/dc10-1333>.

16. Komici K., Femminella, G. D., Bencivenga, L., Rengo, G. y Pagano, G. (2011). «Diabetes mellitus and Parkinson's disease: a systematic review and meta-analyses». *Journal of Parkinson's Disease*, 11, 1585-1596. <doi:10.3233/JPD-212725>.

17. Chohan, H., Senkevich, K., Patel, R. K., *et al.* (1 de junio de 2021). «Type 2 diabetes as a determinant of Parkinson's disease risk and progression». Movement Disorders, 36(6), 1420-1429. <doi:10.1002/mds.28551>.

18. Cheong J. L. Y., de Pablo-Fernandez E., Foltynie T. y Noyce A. J. (2020). «The association between type 2 diabetes mellitus and Parkinson's disease». *Journal of Parkinsons Disease*, 10, 775-789. <doi:10.3233/JPD-191900>.

19. Ong K. L., Stafford, L. K., McLaughlin S. A., *et al.* (2023). «Global, regional, and national burden of diabetes from 1990 to 2021, with projections of prevalence to 2050: a systematic analysis for the Global Burden of Disease Study 2021». *The Lancet*, 402(10397), 203-234. <doi:10.1016/S0140-6736(23)01301-6>.

20. Ross, G. W., Abbott R. D., Petrovitch H., *et al.* (2000). «Association of coffee and caffeine intake with the risk of Parkinson disease». *JAMA*, 283(20), 2674-2679. <doi:10.1001/jama.283.20.2674>.

21. Zhao, Y., Lai Y., Konijnenberg H., *et al.* (23 de abril de 2024). «Association of coffee consumption and prediagnostic caffeine metabolites with incident Parkinson disease in a population-based cohort». *Neurology*, 102(8), e209201. <doi:10.1212/WNL.0000000000209201>.

22. Munoz, D. G., Fujioka S. (2018). «Caffeine and Parkinson disease». Neurology, 90(5), 205-206. <doi:10.1212/WNL.0000000000004898>.

23. Alavanja, M. C. (2009). «Introduction: pesticides use and exposure extensive worldwide». Reviews on Environmental Health, 24(4), 303-309. <doi:10.1515/reveh.2009.24.4.303>.

24. «Pesticide breakdown by type, world, 1990 to 2021». Our World in Data. [Consultado el 8 de septiembre de 2024]. <https://ourworldindata.org/grapher/pesticide-breakdown-by-type>.

25. Tanner, C. M., Kamel F., Ross G. W., *et al.* (2011). «Rotenone, paraquat, and Parkinson's disease». Environmental Health Perspectives, 119(6), 866-872. <doi:10.1289/ehp.1002839>.

26. Shrestha, S., Parks C. G., Umbach D. M., *et al.* (1 de diciembre de 2020). «Pesticide use and incident Parkinson's disease in a cohort of farmers and their spouses». Environmental Research, 191, 110186. https://pubmed.ncbi.nlm.nih.gov/32919961/

27. Kamel, F., Tanner C., Umbach D., *et al.* (2006). «Pesticide exposure and self-reported Parkinson's disease in the Agricultural Health Study». American Journal of Epidemiology, 165 (4), 364-374. <doi:10.1093/aje/kwk024>.

28. Furlong M., Tanner C. M., Goldman S. M., *et al.* (1 de febrero de 2015). «Protective glove use and hygiene habits modify the associations of specific pesticides with Parkinson's disease». Environment International, 75, 144-150. <doi:10.1016/j.envint.2014.11.002>.

29. «Eberl, K. Homeowner's guide to well water testing». Family Handyman. (13 de septiembre de 2023). <https://www.familyhandyman.com/article/homeowners-guide-to-well-water-testing>.

30. Ritchie, H., Spooner F., Roser M. «Clean water». Our World in Data. [Consultado el 8 de septiembre de 2024]. <https://ourworldindata.org/clean-water>.

31. «How Minnesota passed the country's first ban on trichloroethylene». Minnesota Pollution Control Agency. (1 de septiembre de 2023). <https://www.pca.state.mn.us/news-and-stories/tce-ban-in-effect>.

32. «Trichloroethylene (TCE) and water». Minnesota Department of Health. <https://www.ci.spring-park.mn.us/?SEC=B7F79193-A711-4C3F-AC50-33F1CE29B53D&DE=C8B4449A-F604-4ECF-8673-C9C12C4BAFE7>.

33. «Water treatment using carbon filters: GAC filter information». Minnesota Department of Health. [Actualizado el 24 de septiembre de 2024]. <https://www.health.state.mn.us/communities/environment/hazardous/topics/gac.html>

34. Goria S., Pascal M., Corso M. y Le Tertre A. (1 de noviembre de 2021). «Short-term exposure to air pollutants increases the risk of hospital admissions in patients with Parkinson's disease—a multicentric study on 18 French areas». Atmospheric Environment, 264, 118668. <doi:10.1016/j.atmosenv.2021.118668>.

35. Ham B. (29 de noviembre de 2021). «Study: indoor air cleaners fall short on removing volatile organic compounds». MIT News. <https://news.mit.edu/2021/study-finds-indoor-air-cleaners-fall-short-removing-volatile-organic-compounds-1029>.

36. «Permethrin facts (reregistration eligibility decision [RED] fact sheet)». EPA. (Junio de 2006). <https://www3.epa.gov/pesticides/chem_search/reg_actions/reregistration/fs_PC-109701_1-Jun-06.pdf>.

37. «Flight attendant links airline insecticide use to his Parkinson's». Beyond Pesticides. (10 de diciembre de 2013). <https://beyondpesticides.org/dailynewsblog/2013/12/flight-attendant-links-airline-insecticide-use-to-his-parkinsons-disease>.

38. Nasuti, C., Brunori G., Eusepi P., Marinelli L., Ciccocioppo R. y Gabbianelli R. (1 de enero de 2017). «Early life exposure to permethrin: a progressive animal model of Parkinson's disease». Journal of Pharmacological and ToxicologicalMethods, 83, 80-86. <doi:10.1016/j.vascn.2016.10.003>.

39. Carloni M., Nasuti C., Fedeli D., et al. (1 de enero de 2012). «The impact of early life permethrin exposure on development of neurodegeneration in adulthood». Experimental Gerontology, 47(1), 60-66. <doi:10.1016/j.exger.2011.10.006>.

40. Smith Janssen K. L. (22 de enero de 2016). «Nontoxic ways to protect your pet». National Resources Defense Council. https://www.nrdc.org/stories/nontoxic-ways-protect-your-pet

41. Keenan J. «Full guide: Safest flea and tick prevention for dogs». Dogs Naturally Magazine. [Actualizado el 24 de abril de 2024]. <https://

dogsnaturallymagazine.com/new-fda-warning-about-flea-and-tick-medications>.

42. «Population surrounding 1,857 Superfund remedial sites». EPA. [Actualizado en septiembre de 2019]. <https://www.epa.gov/sites/default/files/2015-09/documents/webpopulationrsuperfundsites9.28.15.pdf>.

43. «Search for Superfund sites where you live». EPA. [Consultado el 15 de septiembre de 2024]. <https://www.epa.gov/superfund/search-superfund-sites-where-you-live>.

44. «How can I reduce my exposure and my family's exposure?» Agency for Toxic Substances and Disease Registry, CDC. [Consultado el 19 de septiembre de 2024]. <https://www.atsdr.cdc.gov/tox-tool/trichloroethylene/06/tce_6a_s3.html>.

45. «A citizen's guide to vapor intrusion mitigation». EPA. (Septiembre de 2012). <https://www.epa.gov/sites/default/files/2015-04/documents/a_citizens_guide_to_vapor_intrusion_mitigation_.pdf>.

46. Pestano P. (12 de septiembre de 2011). «Dry cleaning chemicals hang around—on your clothes». Environmental Working Group. <https://www.ewg.org/news-insights/news/dry-cleaning-chemicals-hang-around-your-clothes>.

47. Tudi, M., Daniel Ruan H., Wang L., *et al.* (27 de enero de 2021). «Agriculture development, pesticide application and its impact on the environment». International Journal of Environmental Research and Public Health, 18(3), 1112. <doi:10.3390/ijerph18031112>.

48. Pohanish R. P. En: Pohanish R. P. (ed.). (2015) Sittig's Handbook of Pesticides and Agricultural Chemicals (Second Edition). William Andrew Publishing, 629-724. <doi.org/10.1016/B978-1-4557-3148-0.00016-9>.

49. Baltazar, M. T., Dinis-Oliveira R. J., de Lourdes Bastos M., Tsatsakis A. M., Duarte J. A. y Carvalho F. (15 de octubre de 2014). «Pesticides exposure as etiological factors of Parkinson's disease and other neurodegenerative diseases—a mechanistic approach». Toxicology Letters, 230(2), 85-103. <doi:10.1016/j.toxlet.2014.01.039>.

50. Mohammadi, H., Ghassemi-Barghi N., Malakshah O. y Ashari S. (2019). «Pyrethroid exposure and neurotoxicity: a mechanistic approach». Archives of Industrial Hygiene and Toxicology, 70(2), 74-89. <doi:10.2478/aiht-2019-70-3263>.

51. Singh, A. K., Tiwari M. N., Prakash O. y Singh M. P. (Marzo de 2012). «A current review of cypermethrin-induced neurotoxicity and nigrostriatal dopaminergic neurodegeneration». Current Neuropharmacology, 10(1), 64-71. <doi:10.2174/157015912799362779>.

52. Stephenson J. (2000). «Exposure to home pesticides linked to Parkinson disease». JAMA, 283(23), 3055-3056. <doi:10.1001/jama.283.23.3055>.

53. Kross B. C., Burmeister L. F., Ogilvie L. K., Fuortes L. J. y Fu C. M. (1996). «Proportionate mortality study of golf course superintendents». *American Journal of Industrial Medicine*, 29(5), 501-506.

54. Uteova A. (6 de agosto de 2022). «"Botox for your lawn": the controversial use of pesticides on golf courses». The Guardian. <https://www.theguardian.com/us-news/2022/aug/06/pesticides-golf-courses-health-problems>.

55. «Global golf participation reaches record levels». Golf Course Industry. (Diciembre de 2021). <https://www.golfcourseindustry.com/news/global-golf-participation-levels-record>.

56. Faber S., Rabin A. [Actualizado el 2 de noviembre de 2023]. «EWG: Schools near pesticide spray zones could lose health protections». Environmental Working Group. https://www.ewg.org/news-insights/news/2023/11/ewg-schools-near-pesticide-spray-zones-could-lose-health-protections

57. Ucar T., Hall F. R. (2001). «Windbreaks as a pesticide drift mitigation strategy: a review». *Pest Management Science*, 57(8), 663-675. <doi:10.1002/ps.341>.

58. Zivan O., Bohbot-Raviv Y. y Dubowski Y. (1 de junio de 2017). «Primary and secondary pesticide drift profiles from a peach orchard». Chemosphere, 177, 303-310. <doi:10.1016/j.chemosphere.2017.03.014>.

59. Imus D. [Actualizado el 24 de octubre de 2015]. «Pesticides on playing fields». Fox News. <https://www .foxnews.com/health/pesticides-on-playing-fields>.

60. «Ingredients used in pesticide products—2,4-D». EPA. [Actualizado el 14 de febrero de 2024]. < https://www.epa.gov/ingredients-used-pesticide-products/24-d>.

61. «The unhealthy link between football and pesticides». Pesticide-Free Cambridge. (1 de julio de 2021). <https://www.pesticidefreecambridge.org/post/the-unhealthy-link-between-football-and-pesticides>.

62. The Conversation, Kaplan S. «Is your kid playing soccer on a field covered in pesticides? That depends on where you live». Fast Company. <https://www.fastcompany.com/90859065/is-your-kid-playing-soccer-on-a-field-covered-in-pesticides-that-depends-on-where-you-live>.

63. «2,4-Dichlorophenoxyacetic acid». ACS Chemistry for Life. (27 de agosto de 2012). <https://www.acs.org/molecule-of-the-week/archive/d/24-dichlorophenoxyacetic-acid.html>.

64. Tanner, C. M., Ross G. W., Jewell S. A., *et al.* (Septiembre de 2009). «Occupation and risk of parkinsonism: a multicenter case-control study». Archives of Neurology, 66(9), 1106-1113. <doi:10.1001/archneurol.2009.195>.

65. de Graaf L., Talibov M., Boulanger M., *et al.* (2022). «Health of greenspace workers: morbidity and mortality data from the AGRICAN cohort». Environmental Research, 212, 113375.

66. Ye S., Kim H., Jeong-Choi K., *et al.* (2017). «Parkinson's disease among firefighters: a focused review on the potential effects of exposure to toxic chemicals at the fire scene». *Korean Journal of Biological Psychiatry*, 24(1), 19-25.

67. Kotwani, R., Clapp A. N., Huggins H. E., Vaou O. y Hohler A. D. P. (2022). «Assessment of Parkinson's disease symptoms and toxin exposures in firefighters: a cross-sectional survey». Journal of Basic and Clinical Pharmacy, 13(3), 172-177.

68. Gorell, J. M., Johnson C. C., Rybicki B. A., *et al.* (Marzo de 1997). «Occupational exposures to metals as risk factors for Parkinson's disease». *Neurology,* 48(3), 650-658. <doi:10.1212/WNL.48.3.650>.

69. Attia P. (2023). Outlive: The Science and Art of Longevity. Harmony.

70. Ahlskog J. E. (2011). «Does vigorous exercise have a neuroprotective effect in Parkinson disease?». *Neurology,* 77(3), 288-294. <doi:doi:10.1212/WNL.0b013e318225ab66>.

71. Muller, J., Myers J. (Septiembre de 2018). «Association between physical fitness, cardiovascular risk factors, and Parkinson's disease». *European Journal of Preventive Cardiology*, 25 (13), 1409-1415. <doi:10.1177/2047487318771168>.

72. Fang X., Han D., Cheng Q., *et al.* (2018). «Association of levels of physical activity with risk of Parkinson disease: a systematic review and meta-analysis». JAMA Network Open, 1(5), e182421-e182421.

73. Goodwin V. A., Richards S. H., Taylor R. S., Taylor A. H. y Campbell J. L. (2008). «The effectiveness of exercise interventions for people with Parkinson's disease: a systematic review and meta-analysis». Movement Disorders, 23(5), 631-640. <doi:10.1002/mds.21922>.

74. Crizzle A. M., Newhouse I. J. (Septiembre de 2006). «Is physical exercise beneficial for persons with Parkinson's disease?». *Clinical Journal of Sport Medicine*, 16(5), 422-425. <doi:10.1097/01.jsm.0000244612.55550.7d>.

75. Johansson M. E., Cameron I. G. M., Van der Kolk N. M., *et al.* (2022). «Aerobic exercise alters brain function and structure in Parkinson's disease: a randomized controlled trial». Annals of Neurology, 91(2), 203-216. <doi:10.1002/ana.26291>.

76. Sringean J. (1 de agosto de 2024). «Sleep and circadian rhythm dysfunctions in movement disorders beyond Parkinson's disease and atypical parkinsonisms». Current Opinion in Neurology, 37(4), 414-420. <doi:10.1097/WCO.0000000000001286>.

77. Videnovic, A., Golombek D. (Mayo de 2013). «Circadian and sleep disorders in Parkinson's disease». *Experimental Neurology*, 243, 45-56. <doi:10.1016/j.expneurol.2012.08.018>.

78. Lysen T. S., Darweesh S. K. L., Ikram M. K., Luik A. I. y Ikram M. A. (1 de julio de 2019). «Sleep and risk of parkinsonism and Parkinson's disease: a

population-based study». *Brain,* 142(7), 2013-2022. <doi:10.1093/brain/awz113>.

79. Postuma, R. B., Gagnon J. F., Bertrand J. A., Genier Marchand D. y Montplaisir J. Y. (17 de marzo de 2015). «Parkinson risk in idiopathic REM sleep behavior disorder: preparing for neuroprotective trials». *Neurology,* 84(11), 1104-1113. <doi:10.1212/wnl.0000000000001364>.

80. Amara, A. W., Chahine L. M., Videnovic A. (Julio de 2017). «Treatment of sleep dysfunction in Parkinson's disease». Current Treatment Options in Neurology, 19(7), 26. <doi:10.1007/s11940-017-0461-6>.

81. Steele, T. A., St Louis E. K., Videnovic, A. y Auger, R. R. (Enero de 2021). «Circadian rhythm sleep-wake disorders: a contemporary review of neurobiology, treatment, and dysregulation in neurodegenerative disease». Neurotherapeutics, 18(1), 53-74. <doi:10.1007/s13311-021-01031-8>.

82. Videnovic, A., Breen D. P., Barker R. A. y Zee P. C. (Noviembre de 2014). «The central clock in patients with Parkinson disease—reply». *JAMA Neurology,* 71(11), 1456-1457. <doi:10.1001/jamaneurol.2014.2711>.

83. Videnovic, A., Ju Y. S., Arnulf, I., *et al.* (Julio de 2020). «Clinical trials in REM sleep behavioural disorder: challenges and opportunities». *Journal of Neurology, Neurosurgery, and Psychiatry,* 91(7), 740-749. <doi:10.1136/jnnp-2020-322875>.

84. Videnovic, A., Noble C., Reid K. J., *et al.* (Abril de 2014). «Circadian melatonin rhythm and excessive daytime sleepiness in Parkinson disease». *JAMA Neurology,* 71(4), 463-469. <doi:10.1001/jamaneurol.2013.6239>.

85. Zee, P. C., Attarian H. y Videnovic, A. (Febrero de 2013). «Circadian rhythm abnormalities». Continuum (Minneapolis, MN), 19(1 Sleep Disorders), 132-147. <doi: 10.1212/01.CON.0000427209.21177.aa>.

86. Jafari, S., Etminan M., Aminzadeh F. y Samii A. (Agosto de 2013). «Head injury and risk of Parkinson disease: a systematic review and meta-analysis». Movement Disorder, 28(9), 1222-1229. <doi:10.1002/mds.25458>.

87. Lee, P. C., Bordelon Y., Bronstein J. y Ritz B. (13 de noviembre de 2012). «Traumatic brain injury, paraquat exposure, and their relationship to Parkinson disease». *Neurology,* 79(20), 2061-2066. <doi:10.1212/WNL.0b013e3182749f28>.

88. O'Connor, K. L., Baker M. M., Dalton, S. L., Dompier T. P., Broglio S. P. y Kerr Z. Y. (Marzo de 2017). «Epidemiology of sport-related concussions in high school athletes: National Athletic Treatment, Injury and Outcomes Network (NATION), 2011-2012 through 2013-2014». *Journal of Athletic Training,* 52(3), 175-185. <doi:10.4085/1062-6050-52.1.15>.

89. Marar, M., McIlvain N. M., Fields, S. K., Comstock R. D. (Abril de 2012). «Epidemiology of concussions among United States high school athletes in 20 sports». *American Journal of Sports Medicine,* 40(4), 747-755. <doi:10.1177/0363546511435626>.

90. «Parkinson's disease and Agent Orange». US Department of Veterans Affairs. [Consultado el 15 de agosto de 2024]. https://www.publichealth.va.gov/exposures/agentorange/conditions/parkinsonsdisease.asp

91. Yun, E. (13 de noviembre de 2023). «Parkinson's disease now covered under Camp Lejeune Family Member Program». US Department of Veterans Affairs. <https://news.va.gov/125968/parkinsons-disease-covered-camp-lejeune-program>.

92. Massaad, E. y Kiapour A. (2024). «Long-term health outcomes of traumatic brain injury in veterans». *JAMA Network Open*, 7(2), e2354546-e2354546. <doi:10.1001/jamanetworkopen.2023.54546>.

93. «VA to expand benefits for traumatic brain injury». US Department of Veterans Affairs. [Actualizado el 3 de junio de 2015]. <https://www.va.gov/healthbenefits/news/VA_to_Expand_Benefits_for_Traumatic_Brain_Injury.asp>.

94. Maldonado, A. (15 de marzo de 2019). «Cleaning up Shaw's water». Air Force Civil Engineer Center. <https://www.nellis.af.mil/News/Article/1786436/cleaning-up-shaws-water>.

95. «Superfund site: Plattsburgh Air Force Base, Plattsburgh, NY, Health and Environment». EPA. [Consultado el 8 de septiembre de 2024]. <https://cumulis.epa.gov/supercpad/SiteProfiles/index.cfm?fuseaction=second.Healthenv&id=0202439>.

96. News21 Staff, Roels C., Smith B., St. Clair A. «Military bases' contamination will affect water for generations». Center for Public Integrity. (18 de agosto de 2017). <https://publicintegrity.org/environment/military-bases-contamination-will-affect-water-for-generations>.

Capítulo 7: Amplificar las voces

1. Hack, N., Akbar, U., Monari, E. H., *et al.* (2015). «Person-centered care in the home setting for Parkinson's disease: Operation House Call quality of care pilot study». *Parkinsons Disease*, 2015, 639494. <doi:10.1155/2015/639494>.

2. Bloem, B. R., Okun, M. S., Klein, C. (12 de junio de 2021). «Parkinson's disease». *The Lancet*, 397(10291), 2284-2303. <doi:10.1016/S0140-6736(21)00218 X>.

3. Morishita, T., Rahman M., Foote, K. D., *et al.* (Septiembre de 2011). «DBS candidates that fall short on a levodopa challenge test: alternative and important indications». *Neurologist*, 17(5), 263-268. <doi:10.1097/NRL.0b013e31822d1069>.

4. Okun, M. S., Fernandez, H. H., Rodriguez, R. L., Foote, K. D. (Mayo de 2007). «Identifying candidates for deep brain stimulation in Parkinson's disease: the role of the primary care physician». Geriatrics, 62(5), 18-24.

5. Okun, M. S., Foote K. D. (Diciembre de 2010). «Parkinson's disease DBS: what, when, who and why? The time has come to tailor DBS targets». Expert *Review of Neurotherapeutics*, 10(12), 1847-1857. <doi:10.1586/ern.10.156>.

6. Okun M. S., Tagliati M., Pourfar M., *et al.* (Agosto de 2005). «Management of referred deep brain stimulation failures: a retrospective analysis from 2 movement disorders centers». Archives of Neurology, 62(8), 1250-1255. <doi:10.1001/archneur.62.8.noc40425>.

7. Wagle Shukla A., Okun M. S. (Enero 2014). «Surgical treatment of Parkinson's disease: patients, targets, devices, and approaches». Neurotherapeutics, 11(1), 47-59. <doi:10.1007/s13311-013-0235-0>.

8. Okun, M. S., Ramirez-Zamora A., Foote K. D. (1 de marzo de 2018). «Neuromedicine Service and Science Hub Model». *JAMA Neurology*, 75(3), 271-272. https://pubmed.ncbi.nlm.nih.gov/29297000/

9. Wagner, E. H. (1998). «Chronic disease management: what will it take to improve care for chronic illness?». Effective Clinical Practice, 1(1), 2-4.

10. Willis, A. W., Roberts E., Beck J. C., *et al.* (15 de diciembre de 2022). «Incidence of Parkinson disease in North America». npj Parkinson's Disease, 8(1), 170. <doi:10.1038/s41531-022-00410-y>.

11. Dorsey, E. R., Bloem B. R. (1 de enero de 2018). «The Parkinson pandemic—a call to action». *JAMA Neurology*, 75(1), 9-10. <doi:10.1001/jamaneurol.2017.3299>.

12. Dorsey, E. R., Sherer T., Okun M. S., Bloem B. R. (2018). «The emerging evidence of the Parkinson pandemic». *Journal of Parkinson's Disease*, 8(s1), S3-S8. <doi:10.3233/JPD-181474>.

13. Chamberlin, S., Mphande M., Phiri K., Kalande P. y Dovel K. (Marzo de 2022). «How HIV clients find their way back to the ART clinic: a qualitative study of disengagement and re-engagement with HIV care in Malawi». AIDS and Behavior, 26(3), 674-685. <doi:10.1007/s10461-021-03427-1>.

14. Galli, M., Borderi M. y Viale P. (1 de marzo de 2020). «HIV policy in Italy and recommendations across the HIV care continuum». Infezioni in medicina, 28(1), 17-28.

15. Jacob Arriola K. R., Ellis A., Webb-Girard A., *et al.* (2020). «Designing integrated interventions to improve nutrition and WASH behaviors in Kenya». Pilot and Feasibility Studies, 6, 10. <doi:10.1186/s40814-020-0555-x>.

16. Johnson, M., Samarina A., Xi H., *et al.* (2015). «Barriers to access to care reported by women living with HIV across 27 countries». AIDS Care, 27(10), 1220-1230. <doi:10.1080/09540121.2015.1046416>.

17. Morgan-Siebe, J. P. (Marzo de 2017). «A social work plan to promote HIV testing: a social marketing approach». Social Work in Health Care, 56(3), 141-154. <doi:10.1080/00981389.2016.1265626>.

18. Parker, A., Johnson-Motoyama, M., Mariscal, E. S., Guilamo-Ramos, V., Reynoso E. y Fernandez C. (1 de Agosto de 2020). «Novel service delivery approach to address reproductive health disparities within immigrant Latino

communities in geographic hot spots: an implementation study». Health and Social Work, 45(3), 155-163. <doi:10.1093/hsw/hlaa014>.

19. (1 de febrero de 2020). «All-cause mortality after antiretroviral therapy initiation in HIV-positive women from Europe, sub-Saharan Africa and the Americas». AIDS. 34(2), 277-289. https://pmc.ncbi.nlm.nih.gov/articles/PMC6948801/

20. de Sousa, A. C. L., Eleuterio T. A., Coutinho J. V. A. y Guimaraes R. M. (Febrero de 2021). «Assessing antiretroviral therapy success in HIV/AIDS morbidity and mortality trends in Brazil, 1990-2017: an interrupted time series study». *International Journal of STD and AIDS*, 32(2), 127-134. <doi:10.1177/0956462420952989>.

21. Ji Y., Wang Z., Shen J., *et al.* (22 de marzo de 2017). «Trends and characteristics of all-cause mortality among HIV-infected inpatients during the HAART era (2006-2015) in Shanghai, China». BioScience Trends, 11(1), 62-68. <doi:10.5582/bst.2016.01195>.

22. Johnson, L. F., May M. T., Dorrington R. E., *et al.* (Diciembre de 2017). «Estimating the impact of antiretroviral treatment on adult mortality trends in South Africa: a mathematical modelling study». PLOS Medicine, 14(12), e1002468. <doi:10.1371/journal.pmed.1002468>.

23. Mor Z., Sheffer R., Chemtob D. (1 de marzo de 2018). «Causes of death and mortality trends of all individuals reported with HIV/AIDS in Israel, 1985-2010». *Journal of Public Health* (Oxford), 40(1), 56-64. <doi:10.1093/pubmed/fdx039>.

24. Saavedra, A., Campinha-Bacote N., Hajjar M., *et al.* (2017). «Causes of death and factors associated with early mortality of HIV-infected adults admitted to Korle-Bu Teaching Hospital». *Pan African Medical Journal*, 27, 48. <doi:10.11604/pamj.2017.27.48.8917>.

25. Smiley, C. L., Rebeiro P. F., Cesar C., *et al.* (Mayo 2021). «Estimated life expectancy gains with antiretroviral therapy among adults with HIV in Latin America and the Caribbean: a multisite retrospective cohort study». *The Lancet* HIV, 8(5), e266-e273. <doi:10.1016/S2352-3018(20)30358-1>.

26. Koenig, R. (1 de diciembre de 2006). «Global health. South Africa bolsters HIV/AIDS plan, but obstacles remain». *Science*, 314(5804), 1378-1379. <doi:10.1126/science.314.5804.1378>.

27. Leeper, S. C., Reddi A. (10 de septiembre de 2010). «United States global health policy: HIV/AIDS, maternal and child health, and the President's Emergency Plan for AIDS Relief (PEPFAR)». AIDS, 24(14), 2145-2149. <doi:10.1097/QAD.0b013e32833cbb41>.

28. Matheson, R., Brion S., Sharma A., *et al.* (1 de mayo de 2017). «Realizing the promise of the global plan: engaging communities and promoting the health and human rights of women living with HIV». *Journal of Acquired Immune Deficiency Syndromes*, 75 Suppl 1, S86-S93. <doi:10.1097/QAI.0000000000001330>.

29. Mendelson M. y Matsoso M. P. (6 de abril de 2015). «The World Health Organization Global Action Plan for antimicrobial resistance». *South African Medical Journal*, 105(5), 325. <doi:10.7196/samj.9644>.

30. Bogetofte, H., Alamyar A., Blaabjerg M. y Meyer M. (2020). «Levodopa therapy for Parkinson's disease: history, current status and perspectives». CNS & Neurological Disorders—Drug Targets, 19(8), 572-583. <doi:10.2174/1871527 319666200722153156>.

31. Fahn, S. (2008). «The history of dopamine and levodopa in the treatment of Parkinson's disease». Movement Disorders, 23 Suppl 3, S497-S508. https:// pubmed.ncbi.nlm.nih.gov/18781671/

32. Goetz, C. G. (Septiembre de 2011). «The history of Parkinson's disease: early clinical descriptions and neurological therapies». Cold Spring Harbor Perspectives in Medicine, 1(1), a008862. <doi:10.1101/cshperspect.a008862>.

33. Goetz, C. G., Chmura, T. A., Lanska, D. J. (Mayo 2001). «Seminal figures in the history of movement disorders: Sydenham, Parkinson, and Charcot: part 6 of the MDS-sponsored History of Movement Disorders exhibit, Barcelona, June 2000». Movement Disorders, 16(3), 537-540. <doi:10.1002/ mds.1113>.

34. Goldman J. G., Goetz ,C. G. (2007). «History of Parkinson's disease». Handbook of Clinical Neurology, 83, 107-128. <doi:10.1016/S0072-9752(07)83005-3>.

35. Hoehn, M. M. (Mayo de 1992). «The natural history of Parkinson's disease in the pre-levodopa and post-levodopa eras». Neurologic Clinics, 10(2), 331-339.

36. Li, S., Le W. (Octubre de 2017). «Milestones of Parkinson's disease research: 200 years of history and beyond». Neuroscience Bulletin, 33(5), 598-602. <doi:10.1007/s12264-017-0178-2>.

37. Mulhearn, R. J. (Mayo de 1971). «The history of James Parkinson and his disease». *Australian and New Zealand Journal of Medicine*, 1 Suppl 1, 1-6. <doi:10.1111/j.1445-5994.1971.tb02558.x>.

38. Zheng, G. Q. (Noviembre de 2009). «Therapeutic history of Parkinson's disease in Chinese medical treatises». *Journal of Alternative and Complementary Medicine*, 15(11), 1223-1230. <doi:10.1089/acm.2009.0101>.

39. Azmi, H., Walter B. L., Brooks A., Richard I. H., Amodeo K. y Okun M. S. (2024). «Editorial: hospitalization and Parkinson's disease: safety, quality and outcomes». Frontiers in Aging Neuroscience, 16, 1398947. <doi:10.3389/ fnagi.2024.1398947>.

40. Chou, K. L., Zamudio J., Schmidt P., *et al.* (Julio de 2011). «Hospitalization in Parkinson disease: a survey of National Parkinson Foundation centers». Parkinsonism & Related Disorders, 17(6), 440-445. <doi:10.1016/j. parkreldis.2011.03.002>.

41. Hassan, A., Wu, S. S., Schmidt P., *et al.* (Noviembre de 2013). «High rates and the risk factors for emergency room visits and hospitalization in Parkinson's disease». Parkinsonism & Related Disorders, 19(11), 949-954. <doi:10.1016/j.parkreldis.2013.06.006>.

42. Shahgholi, L., De Jesus, S., Wu S. S., *et al.* (2017). «Hospitalization and rehospitalization in Parkinson disease patients: data from the National Parkinson Foundation Centers of Excellence». PLOS One, 12(7), e0180425. <doi:10.1371/journal.pone.0180425>.

43. Zeldenrust, F., Lidstone S., Wu S., *et al.* (Diciembre de 2020). «Variations in hospitalization rates across Parkinson's Foundation Centers of Excellence». Parkinsonism & Related Disorders, 81, 123-128. <doi:10.1016/j.parkreldis.2020.09.006>.

44. Akbar, U., He Y., Dai Y., *et al.* (2015). «Weight loss and impact on quality of life in Parkinson's disease». PLOS One, 10(5), e0124541. <doi:10.1371/journal.pone.0124541>.

45. Ma K., Xiong N., Shen Y., *et al.* (2018). «Weight loss and malnutrition in patients with Parkinson's disease: current knowledge and future prospects». Frontiers in Aging Neuroscience, 10, 1. <doi:10.3389/fnagi.2018.00001>.

46. Martino T., Melchionda D., Tonti P., *et al.* (Diciembre de 2016). «Weight loss and decubitus duodenal ulcer in Parkinson's disease treated with levodopa-carbidopa intestinal gel infusion». *Journal of Neural Transmission*, 123(12), 1395-1398. <doi:10.1007/s00702-016-1618-2>.

47. Uc E. Y., Struck L. K., Rodnitzky R. L., Zimmerman B., Dobson J. y Evans W. J. (Julio de 2006). «Predictors of weight loss in Parkinson's disease». Movement Disorders, 21(7), 930-936. <doi:10.1002/mds.20837>.

48. Wills, A. M., Li R., Perez A., Ren X. y Boyd J. (Agosto de 2017). «Predictors of weight loss in early treated Parkinson's disease from the NET-PD LS-1 cohort». *Journal of Neurology*, 264(8), 1746-1753. <doi:10.1007/s00415-017-8562-4>.

49. Yoon, S. Y., Heo S. J., Lee H. J., *et al.* (Octubre de 2020). «Initial BMI and weight loss over time predict mortality in Parkinson disease». *Journal of American Medical Directors Association*, 23(10), 1719 e1-1719 e7. <doi:10.1016/j.jamda.2022.07.015>.

50. Byun, J., Post R. H., Frost ,C. J., Self A., Glenn A. B. y Gren L. H. (2019). «Assessing the approach to HIV case management». Social Work in Public Health, 34(4), 307-317. <doi:10.1080/19371918.2019.1606751>.

51. Gomez Sanchez, M. C. (Junio 2011). «Intervención de la enfermera gestora de casos durante el ingreso hospitalario de pacientes con infección VIH». *Revista española de salud pública*, 85(3), 237-244. <doi:10.1590/S1135-57272011000300002>.

52. Johnson, S. (2012). «Case management concerns for HIV-infected adolescents». HIV Clinical Trials, 24(2), 14.

53. Ko, N. Y., Lai Y. Y., Liu H. Y., *et al.* (Junio de 2012). «Impact of the nurse-led case management program with retention in care on mortality among people with HIV-1 infection: a prospective cohort study». *International Journal of Nursing Studies*, 49(6), 656-663. <doi:10.1016/j.ijnurstu.2012.01.004>.

54. Marseille E. A., Kevany S., Ahmed I., *et al.* (20 de diciembre de 2011). «Case management to improve adherence for HIV-infected patients receiving antiretroviral therapy in Ethiopia: a micro-costing study». Cost Effectiveness and Resource Allocation, 9, 18. <doi:10.1186/1478-7547-9-18>.

55. Steiner, C., MacKellar D., Cham H. J., *et al.* (Octubre de 2020). «Community-wide HIV testing, linkage case management, and defaulter tracing in Bukoba, Tanzania: pre-intervention and post-intervention, population-based survey evaluation». *The Lancet* HIV, 7(10), e699-e710. <doi:10.1016/S2352-3018(20)30199-5>.

56. Willis S., Castel A. D., Ahmed T., Olejemeh C., Frison L. y Kharfen M. (1 de noviembre de 2013). «Linkage, engagement, and viral suppression rates among HIV-infected persons receiving care at medical case management programs in Washington, D. C.». *Journal of Acquired Immune Deficiency Syndromes*, 64 Suppl 1(0 1), S33-S41. <doi:10.1097/QAI.0b013e3182a99b67>.

57. Wilson, M. G., Husbands W., Makoroka L., *et al.* (Junio de 2013). «Counselling, case management and health promotion for people living with HIV/AIDS: an overview of systematic reviews». AIDS and Behavior, 17(5), 1612-1625. <doi:10.1007/s10461-012-0283-1>.

58. Doucet, S., Luke A., Anthonisen G., *et al.* (1 de junio de 2022). «Patient navigation programs for people with dementia, their caregivers, and members of their care team: a scoping review protocol». JBI Evidence Synthesis, 20(1), 270-276. <doi:10.11124/JBIES-21-00049>.

59. Doucet, S., Luke A., Splane J. y Azar R. (15 de noviembre de 2019). «Patient navigation as an approach to improve the integration of care: the case of NaviCare/SoinsNavi». *International Journal of Integrated Care*, 19(4), 7. <doi:10.5334/ijic.4648>.

60. Kelly, K. J., Doucet S. y Luke A. (Octubre de 2019). «Exploring the roles, functions, and background of patient navigators and case managers: a scoping review». *International Journal of Nursing Studies*, 98, 27-47. <doi:10.1016/j.ijnurstu.2019.05.016>.

61. Luke, A., Luck K. E. y Doucet S. (10 de noviembre de 2020). «Experiences of caregivers as clients of a patient navigation program for children and youth with complex care needs: a qualitative descriptive study». *International Journal of Integrated Care*, 20(4), 10. <doi:10.5334/ijic.5451>.

62. Robinson-White, S., Conroy B., Slavish K. H., Rosenzweig M. (Abril de 2010). «Patient navigation in breast cancer: a systematic review». Cancer Nursing, 33(2), 127-140. <doi:10.1097/NCC.0b013e3181c40401>.

63. Glick, J. L., Andrinopoulos K. M., Theall K. P. y Kendall C. (2018). «"Tiptoeing around the system": alternative healthcare navigation among gender minorities in New Orleans». Transgender Health, 3(1), 118-126. <doi:10.1089/trgh.2018.0015>.

64. Roland, K. B., Milliken E. L., Rohan E. A., *et al.* (2017). «Use of community health workers and patient navigators to improve cancer outcomes among patients served by federally qualified health centers: a systematic literature review». Health Equity, 1(1), 61-76. <doi:10.1089/heq.2017.0001>.

65. Kline, R. M., Rocque G. B., Rohan E. A., *et al.* (Noviembre de 2019). «Patient navigation in cancer: the business case to support clinical needs». Journal of Oncology Practice, 15(11), 585-590. <doi:10.1200/JOP.19.00230>.

66. Reid, A. E., Doucet S. y Luke A. (Octubre de 2020). «Exploring the role of lay and professional patient navigators in Canada». Journal of Health Services Research Policy, 25(4), 229-237. <doi:10.1177/1355819620911679>.

67. Bloem, B. R., Munneke M. (19 de marzo de 2014). «Revolutionising management of chronic disease: the Parkinson-Net approach». BMJ, 348, g1838. <doi:10.1136/bmj.g1838>.

68. Bloem, B. R., Rompen L., Vries N. M., Klink A., Munneke M. y Jeurissen P. (Noviembre de 2017). «ParkinsonNet: a low-cost health care innovation with a systems approach from the Netherlands». Health Affairs (Millwood), 36(11), 1987-1996. <doi:10.1377/hlthaff.2017.0832>.

69. Bloem, B. R., Ypinga J. H. L., Willis A., *et al.* (2018). «Using medical claims analyses to understand interventions for Parkinson patients». *Journal of Parkinsons Disease*, 8(1), 45-58. <doi: 10.3233/JPD-171277>.

70. Canoy, M., Faber M. J., Munneke M., Oortwijn W., Nijkrake M. J. y Bloem B. R. (2015). «Hidden treasures and secret pitfalls: application of the capability approach to ParkinsonNet». *Journal of Parkinson's Disease*, 5(3), 575-580. <doi:10.3233/JPD-150612>.

71. Keus, S. H., Nijkrake M. J., Borm G. F., *et al.* (15 de mayor de 2010). «The ParkinsonNet trial: design and baseline characteristics». Movement Disorders, 25(7), 830-837. <doi:10.1002/mds.22815>.

72. Keus, S. H., Oude Nijhuis L. B., Nijkrake M. J., Bloem B. R. y Munneke M. (2012). «Improving community healthcare for patients with Parkinson's disease: the Dutch model». *Parkinsons Disease*, 2012, 543426. <doi:10.1155/2012/543426>.

73. Munneke, M., Nijkrake M. J., Keus S. H., *et al.* (Enero de 2010). «Efficacy of community-based physiotherapy networks for patients with Parkinson's disease: a cluster-randomised trial». *The Lancet Neurology*, 9(1), 46-54. <doi:10.1016/S1474-4422(09)70327-8>.

74. Nijkrake, M. J., Keus S. H., Overeem S., *et al.* (15 de mayo de 2020). «The ParkinsonNet concept: development, implementation and initial experience». Movement Disorders, 25(7), 823-829. <doi:10.1002/mds.22813>.

75. Rompen, L., de Vries N. M., Munneke M., *et al.* (2020). «Introduction of network-based healthcare at Kaiser Permanente». *Journal of Parkinson's Disease,* 10(1), 207-212. <doi:10.3233/JPD-191620>.

76. Sturkenboom, I. H., Graff, M. J., Hendriks, J. C., *et al.* (Junio de 2014). «Efficacy of occupational therapy for patients with Parkinson's disease: a randomised controlled trial». *The Lancet Neurology,* 13(6), 557-566. <doi:10.1016/S1474-4422(14)70055-9>.

77. Talebi, A. H., Ypinga J. H. L., De Vries N. M., *et al.* (Febrero de 2023). «Specialized versus generic allied health therapy and the risk of Parkinson's disease complications». Movement Disorders, 38(2), 223-231. <doi:10.1002/mds.29274>.

78. van der Eijk, M., Bloem B. R., Nijhuis F. A., *et al.* (2015). «Multidisciplinary collaboration in professional networks for PD: a mixed-method analysis». *Journal of Parkinson's Disease,* 5 (4), 937-945. <doi:10.3233/JPD-150673>.

79. van der Eijk, M., Faber M. J., Aarts J. W., Kremer J. A., Munneke M., Bloem B. R. (25 de junio de 2013). «Using online health communities to deliver patient-centered care to people with chronic conditions». *Journal of Medical Internet Research*, 15(6), e115. <doi:10.2196/jmir.2476>.

80. van Nimwegen, M., Speelman A. D., Hofman-van Rossum E. J., *et al.* (Diciembre de 2011). Physical inactivity in Parkinson's disease. *Journal of Neurology*, 258(12), 2214-2221. <doi:10.1007/s00415-011-6097-7>.

81. van Nimwegen, M., Speelman A. D., Overeem S., *et al.* (1 de marzo de 2013). «Promotion of physical activity and fitness in sedentary patients with Parkinson's disease: randomised controlled trial». BMJ, 346, f576. <doi:10.1136/bmj.f576>.

82. Wensing M., van der Eijk M., Koetsenruijter J., Bloem B. R., Munneke M., Faber M. (3 de julio de 2011). «Connectedness of healthcare professionals involved in the treatment of patients with Parkinson's disease: a social networks study». Implementation Science, 6, 67. <doi:10.1186/1748-5908-6-67>.

83. Ypinga J. H. L., de Vries N. M., Boonen L., *et al.* (Febrero de 2018). «Effectiveness and costs of specialised physiotherapy given via ParkinsonNet: a retrospective analysis of medical claims data». *The Lancet Neurology,* 17(2), 153-161. <doi:10.1016/S1474-4422(17)30406-4>.

84. Martinez-Martin, P., Skorvanek M., Henriksen T., *et al.* (Abril de 2023). «Impact of advanced Parkinson's disease on caregivers: an international real-world study». *Journal of Neurology,* 270(4), 2162-2173. <doi:10.1007/s00415-022-11546-5>.

85. Schiess, N., Cataldi R., Okun M. S., *et al.* (1 de septiembre de 2022). «Six action steps to address global disparities in Parkinson disease: a World Health Organization priority». *JAMA Neurology*, 79(9), 929-936. <doi:10.1001/jamaneurol.2022.1783>.

86. Mosley, P. E., Moodie R. y Dissanayaka N. (Septiembre de 2017). «Caregiver burden in Parkinson disease: a critical review of recent literature». *Journal of Geriatric Psychiatry and Neurology*, 30(5), 235-252. <doi:10.1177/0891988717720302>.

87. Oguh, O., Kwasny M., Carter J., Stell B. y Simuni T. (Noviembre de 2013). «Caregiver strain in Parkinson's disease: national Parkinson Foundation Quality Initiative study». Parkinsonism & Related Disorders, 19(11), 975-979. https://pubmed.ncbi.nlm.nih.gov/23871587/

88. Santos-Garcia D y de la Fuente-Fernandez R. (Abril de 2015). «Factors contributing to caregivers' stress and burden in Parkinson's disease». Acta Neurologica Scandinavica, 131(4), 203-210. <doi:10.1111/ane.12305>.

89. Abendroth, M. (2015) «Development and initial validation of a Parkinson's disease caregiver strain risk screen». *Journal of Nursing Measurement*, 23(1), 4-21. <doi:10.1891/1061-3749.23.1.4>.

90. Geerlings, A. D., Kapelle W. M., Sederel C. J., *et al.* (10 de julio de 2023). «Caregiver burden in Parkinson's disease: a mixed-methods study». BMC Medicine, 21(1), 247. <doi:10.1186/s12916-023-02933-4>.

91. Tan, S. B., Williams A. F., Tan E. K., Clark R. B. y Morris M. E. (2020). «Parkinson's disease caregiver strain in Singapore». Frontiers in Neurology, 11, 455. <doi:10.3389/fneur.2020.00455>.

92. De Jesus, S., Daya A., Blumberger L., *et al.* (Septiembre de 2024). «Prevalence of late-stage Parkinson's disease in the US healthcare system: insights from TriNetX». Movement Disorders, 39(9), 1592-1601. <doi:10.1002/mds.29900>.

93. Kluger, B. M., Katz M., Galifianakis N. B., *et al.* (1 de enero de 2024). «Patient and family outcomes of community neurologist palliative education and telehealth support in Parkinson disease». *JAMA Neurology*, 81(1), 39-49. <doi:10.1001/jamaneurol.2023.4260>.

94. Kluger, B. M., Miyasaki J., Katz M., *et al.* (1 de mayo de 2020). «Comparison of integrated outpatient palliative care with standard care in patients with Parkinson disease and related disorders: a randomized clinical trial». *JAMA Neurology*, 77(5), 551-560. <doi:10.1001/jamaneurol.2019.4992>.

95. Kluger, B. M., Pantilat S., Miyasaki J. (1 de noviembre de 2020). «Palliative care in Parkinson disease—is it beneficial for all?—reply». *JAMA Neurology*, 77(11), 1450-1451. <doi:10.1001/jamaneurol.2020.3215>.

96. Ahn S., Springer K. y Gibson J. S. (2022). «Social withdrawal in Parkinson's disease: a scoping review». Geriatric Nursing, 48, 258-268. <doi:10.1016/j.gerinurse.2022.10.010>.

97. Carolan, K. (2024). «"It just makes you more vulnerable as an employee": understanding the effects of disability stigma on employment in Parkinson's disease». Chronic Illness, 20(4), 655-668. <doi:10.1177/17423953231185386>.

98. de la Rosa T., Scorza F. A. (2024). «Contextualizing stigma in Parkinson's disease research». Clinics (Sao Paulo), 79,100425. <doi:10.1016/j. clinsp.2024.100425>.

99. Dobreva, I., Thomas J., Marr A., *et al.* (Julio de 2024). «Improving conversations about Parkinson's dementia». Movement Disorders Clinical Practice, 11(7), 814-824. <doi:10.1002/mdc3.14054>.

100. Logan, B. A., Neargarder S., Kinger S. B., Larum A. K., Salazar R. D. y Cronin-Golomb A. (5 de marzo de 2024). «Self-perceived stigma in Parkinson's disease in an online sample: comparison with in-person sample, role of anxiety, and relative utility of four measures of stigma perception». Applied Neuropsychology: Adult, 1-10. <doi:10.1080/23279095.2024.2321578>.

101. Mastel-Smith, B., Hermanns, M., Melendez, J., *et al.* (21 de agosto de 2024). «"I got laughed at for the shuffle noise I make": Parkinson's disease and stigma». Research and Theory for Nursing Practice, 38(3), 321-338. <doi:10.1891/RTNP-2024-0015>.

102. Stopic, V., Jost S. T., Baldermann, J. C., *et al.* (2023). «Parkinson's Disease Stigma Questionnaire (PDStigmaQuest): development and pilot study of a questionnaire for stigma in patients with idiopathic Parkinson's disease». *Journal of Parkinsons Disease*, 13(5), 829-839. <doi:10.3233/JPD-230071>.

103. Subramanian I. (12 de octubre de 2023). «What you need to know about stigma in Parkinson's disease». Parkinson Secrets, <https://www. parkinsonsecrets.com/blog/what-you-need-to-know-about-stigma-in-parkinsons-disease>.

104. Zhang, J., Hu W., Chen H., Meng, F., Li L. y Okun M. S. (Junio de 2020). «Implementation of a novel Bluetooth technology for remote deep brain stimulation programming: the pre- and post-Covid-19 Beijing experience». Movement Disorders, 35(6), 909-910. <doi:10.1002/mds.28098>.

105. Bloem, B. R., Dorsey, E. R. y Okun, M. S. (1 de agosto de 2020). «The coronavirus disease 2019 crisis as catalyst for telemedicine for chronic neurological disorders». *JAMA Neurology*, 77(8), 927-928. <doi:10.1001/ jamaneurol.2020.1452>.

106. Dorsey, E. R., Bloem, B. R. y Okun, M. S. (Noviembre de 2020). «A new day: the role of telemedicine in reshaping care for persons with movement disorders». Movement Disorders, 35(11), 1897-1902. <doi:10.1002/mds.28296>.

107. Dorsey, E. R., Okun, M. S. y Bloem, B. R. (2020). «Care, convenience, comfort, confidentiality, and contagion: the 5 C's that will shape the future of telemedicine». *Journal of Parkinson's Disease*, 10(3), 893-897. <doi:10.3233/ JPD-202109>.

108. Hubble, J. P. (Diciembre de 1992). «Interactive video conferencing and Parkinson's disease». Kansas Medicine, 93(12), 351-352.

109. Hubble, J. P., Pahwa R., Michalek D. K., Thomas C. y Koller W. C. (Julio de 1993). «Interactive video conferencing: a means of providing interim care to Parkinson's disease patients». Movement Disorders, 8(3), 380-382. <doi:10.1002/mds.870080326>.

110. Yang, W., Hamilton J. L., Kopil C., et al. (9 de julio de 2020). «Current and projected future economic burden of Parkinson's disease in the U.S». npj Parkinson's Disease, 6(1), 15. <doi:10.1038/s41531-020-0117-1>.

111. Okun, M. S. (2024). «U.S. tax credits to promote practical proactive preventative care for Parkinson's disease». Journal of Parkinson's Disease, 14(2), 221-226. <doi:10.3233/JPD-240046>.

112. Carter, J. H., Lyons K. S., Lindauer A. y Malcom J. (Diciembre de 2012). «Pre-death grief in Parkinson's caregivers: a pilot survey-based study». Parkinsonism & Related Disorders, 18 Suppl 3, S15-S18. <doi:10.1016/j. parkreldis.2012.06.015>.

113. Carter, J. H., Stewart B. J., Archbold P. G., et al. (Enero de 1998). «Living with a person who has Parkinson's disease: the spouse's perspective by stage of disease. Parkinson's Study Group». Movement Disorders, 13(1), 20-28. <doi:10.1002/mds.870130108>.

114. Carter, J. H., Stewart B. J., Lyons K. S. y Archbold P. G. (15 de julio de 2008). «Do motor and nonmotor symptoms in PD patients predict caregiver strain and depression?». Movement Disorders, 23(9), 1211-1216. <doi:10.1002/ mds.21686>.

115. Drouot, M. (Marzo de 2024). «Prise en charge diététique du patient parkinsonien: une nécessité à chaque étape du système digestive». Soins, 69(883), 26-28

116. Evatt, M. L. (Mayo de 2007). «Nutritional therapies in Parkinson's disease». Current Treat Options in Neurology, 9(3), 198-204. <doi:10.1007/ BF02938409>.

117. Flanagan, R., Rusch, C., Lithander, F. E. y Subramanian, I. (Abril de 2024). «The missing piece of the puzzle— the key role of the dietitian in the management of Parkinson's disease». Parkinsonism & Related Disorders, 121, 106021. <doi:10.1016/j.parkreldis.2024.106021>.

118. Schindler, A., Pizzorni, N. y Cereda, E., et al. (15 de noviembre de 2021). «Consensus on the treatment of dysphagia in Parkinson's disease». Journal of the Neurological Sciences, 430, 120008. <doi:10.1016/j.jns.2021.120008>.

119. Hirayama, M., Nishiwaki, H., Hamaguchi, T. y Ohno K. (5 de mayo de 2023). «Gastrointestinal disorders in Parkinson's disease and other Lewy body diseases». npj Parkinson's Disease, 9(1), 71. <doi:10.1038/s41531-023- 00511-2>.

120. Pasricha, T. S., Guerrero-Lopez I. L. y Kuo B. (1 de marzo de 2024). «Management of gastrointestinal symptoms in Parkinson's disease: a comprehensive review of clinical presentation, workup, and treatment». *Journal of Clinical Gastroenterology*, 58(3), 211-220. <doi:10.1097/MCG.0000000000001961>.

121. Raeder, V., Batzu L., Untucht R., *et al.* (2023). «The Gut Dysmotility Questionnaire for Parkinson's disease: insights into development and pretest studies». Frontiers in Neurology, 14, 1149604. <doi:10.3389/fneur.2023.1149604>.

122. Safarpour, D., Stover N., Shprecher D. R., *et al.* (Julio de 2024). «Consensus practice recommendations for management of gastrointestinal dysfunction in Parkinson disease». Parkinsonism & Related Disorders, 124, 106982. <doi:10.1016/j.parkreldis.2024.106982>.

123. Yuan, X. Y., Chen Y. S. y Liu Z. (21 de enero de 2024). «Relationship among Parkinson's disease, constipation, microbes, and microbiological therapy». *World Journal of Gastroenterology*, 30(3), 225-237. <doi:10.3748/wjg.v30.i3.225>.

124. Bhattacharya, R. K., Dubinsky R. M., Lai S. M. y Dubinsky H. (15 de septiembre de 2012). «Is there an increased risk of hip fracture in Parkinson's disease? A nationwide inpatient sample». Movement Disorders, 27(11), 1440-1443. <doi:10.1002/mds.25073>.

125. Hosseinzadeh, A., Khalili, M., Sedighi, B., Iranpour ,S. y Haghdoost, A. A. (Junio de 2018). «Parkinson's disease and risk of hip fracture: systematic review and meta-analysis». Acta Neurologica Belgica, 118(2), 201-210. <doi:10.1007/s13760-018-0932-x>.

126. Huyke-Hernandez, F. A., Parashos S. A., Schroder L. K. y Switzer J. A. (2022) «Hip fracture care in Parkinson disease: a retrospective analysis of 1,239 patients». Geriatric Orthopaedic Surgery & Rehabilitation, 13, 21514593221118225. <doi:10.1177/21514593221118225>.

127. Lisk, R., Watters H. y Yeong K. (Junio de 2017). «Hip fracture outcomes in patients with Parkinson's disease». Clinical Medicine (London), 17 Suppl 3, s20. <doi:10.7861/clinmedicine.17-3-s20>.

128. Nam, J. S., Kim Y. W., Shin J., Chang J. S. y Yoon S. Y. (2021). «Hip fracture in patients with Parkinson's disease and related mortality: a population-based study in Korea». Gerontology, 67(5), 544-553. <doi:10.1159/000513730>.

129. Cassani, E., Cilia R., Laguna J., *et al.* (15 de junio de 2016). «Mucuna pruriens for Parkinson's disease: low-cost preparation method, laboratory measures and pharmacokinetics profile». *Journal of the Neurological Sciences*, 365, 175-180. <doi:10.1016/j.jns.2016.04.001>.

130. Caronni, S., Del Sorbo F., Barichella M., *et al.* (Julio de 2024). «Mucuna pruriens to treat Parkinson's disease in low-income countries: recommendations and practical guidelines from the farmer to clinical trials. Paving the way for

future use in clinical practice». Parkinsonism & Related Disorders, 124, 106983. <doi:10.1016/j.parkreldis.2024.106983>.

131. Cilia, R., Dekker M. C. J., Cubo E. y Agoriwo M. W. (2024). «Delivery of allied health therapies to people with Parkinson's disease in Africa». *Journal of Parkinsons Disease,* 14(s1), S227-S239. <doi:10.3233/JPD-230262>.

Capítulo 8: Navegar hacia los primeros horizontes de los nuevos tratamientos

1. Cotzias, G. C., Papavasiliou P. S. (17 de febrero de 1969). «Autoimmunity in patients treated with levodopa». *JAMA,* 207(7), 1353-1354.

2. Cotzias, G. C. (27 de diciembre de 1971). «Levodopa in the treatment of parkinsonism». *JAMA,* 218(13), 1903-1908.

3. Cotzias, G. C., Papavasiliou P. S., Steck A. y Duby S. (Abril de 1971). «Parkinsonism and levodopa». Clinical Pharmacology & Therapeutics, 12(2), 319-322. <doi:10.1002/cpt1971122part2319>.

4. Papavasiliou, P. S., Cotzias, G. C., Duby, S. E., Steck A. J., Fehling, C. y Bell, M. A. (6 de enero de 1972). «Levodopa in parkinsonism: potentiation of central effects with a peripheral inhibitor». *New England Journal of Medicine,* 286(1), 8-14. <doi:10.1056/NEJM197201062860102>.

5. DeLong, M. R. (12 de mayo de 1972). «Activity of basal ganglia neurons during movement». Brain Research, 40(1), 127-135. <doi:10.1016/0006-8993(72)90118-7>.

6. DeLong, M. R. (23 de marzo de 1973). «Putamen: activity of single units during slow and rapid arm movements». *Science,* 179(4079), 1240-1242. <doi:10.1126/science.179.4079.1240>.

7. DeLong, M. R. (Diciembre de 1982). «Neuronal activity in the basal ganglia of the behaving monkey: Insights into function and pathophysiology of clinical disorders». Rinsho Shinkeigaku, 22(12), 1084-1086.

8. DeLong, M. R. (1983). «The neurophysiologic basis of abnormal movements in basal ganglia disorders». Neurobehavioral Toxicology and Teratology, 5 (6), 611 -616.

9. Alexander, G. E., DeLong M. R. y Strick, P. L. (1986). «Parallel organization of functionally segregated circuits linking basal ganglia and cortex». *Annual Review of Neuroscience,* 9, 357-381. <doi:10.1146/annurev. ne.09.030186.002041>.

10. Alexander, G. E., Crutcher, M. D. y DeLong, M. R. (1990). «Basal ganglia-thalamocortical circuits: parallel substrates for motor, oculomotor, "prefrontal" and "limbic" functions». Progress in Brain Research, 85, 119-146.

11. DeLong, M. R., Benabid A. L. (2014). «Discovery of high-frequency deep brain stimulation for treatment of Parkinson disease: 2014 Lasker Award». *JAMA,* 312(11), 1093-1094. <doi:10.1001/jama.2014.11132>.

12. Langston, J. W. (1987). «MPTP: insights into the etiology of Parkinson's disease». European Neurology, 26 Suppl 1, 2-10. <doi:10.1159/000116349>.

13. Langston, J. W. (1991). «Búsqueda de la causa de la enfermedad de Parkinson». Archivos de neurobiología (Madrid), 54(6), 264-271.

14. Langston, J. W. (2017). «The MPTP story». Journal of Parkinsons Disease, 7(s1), S11-S19. <doi:10.3233/JPD-179006>.

15. Langston, J. W, Ballard, P., Tetrud, J. W. y Irwin, I. (25 de febrero de 1983). «Chronic parkinsonism in humans due to a product of meperidine-analog synthesis». Science, 219(4587), 979-980. <doi:10.1126/science.6823561>.

16. Langston, J. W. y Ballard P. A., Jr. (4 de agosto de 1983). «Parkinson's disease in a chemist working with 1-methyl-4-phenyl-1,2,3,6-tetrahydropyridine». New England Journal of Medicine, 309(5), 310. <doi:10.1056/nejm198308043090511>.

17. Tetrud, J. W. y Langston J. W. (1989). «MPTP-induced parkinsonism as a model for Parkinson's disease». Acta Neurologica Scandinavica. Supplementum, 126, 35-40. https://pubmed.ncbi.nlm.nih.gov/2694734/

18. Polymeropoulos, M. H., Higgins J. J., Golbe L. I., et al. (15 de noviembre de 1996). «Mapping of a gene for Parkinson's disease to chromosome 4q21-q23». Science, 274(5290), 1197-1199. <doi:10.1126/science.274.5290.1197>.

19. Nussbaum, R. L. y Polymeropoulos M. H. (1997). «Genetics of Parkinson's disease». Human Molecular Genetics, 6(10), 1687-1691. <doi:10.1093/hmg/6.10.1687>.

20. Beach, T. G., White C. L., Hamilton R. L., et al. (Septiembre de 2008). «Evaluation of alpha-synuclein immunohistochemical methods used by invited experts». Acta Neuropathologica, 116(3), 277-288. <doi:10.1007/s00401-008-0409-8>.

21. Adler, C. H., Dugger B. N., Hinni M. L., et al. (11 de marzo de 2024). «Submandibular gland needle biopsy for the diagnosis of Parkinson disease». Neurology, 82(10), 858-864. <doi:10.1212/WNL.0000000000000204>.

22. Beach, T. G., Carew J., Serrano G., et al. (13 de junio de 2014). «Phosphorylated alpha-synuclein-immunoreactive retinal neuronal elements in Parkinson's disease subjects». Neuroscience Letters, 571, 34-38. <doi:10.1016/j.neulet.2014.04.027>.

23. Beach, T. G., Adler C. H., Serrano G., et al. (2016). «Prevalence of submandibular gland synucleinopathy in Parkinson's disease, dementia with Lewy bodies and other Lewy body disorders». Journal of Parkinson's Disease, 6(1), 153-163. <doi:10.3233/JPD-150680>.

24. Beach, T. G., Corbille, A. G., Letournel, F., et al. (19 de octubre de 2016). «Multicenter assessment of immunohistochemical methods for pathological

alpha-synuclein in sigmoid colon of autopsied Parkinson's disease and control subjects». *Journal of Parkinsons Disease*, 6(4), 761-770. <doi:10.3233/JPD-160888>.

25. Adler, C. H., Beach T. G., Shill H. A., *et al.* (Noviembre de 2017). «GBA mutations in Parkinson disease: earlier death but similar neuropathological features». *European Journal of Neurology*, 24(11), 1363-1368. https://pubmed. ncbi.nlm.nih.gov/28834018/

26. Adler, C. H., Dugger B. N., Hentz J. G., *et al.* (Mayo de 2017). «Peripheral synucleinopathy in early Parkinson's disease: submandibular gland needle biopsy findings». Movement Disorders, 32(5), 722-723. <doi:10.1002/ mds.27044>.

27. Beach, T. G., Serrano, G. E., Kremer, T., *et al.* (1 de septiembre de 2018). «Immunohistochemical method and histopathology judging for the systemic synuclein sampling study (S4)». 77(9), 793-802. https://pubmed.ncbi.nlm.nih. gov/30107604/

28. Adler, C. H., Beach T. G., Zhang N., *et al.* (1 de octubre de 2019). «Unified staging system for Lewy body disorders: clinicopathologic correlations and comparison to Braak staging». *Journal of Neuropathology & Experimental Neurology*, 78(10), 891-899. <doi:10.1093/jnen/nlz080>.

29. Beach, T. G., Adler, C. H., Sue, L. I., *et al.* (2021). «Vagus nerve and stomach synucleinopathy in Parkinson's disease, incidental Lewy body disease, and normal elderly subjects: evidence against the "body-first" hypothesis». *Journal of Parkinsons Disease*, 11(4), 1833-1843. <doi:10.3233/ JPD-212733>.

30. Beach, T. G., Russell A., Sue L. I., *et al.* (8 de enero de 2021). «Increased risk of autopsy-proven pneumonia with sex, season and neurodegenerative disease». medRxiv [Preimpresión]. <doi:10.1101/2021.01. 07.21249410>.

31. Adler, C. H., Serrano G. E., Shill H. A., *et al.* (10 de marzo de 2024). «Symmetry of synuclein density in autopsied Parkinson's disease submandibular glands». Neuroscience Letters, 825, 137702. <doi:10.1016/j. neulet.2024.137702>.

32. Weiner, W. J. (Junio de 2008). «There is no Parkinson disease». Archives of Neurology, 65(6), 705-708. <doi:10.1001/archneur.65.6.705>.

33. Okubadejo, N. U., Okun M. S. y Jankovic J. (1 de agosto de 2024). «Tapping the brakes on new Parkinson disease biological staging». *JAMA Neurology*, 81(8), 789-790. <doi:10.1001/jamaneurol.2024.2054>.

34. Greene, B. R., Premoli I., McManus, K., McGrath, D. y Caulfield, B. (22 de diciembre de 2021). «Predicting fall counts using wearable sensors: a novel digital biomarker for Parkinson's disease». Sensors (Basel), 22(1), 54. <doi:10.3390/s22010054>.

35. Diao J. A., Raza M. M., Venkatesh K. P. y Kvedar J. C. (13 de junio de 2022). «Watching Parkinson's disease with wrist-based sensors». npj Digital Medicine, 5(1), 73. <doi:10.1038/s41746-022-00619-4>.

36. Chen C., Kowahl N. R., Rainaldi E., *et al.* (Abril de 2023). «Wrist-worn sensor-based measurements for drug effect detection with small samples in people with Lewy body dementia». Parkinsonism & Related Disorders, 109, 105355. <doi:10.1016/j.parkreldis.2023.105355>.

37. Schalkamp, A. K., Peall K. J., Harrison N. A. y Sandor C. (Agosto de 2023). «Wearable movement-tracking data identify Parkinson's disease years before clinical diagnosis». Nature Medicine, 29(8), 2048-2056. <doi:10.1038/s41591-023-02440-2>.

38. Sharma, M., Mishra R. K., Hall A. J., *et al.* (11 de diciembre de 2023). «Remote at-home wearable-based gait assessments in progressive supranuclear palsy compared to Parkinson's disease». BMC Neurology, 23(1), 434. <doi:10.1186/s12883-023-03466-2>.

39. Tsakanikas, V., Ntanis A., Rigas G., *et al.* (12 de abril de 2023). «Evaluating gait impairment in Parkinson's disease from instrumented insole and IMU sensor data». Sensors (Basel), 23(8), 3902. <doi:10.3390/s23083902>.

40. Battista, L. y Romaniello, A. (19 de marzo de 2024). «A new wrist-worn tool supporting the diagnosis of parkinsonian motor syndromes». Sensors (Basel), 24(6), 1965. <doi:10.3390/s24061965>.

41. Goncalves, H. R., Branquinho, A., Pinto, J., Rodrigues, A. M. y Santos, C. P. (Febrero de 2024). «Digital biomarkers of mobility and quality of life in Parkinson's disease based on a wearable motion analysis LAB». Computer Methods and Programs in Biomedicine, 244, 107967. <doi:10.1016/j.cmpb.2023.107967>.

42. Illner, V., Novotny M., Kouba, T., *et al.* (Octubre de 2024). «Smartphone voice calls provide early biomarkers of parkinsonism in rapid eye movement sleep behavior disorder». Movement Disorders, 39 (10), 1752-1762. https://pubmed.ncbi.nlm.nih.gov/39001636/

43. Janssen Daalen, J. M., van den Bergh, R., Prins, E. M., *et al.* (11 de julio de 2024). «Digital biomarkers for non-motor symptoms in Parkinson's disease: the state of the art». npj Digital Medicine, 7(1), 186. <doi:10.1038/s41746-024-01144-2>.

44. Kamo, H., Oyama G., Yamasaki Y., Nagayama T., Nawashiro R. y Hattori N. (2024). «A proof of concept: digital diary using 24-hour monitoring using wearable device for patients with Parkinson's disease in nursing homes». Frontiers in Neurology, 15, 1356042. <doi:10.3389/fneur.2024.1356042>.

45. Salaorni, F., Bonardi G., Schena F., Tinazzi M. y Gandolfi M. (2024). «Wearable devices for gait and posture monitoring via telemedicine in people with movement disorders and multiple sclerosis: a systematic review». Expert

Review of Medical Devices, 21 (1-2), 121-140. <doi:10.1080/17434440.2023.2298342>.

46. Sjaelland, N. S., Gramkow, M. H., Hasselbalch, S. G. y Frederiksen, K. S. (2024). «Digital biomarkers for the assessment of non-cognitive symptoms in patients with dementia with Lewy bodies: a systematic review». *Journal of Alzheimers Disease*, 100(2), 431-451. <doi:10.3233/JAD-240327>.

47. Wu X., Ma L., Wei P., *et al.* (2024). «Wearable sensor devices can automatically identify the on-off status of patients with Parkinson's disease through an interpretable machine learning model». Frontiers in Neurology, 15, 1387477. <doi: 10.3389/fneur.2024.1387477>.

48. Zhang, F., Mithani K., Breitbart S., *et al.* (Junio de 2024). «Actigraph-based quantification of sleep in children with dystonia undergoing deep brain stimulation». Neurosurgical Focus, 56(6), E17. <doi:10.3171/2024.3.FOCUS2462>.

49. Zhang, W., Ling Y., Chen Z., *et al.* (26 de junio de 2024). «Wearable sensor-based quantitative gait analysis in Parkinson's disease patients with different motor subtypes». *npj Digital Medicine*, 7(1), 169. <doi:10.1038/s41746-024-01163-z>.

50. Srivastava, G., Singh K., Tiwari M. N. y Singh, M. P. (2010). «Proteomics in Parkinson's disease: current trends, translational snags and future possibilities». Expert Review of Proteomics, 7(1), 127-139. <doi:10.1586/epr.09.91>.

51. Chahine, L. M., Stern M. B. y Chen-Plotkin A. (Enero de 2014). «Blood-based biomarkers for Parkinson's disease». Parkinsonism & Related Disorders, 20 Suppl 1, S99-S103. <doi:10.1016/S1353-8020(13)70025-7>.

52. Chen-Plotkin, A. S., Albin R., Alcalay, R., *et al.* (15 de agosto de 2018). «Finding useful biomarkers for Parkinson's disease». Science Translational Medicine, 10(454), eaam6003. <doi:10.1126/scitranslmed.aam6003>.

53. Posavi, M., Diaz-Ortiz M., Liu B., *et al.* (Octubre de 2019). «Characterization of Parkinson's disease using blood-based biomarkers: a multicohort proteomic analysis». PLOS Medicine, 16(10), e1002931. <doi:10.1371/journal.pmed.1002931>.

54. Del Campo, M., Vermunt L., Peeters, C. F. W., *et al.* (13 de septiembre de 2023). «CSF proteome profiling reveals biomarkers to discriminate dementia with Lewy bodies from Alzheimer's disease». Nature Communications, 14(1), 5635. <doi:10.1038/s41467-023-41122-y>.

55. Shantaraman, A., Dammer E. B., Ugochukwu O., *et al.* (6 de agosto de 2024). «Network proteomics of the Lewy body dementia brain reveals presynaptic signatures distinct from Alzheimer's disease». Molecular Neurodegeneration, 19(1), 60. <doi:10.1186/s13024-024-00749-1>.

56. Hallqvist, J., Bartl M., Dakna M., *et al.* (2024). «Plasma proteomics identify biomarkers predicting Parkinson's disease up to 7 years before

symptom onset». Nature Communications, 15(1), 4759. <doi:10.1038/s41467-024-48961-3>.

57. Su, C., Hou Y., Xu J., *et al.* (2024). «Identification of Parkinson's disease PACE subtypes and repurposing treatments through integrative analyses of multimodal data». npj Digital Medicine, 7 (1), 184. <doi:10.1038/s41746-024-01175-9>.

58. Cirnaru, M. D., Marte A., Belluzzi E., *et al.* (2014). «LRRK2 kinase activity regulates synaptic vesicle trafficking and neurotransmitter release through modulation of LRRK2 macro-molecular complex». Frontiers in Molecular Neuroscience, 7, 49. <doi:10.3389/fnmol.2014.00049>.

59. Melrose, H. L. (15 de septiembre de 2015). «LRRK2 and ubiquitination: implications for kinase inhibitor therapy». Biochemical Journal, 470(3), e21-e24. <doi:10.1042/BJ20150785>.

60. Berwick, D. C., Javaheri B., Wetzel A., *et al.* (19 de enero de 2017). «Pathogenic LRRK2 variants are gain-of-function mutations that enhance LRRK2-mediated repression of beta-catenin signaling». Molecular Neurodegeneration, 12(1), 9. <doi:10.1186/s13024-017-0153-4>.

61. Fuji R. N., Flagella M., Baca M., *et al.* (4 de febrero de 2015). «Effect of selective LRRK2 kinase inhibition on nonhuman primate lung». *Science Translational Medicine*, 7(273), 273ra15. <doi:10.1126/scitranslmed.aaa3634>.

62. Qin, Q., Zhi L. T., Li X. T., Yue Z. Y., Li G. Z., Zhang H. «Effects of LRRK2 inhibitors on nigrostriatal dopaminergic neurotransmission». CNS Neuroscience & Therapeutics, 23(2), 162-173. <doi:10.1111/cns.12660>.

63. Tasegian, A., Singh F., Ganley I. G., Reith A. D. y Alessi D. R. (15 de octubre de 2021). «Impact of type II LRRK2 inhibitors on signaling and mitophagy». *Biochemical Journal*, 478(19), 3555-3573. <doi:10.1042/BCJ20210375>.

64. Volta, M., Melrose H. (8 de febrero de 2017). «LRRK2 mouse models: dissecting the behavior, striatal neurochemistry and neurophysiology of PD pathogenesis». Biochemical Society Transactions, 45(1), 113-122. <doi:10.1042/BST20160238>.

65. Migdalska-Richards, A., Ko W. K. D., Li Q., Bezard E. y Schapira A. H. V. (Julio de 2017). «Oral ambroxol increases brain glucocerebrosidase activity in a nonhuman primate». Synapse, 71(7), e21967. <doi:10.1002/syn.21967>.

66. Magalhaes, J., Gegg M. E., Migdalska-Richards A. y Schapira A. H. (23 de enero 2018). «Effects of ambroxol on the autophagy-lysosome pathway and mitochondria in primary cortical neurons». Scientific Reports, 8(1), 1385. <doi:10.1038/s41598-018-19479-8>.

67. Mullin, S., Smith L., Lee K., *et al.* (1 de abril de 2020). «Ambroxol for the treatment of patients with Parkinson disease with and without glucocerebrosidase gene mutations: a nonrandomized, noncontrolled trial». *JAMA Neurology*, 77(4), 427-434. <doi:10.1001/jamaneurol.2019.4611>.

68. Yang, S. Y., Gegg M., Chau D. y Schapira A. (Febrero de 2020). «Glucocerebrosidase activity, cathepsin D and monomeric alpha-synuclein interactions in a stem cell derived neuronal model of a PD associated GBA1 mutation». *Neurobiology of Disease*, 134, 104620. <https://pubmed.ncbi.nlm.nih.gov/31634558/>.

69. Vieira, S. R. L. y Schapira A. H. V. (1 de noviembre de 2021). «Glucocerebrosidase mutations: a paradigm for neurodegeneration pathways». Free Radical Biology and Medicine, 175, 42-55. <doi:10.1016/j.freeradbiomed.2021.08.230>.

70. Yang, S. Y., Taanman J. W., Gegg M. y Schapira A. H. V. (21 de julio de 2022). «Ambroxol reverses tau and alpha-synuclein accumulation in a cholinergic N370S GBA1 mutation model». Human Molecular Genetics, 31(14), 2396-2405. <doi:10.1093/hmg/ddac038>.

71. Menozzi, E., Toffoli M. y Schapira A. H. V. (Junio de 2023). «Targeting the GBA1 pathway to slow Parkinson disease: insights into clinical aspects, pathogenic mechanisms and new therapeutic avenues». Pharmacology & Therapeutics, 246, 108419. <doi:10.1016/j.pharmthera.2023.108419>.

72. Dash, D., Mestre T. A. (Octubre de 2020). «Therapeutic update on Huntington's disease: symptomatic treatments and emerging disease-modifying therapies». Neurotherapeutics, 17(4), 1645-1659. <doi:10.1007/s13311-020-00891-w>.

73. Durr, A. (Noviembre de 2019). «Thérapie par ARN antisens dans la maladie de Huntington: un immense espoir et beaucoup d'inconnues». Medical Sciences (París), 35(11), 834-836. <doi:10.1051/medsci/2019165>.

74. Imbimbo, B. P., Triaca V., Imbimbo, C. y Nistico R. (Agosto de 2023). «Investigational treatments for neurodegenerative diseases caused by inheritance of gene mutations: lessons from recent clinical trials». NeuralRegeneration Research, 18(8), 1679-1683. <doi:10.4103/1673-5374.363185>.

75. Tabrizi S. J., Leavitt B. R., Landwehrmeyer G. B., *et al.* (13 de junio de 2019). «Targeting huntingtin expression in patients with Huntington's disease». *New England Journal of Medicine*, 380(24), 2307-2316. <doi:10.1056/NEJMoa1900907>.

76. Friedman J. II. (Septiembre de 2024). «In early Parkinson disease, daily subcutaneous lixisenatide reduced motor disability progression at 12 mo». *Annals of Internal Medicine*, 177(9), JC100. <doi:10.7326/ANNALS-24-01662-JC>.

77. Holscher, C. (1 de agosto de 2024). «Glucagon-like peptide-1 class drugs show clear protective effects in Parkinson's and Alzheimer's disease clinical trials: a revolution in the making?». Neuropharmacology, 253, 109952. <doi:10.1016/j.neuropharm.2024.109952>.

78. Irfan H., Muneer S. U., Maheshwari A. B., Kumar N. y Iftikhar S. (24 de mayo de 2024). «Lixisenatide in early Parkinson's disease: efficacy, safety, and

future directions: a correspondence». Neurosurgical Review, 47(1), 232. <doi:10.1007/s10143-024-02475-0>.

79. Kalinderi, K., Papaliagkas V. y Fidani L. (29 de marzo de 2024). «GLP-1 receptor agonists: a new treatment in Parkinson's disease». *International Journal of Molecular Sciences*, 25(7), 3812. <doi:10.3390/ijms25073812>.

80. Meissner, W. G., Remy P., Giordana C., *et al.* (4 de abril de 2024). «Trial of lixisenatide in early Parkinson's disease». *New England Journal of Medicine*, 390(13), 1176-1185. <doi: 10.1056/NEJMoa2312323>.

81. Rozani, V., Bezimianski M. G., Azuri J., Bitan M. y Peretz C. (6 de septiembre de 2024). «Anti-diabetic drug use and reduced risk of Parkinson's disease: a community-based cohort study». Parkinsonism & Related Disorders, 128, 107132. <doi:10.1016/j.parkreldis.2024.107132>.

82. Vijiaratnam, N., *et al.* (2025). «Exenatide once a week versus placebo as a potential disease-modifying treatment for people with Parkinson's disease in the UK: a phase 3, multicentre, double-blind, parallel-group, randomised, placebo-controlled trial». *The Lancet* 405(10479), 627-636.

83. Boucherie, D. M., Duarte G. S., Machado T., *et al.* (2021). «Parkinson's disease drug development since 1999: a story of repurposing and relative success». *Journal of Parkinson's Disease*, 11(2), 421-429. <doi:10.3233/JPD-202184>.

84. Tanner C. M., Ostrem J. L. (1 de agosto de 2024). «Parkinson's disease». *New England Journal of Medicine*, 391(5), 442-452. <doi:10.1056/ NEJMra2401857>.

85. Fanty L., Yu J., Chen N., *et al.* (2023). «The current state, challenges, and future directions of deep brain stimulation for obsessive compulsive disorder». Expert Review of Medical Devices, 20(10), 829-842. <doi:10.1080/17434440.2 023.2252732>.

86. Frey, J., Cagle J., Johnson K. A., *et al.* (2022). «Past, present, and future of deep brain stimulation: hardware, software, imaging, physiology and novel approaches». Frontiers in Neurology, 13, 825178. <doi:10.3389/fneur.2022.825178>.

87. Johnson, K. A., Dosenbach N. U. F., Gordon E. M., *et al.* (2024). «Proceedings of the 11th Annual Deep Brain Stimulation Think Tank: pushing the forefront of neuromodulation with functional network mapping, biomarkers for adaptive DBS, bioethical dilemmas, AI-guided neuromodulation, and translational advancements». Frontiers in Human Neuroscience, 18, 1320806. <doi:10.3389/fnhum.2024.1320806>.

88. Arcot Desa,i S., Afzal M. F., Barry W., *et al.* (2023). «Expert and deep learning model identification of iEEG seizures and seizure onset times». Frontiers in Neuroscience, 17, 1156838. <doi:10.3389/fnins.2023.1156838>.

89. Chiang S., Khambhati A. N., Tcheng T. K., *et al.* (25 de julio de 2024). «State-dependent effects of responsive neurostimulation depend on seizure localization». Brain, awae240. <doi:10.1093/brain/awae240>.

90. Denison T., Morrell M. J. (11 de enero de 2022). «Neuromodulation in 2035: the Neurology Future Forecasting Series». *Neurology*, 98(2), 65-72. <doi:10.1212/WNL.0000000000013061>.

91. Jarosiewicz, B., Morrell M. (Febrero de 2021). «The RNS system: brain-responsive neurostimulation for the treatment of epilepsy». Expert Review of Medical Devices, 18(2), 129-138. <doi:10.1080/17434440.2019.1 683445>.

92. Jobst, B. C., Kapur R., Barkley G. L., *et al.* (2017). «Brain-responsive neurostimulation in patients with medically intractable seizures arising from eloquent and other neocortical areas». Epilepsia, 58(6), 1005-1014. <doi:10.1111/epi.13739>.

93. Nair, D. R., Laxer K. D., Weber P. B., *et al.* (1 de septiembre de 2020). «Nine-year prospective efficacy and safety of brain-responsive neurostimulation for focal epilepsy». *Neurology*, 95(9), e1244-e1256. <doi:10.1212/ WNL.0000000000010154>.

94. Sun, F. T., Arcot Desai S., Tcheng T. K. y Morrell M. J. (Marzo de 2018). «Changes in the electrocorticogram after implantation of intracranial electrodes in humans: the implant effect». Clinical Neurophysiology, 129(3), 676-686. <doi:10.1016/j.clinph.2017.10.036>.

95. Warren, A. E. L., Butson C. R., Hook M. P., *et al.* (2024). «Targeting thalamocortical circuits for closed-loop stimulation in Lennox-Gastaut syndrome». Brain Communications, 6(3), fcae161. https://pubmed.ncbi.nlm. nih.gov/38764777/.

96. Gittis, A. H., Yttri E. A. (Diciembre de 2018). «Translating insights from optogenetics to therapies for Parkinson's disease». Current Opinion in Biomedical Engineering, 8, 14-19. <doi:10.1016/j.cobme.2018.08.008>.

97. Luscher, C., Pascoli V. y Creed M. (Diciembre de 2015). «Optogenetic dissection of neural circuitry: from synaptic causalities to blue prints for novel treatments of behavioral diseases». Current Opinion in Neurobiology, 35, 95-100. <doi:10.1016/j.conb.2015.07.005>.

98. Luscher, C., Pollak P. (2016). «Optogenetically inspired deep brain stimulation: linking basic with clinical research». Swiss Medical Weekly, 146, w14278. <doi:10.4414/smw.2016.14278>.

99. Murphy, C., Matikainen-Ankney B., Chang Y. H., Copits B. y Creed M. C. (2021) «Optogenetically-inspired neuromodulation: translating basic discoveries into therapeutic strategies». International Review of Neurobiology, 159, 187-219. <doi:10.1016/bs.irn.2021.06.002>.

100. Vedam-Mai, V., Deisseroth K., Giordano J., *et al.* (2021). «Proceedings of the Eighth Annual Deep Brain Stimulation Think Tank: advances in optogenetics, ethical issues affecting DBS research, neuromodulatory approaches for depression, adaptive neurostimulation, and emerging DBS

technologies». Frontiers in Human Neuroscience, 15, 644593. <doi:10.3389/fnhum.2021.644593>.

101. Eisinger, R. S., Cernera S., Gittis, A., Gunduz, A. y Okun, M. S. (Febrero de 2019). «A review of basal ganglia circuits and physiology: application to deep brain stimulation». Parkinsonism & Related Disorders, 59, 9-20. <doi:10.1016/j.parkreldis.2019.01.009>.

102. Gittis, A. (3 de agosto de 2018). «Probing new targets for movement disorders». *Science,* 361(6401), 462. <doi:10.1126/science.aau4916>.

103. Gittis A. H., Sillitoe R. V. (Agosto de 2024). «Circuit-specific deep brain stimulation provides insights into movement control». *Annual Review of Neuroscience,* 47(1), 63-83. <doi:10.1146/annurev-neuro-092823-104810>.

104. Kariv S., Choi J. W., Mirpour K., *et al.* (15 de julio de 2024). «Pilot study of acute behavioral effects of pallidal burst stimulation in Parkinson's disease». Movement Disorders, 39(10), 1873-1877. <doi:10.1002/mds.29928>.

105. Bower, K. L., Noecker A. M., Frankemolle-Gilbert ,A. M. y McIntyre, C. C. (Abril de 2024). «Model-based analysis of pathway recruitment during subthalamic deep brain stimulation». Neuromodulation, 27(3), 455-463. <doi:10.1016/j.neurom.2023.02.084>.

106. Hitti, F. L., Widge A. S., Riva-Posse, P., *et al.* (2023). «Future directions in psychiatric neurosurgery: proceedings of the 2022 American Society for Stereotactic and Functional Neurosurgery meeting on surgical neuromodulation for psychiatric disorders». Brain Stimulation, 16(3), 867-878. <doi:10.1016/j.brs.2023.05.011>.

107. Noecker, A. M., Mlakar J., Petersen M. V., Griswold M. A. y McIntyre C. C. (2023). «Holographic visualization for stereotactic neurosurgery research». Brain Stimulation, 16(2), 411-414. <doi:10.1016/j.brs.2023.02.001>.

108. Al Awadhi, A., Tyrand R., Horn A., *et al.* (2022). «Electrophysiological confrontation of Lead-DBS- based electrode localizations in patients with Parkinson's disease undergoing deep brain stimulation». Neuroimage: Clinical, 34, 102971. <doi:10.1016/j.nicl.2022.102971>.

109. Neudorfer, C., Butenko K., Oxenford S., *et al.* (Marzo de 2023). «Lead-DBS v3.0: mapping deep brain stimulation effects to local anatomy and global networks». Neuroimage, 268, 119862. <doi:10.1016/j.neuroimage.2023.119862>.

110. Oxenford, S., Roediger J., Neudorfer C., *et al.* (20 de mayo de 2022). «Lead-OR: a multimodal platform for deep brain stimulation surgery». Elife, 11, e72929. <doi:10.7554/eLife.72929>.

111. Yearley, A. G., Chua M., Horn A., Cosgrove G. R. y Rolston J. D. (1 de noviembre de 2023). «Deep brain stimulation lead localization variability comparing intraoperative MRI versus postoperative computed tomography».

Operative Neurosurgery (Hagerstown), 25(5), 441-448. <doi:10.1227/ons.0000000000000849>.

112. Abbas, A., Hassan M. A., Shaheen, R. S., *et al.* (Octubre de 2024). «Safety and efficacy of unilateral focused ultrasound pallidotomy on motor complications in Parkinson's disease (PD): a systematic review and meta-analysis». Neurological Sciences, 45(10), 4687-4698. <doi:10.1007/s10072-024-07617-2>.

113. Cosgrove, G. R., Lipsman N., Lozano, A. M., *et al.* (1 de abril de 2023). «Magnetic resonance imaging-guided focused ultrasound thalamotomy for essential tremor: 5-year follow-up results». *Journal of Neurosurgery.* 138(4), 1028-1033. <doi:10.3171/2022.6.JNS212483>.

114. Elias, W. J. (1 de diciembre de 2016). «A trial of focused ultrasound thalamotomy for essential tremor». *New England Journal of Medicine,* 375(22), 2202-2203. <doi:10.1056/NEJMc1612210>.

115. Krishna, V., Fishman P. S., Eisenberg H. M., *et al.* (23 de febrero de 2023). «Trial of globus pallidus focused ultrasound ablation in Parkinson's disease». *New England Journal of Medicine,* 388(8), 683-693. <doi:10.1056/NEJMoa2202721>se.

116. Martinez-Fernandez R., Natera-Villalba, E., Manez Miro, J. U., *et al.* (28 de marzo de 2023). «Prospective long-term follow-up of focused ultrasound unilateral subthalamotomy for Parkinson disease». *Neurology,* 100(13), e1395-e1405. <doi:10.1212/WNL.0000000000206771>.

117. Aubignat, M., Tir M. (Octubre de 2024). «Continuous subcutaneous foslevodopa-foscarbidopa in Parkinson's disease: a mini-review of current scope and future outlook». Movement Disorders Clinical Practice, 11(10), 1188-1194. <doi:10.1002/mdc3.14161>.

118. Dean, M. N., Standaert D. G. (1 de agosto de 2024). «Levodopa infusion therapies for Parkinson disease». Current Opinion in Neurology, 37(4), 409-413. <doi:10.1097/WCO.0000000000001277>.

119. Fung, V. S. C., Aldred J., Arroyo M. P., *et al.* (2024). «Continuous subcutaneous foslevodopa/foscarbidopa infusion for the treatment of motor fluctuations in Parkinson's disease: considerations for initiation and maintenance». Clinical Parkinsonism & Related Disorders, 10, 100239. <doi:10.1016/j.prdoa.2024.100239>.

120. Poplawska-Domaszewicz, K., Batzu L., Falup-Pecurariu, C. y Chaudhuri, K. R. (Agosto de 2024). «Subcutaneous levodopa: a new engine for the vintage molecule». Neurology Therapy, 13(4), 1055-1068. <doi:10.1007/s40120-024-00635-4>.

121. Rozankovic, P. B., Johansson A., Peter K., Milanov I. y Odin P. (5 de julio de 2024). «Monotherapy with infusion therapies—useful or not?». *Journal of Neural Transmission.* <doi:10.1007/s00702-024-02801-2>.

122. Schroter, N., Sajonz B. E. A., Jost W. H., Rijntjes M., Coenen, V. A. y Groppa S. (13 de abril de 2024). «Advanced therapies in Parkinson's disease: an individualized approach to their indication». *Journal of Neural Transmission,* 131, 1285-1293. <doi:10.1007/s00702-024-02773-3>.

123. Espay, A. J., Stocchi F., Pahwa R., *et al.* (Mayo de 2024). «Safety and efficacy of continuous subcutaneous levodopa-carbidopa infusion (ND0612) for Parkinson's disease with motor fluctuations (BouNDless): a phase 3, randomised, double-blind, double-dummy, multicentre trial». *The Lancet Neurology,* 23(5), 465-476. <doi:10.1016/S1474-4422(24)00052-8>.

124. Henriksen, T., Katzenschlager R., Bhidayasiri R., Staines H., Lockhart D. y Lees A. (Noviembre de 2023). «Practical use of apomorphine infusion in Parkinson's disease: lessons from the TOLEDO study and clinical experience». *Journal of Neural Transmission,* 130(11), 1475-1484. <doi:10.1007/s00702-023-02686-7>.

125. Reyniers, J. A. (Noviembre de 1946). «Germ-free life applied to nutrition studies». Lobund Reports, (1), 87-120.

126. Reyniers, J. A. (Julio de 1957). «The production and use of germ-free animals in experimental biology and medicine». *American Journal of Veterinary Research,* 18(68), 678-687.

127. Reyniers, J. A., Sacksteder, M. R. (Marzo de 1958). «Apparatus and method for shipping germ-free and disease-free animals via public transportation». Applied Microbiology, 6(2), 146-152. <doi:10.1128/am.6.2.146-152.1958>.

128. Reyniers, J. A., Trexler P. C. y Ervin R. F. (Noviembre de 1946). «Rearing germ-free albino rats», Lobund Reports, (1), 1-84.

129. Reyniers, J. A., Trexler P. C., Ervin R., *et al.* (1949). «A complete life-cycle in the «germ-free» bantam chicken». *Nature,* 163, 67-68. <doi:10.1038/163067a0>.

130. Sampson, T. R. (1 de septiembre de 2024). «Fecal microbiome transplants for Parkinson disease». *JAMA Neurology,* 81(9), 911-913. <doi:10.1001/jamaneurol.2024.2293>.

131. Scheperjans, F., Levo R., Bosch, B., *et al.* (2024). «Fecal microbiota transplantation for treatment of Parkinson disease: a randomized clinical trial». *JAMA Neurology,* 81(9), 925-938. <doi:10.1001/jamaneurol.2024.2305>.

132. Blackmer-Raynolds, L. D., Sampson T. R. (9 de marzo de 2022). «The gut-brain axis goes viral». Cell Host & Microbe, 30(3), 283-285. <doi:10.1016/j.chom.2022.02.013>.

133. Fields, C. T., Sampson T. R., Bruce-Keller, A. J., Kiraly D. D., Hsiao E. Y. y de Vries G. J. (31 de octubre de 2018). «Defining dysbiosis in disorders of movement and motivation». *Journal of Neuroscience,* 38(44), 9414-9422. <doi:10.1523/JNEUROSCI.1672-18.2018>.

134. Hamilton, A. M., Blackmer-Raynolds L., Li Y., *et al.* (8 de junio de 2024). «Diet-microbiome interactions promote enteric nervous system resilience following spinal cord injury». bioRxiv [Preimpresión]. <doi:10.1101/2024.06.06 .597793>.

135. Sampson, T. (Febrero de 2020). «The impact of indigenous microbes on Parkinson's disease». Neurobiology of Disease, 135, 104426. <doi:10.1016/j. nbd.2019.03.014>.

136. Sampson, T. (2 de diciembre de 2023). «Microbial amyloids in neurodegenerative amyloid diseases». *FEBS Journal.* <doi:10.1111/febs.17023>.

137. Sampson, T. R., Challis, C., Jain, N., *et al.* (11 de febrero de 2020). «A gut bacterial amyloid promotes alpha-synuclein aggregation and motor impairment in mice». Elife, 9, e53111. <doi:10.7554/eLife.53111>.

138. Barker R. A., Barrett J., Mason, S. L. y Bjorklund, A. (Enero de 2013). «Fetal dopaminergic transplantation trials and the future of neural grafting in Parkinson's disease». *The Lancet Neurology*, 12(1), 84-91. <doi:10.1016/S1474-4422(12)70295-8>.

139. Barker, R. A., Bjorklund, A. (2020). «Animal models of Parkinson's disease: are they useful or not?». *Journal of Parkinson's Disease*, 10(4), 1335-1342. <doi:10.3233/JPD-202200>.

140. Barker, R. A., Bjorklund, A. (2023). «Restorative cell and gene therapies for Parkinson's disease». Handbook of Clinical Neurology, 193, 211-226. <doi:10.1016/B978-0-323-85555-6.00012-6>.

141. Barker, R. A., Bjorklund A., Frucht S. J. y Svendsen C. N. (2021). «Stem cell—derived dopamine neurons: will they replace DBS as the leading neurosurgical treatment for Parkinson's disease?». *Journal of Parkinson's Disease*, 11(3), 909-917. <doi:10.3233/JPD-219008>.

142. Barker, R. A., Bjorklund A., Gash D. M., *et al.* (2020). «GDNF and Parkinson's disease: where next? A summary from a recent workshop». *Journal of Parkinson's Disease*, 10(3), 875-891. <doi:10.3233/JPD-202004>.

143. Barker, R. A., Bjorklund, A. y Parmar, M. (26 de julio de 2024). «The history and status of dopamine cell therapies for Parkinson's disease». Bioessays, e2400118. <doi:10.1002/bies.202400118>.

144. Barker, R. A. (Julio de 2019). «TRANSEURO Consortium. Designing stem-cell-based dopamine cell replacement trials for Parkinson's disease». *Nature Medicine*, 25(7), 1045-1053. <doi:10.1038/s41591-019-0507-2>.

145. Bjorklund, A. y Barker R. A. (3 de junio de 2024). «The basal forebrain cholinergic system as target for cell replacement therapy in Parkinson's disease». Brain, 147(6), 1937-1952. <doi:10.1093/brain/awae026>.

146. Bjorklund, A., Dunnett, S. B., Brundin, P., *et al.* (Julio de 2003). «Neural transplantation for the treatment of Parkinson's disease». *The Lancet Neurology*, 2(7), 437-445. <doi:10.1016/s1474-4422(03)00442-3>.

147. Kirkeby, A., Nelander J., Hoban D. B., *et al.* (5 de octubre 2023). «Preclinical quality, safety, and efficacy of a human embryonic stem cell—derived product for the treatment of Parkinson's disease, STEM-PD». Cell Stem Cell, 30(10), 1299-1314 e9. <doi:10.1016/j.stem.2023.08.014>.

148. Centers for Disease Control and Prevention. (6 de octubre de 2006). «CDC's 60th anniversary. Director's perspective—William H. Foege, M.D., M.P.H., 1977-1983». Morbidity and Mortality Weekly Report, 55(39), 1071-1074.

149. Foege, W. H. (1998). «Confronting emerging infections: lessons from the smallpox eradication campaign». Emerging Infectious Diseases, 4(3), 412-413. <doi:10.3201/eid0403.980318>.

150. Foege, W. H. y Lane J. M. (Febrero de 1972). «End of routine smallpox vaccination in childhood». *Annals of Internal Medicine*, 76(2), 324-326. <doi:10.7326/0003-4819-76-2-324>.

151. Foege, W. H., Millar J. D. y Henderson D. A. (1975). «Smallpox eradication in West and Central Africa». Bulletin of the World Health Organization, 52(2), 209-222.

152. Foege, W. H., Millar J. D. y Lane J. M. (Octubre de 1971). «Selective epidemiologic control in smallpox eradication». *American Journal of Epidemiology*, 94(4), 311-315. <doi:10.1093/oxfordjournals.aje.a121325>.

153. Millar, J. D. y Foege W. H. (Diciembre de 1969). «Status of eradication of smallpox (and control of measles) in West and Central Africa». *Journal of Infectious Diseases*, 120(6), 725-732. https://pubmed.ncbi.nlm.nih.gov/5374972/

154. Fleming, S. M., Davis A. y Simons E. (1 de enero de 2022). «Targeting alpha-synuclein via the immune system in Parkinson's disease: current vaccine therapies». Neuropharmacology, 202,108870. <doi:10.1016/j. neuropharm.2021.108870>.

155. Knecht, L., Folke J., Dodel R., Ross J. A. y Albus A. (Septiembre de 2022). «Alpha-synuclein immunization strategies for synucleinopathies in clinical studies: a biological perspective». Neurotherapeutics, 19(5), 1489-1502. <doi:10.1007/s13311-022-01288-7>.

156. Saleh, M., Markovic M., Olson K. E., Gendelman H. E. y Mosley R. L. (2022). «Therapeutic strategies for immune transformation in Parkinson's disease». *Journal of Parkinson's Disease*, 12(s1), S201-S222. <doi:10.3233/JPD-223278>.

157. Schneeberger, A., Tierney L. y Mandler M. (Febrero de 2016). «Active immunization therapies for Parkinson's disease and multiple system atrophy». Movement Disorders, 31(2), 214-224. <doi:10.1002/mds.26377>.

158. Stott, S. R. W., Wyse R. K. y Brundin P. (2020). «Novel approaches to counter protein aggregation pathology in Parkinson's disease». Progress in Brain Research, 252, 451-492. <doi:10.1016/bs.pbr.2019.10.007>.

159. Chu, W. T., Hall J., Gurrala, A., *et al.* (18 de enero de 2023). «Evaluation of an adoptive cellular therapy—based vaccine in a transgenic mouse model of alpha-synucleinopathy». ACS Chemical Neuroscience, 14(2), 235-245. <doi:10.1021/acschemneuro.2c00539>.

160. Elkouzi, A., Vedam-Mai V., Eisinger,, R. S. y Okun M. S. (Abril de 2019). «Emerging therapies in Parkinson disease— repurposed drugs and new approaches». Nature Reviews Neurology, 15(4), 204-223. <doi:10.1038/s41582-019-0155-7>.

161. Gill, E. L., Koelmel J. P., Meke, L., *et al.* (3 de enero de 2020). «Ultrahigh-performance liquid chromatography—high-resolution mass spectrometry metabolomics and lipidomics study of stool from transgenic Parkinson's disease mice following immunotherapy». *Journal of Proteome Research*, 19(1), 424-431. <doi:10.1021/acs.jproteome.9b00605>.

162. Lang, A. E., Siderowf, A. D., Macklin, E. A., *et al.* (4 de agosto de 2022). «Trial of Cinpanemab in early Parkinson's disease». *New England Journal of Medicine*, 387(5), 408-420. <doi: 10.1056/NEJMoa2203395>.

163. Pagano, G., Taylor K. I., Anzures-Cabrera J., *et al.* (4 de agosto de 2022). «Trial of Prasinezumab in early-stage Parkinson's disease». *New England Journal of Medicine*, 387(5), 421-432. <doi:10.1056/NEJMoa2202867>.

164. Whone, A. (4 de agosto de 2022). «Monoclonal antibody therapy in Parkinson's disease—the end?». *New England Journal of Medicine*, 387(5), 466-467. <doi:10.1056/NEJMe2207681>.

165. Piller C. (26 de septiembre de 2024). «Challenged papers underpin several drugs». *Science*, 385(6716), 1410. <doi:10.1126/science.adt3536>.

166. Espay, A. J., Herrup K., Kepp K. P. y Daly T. (Diciembre de 2023). «The proteinopenia hypothesis: loss of Abeta(42) and the onset of Alzheimer's disease». Ageing Research Reviews, 92, 102112. <doi:10.1016/j.arr.2023.102112>.

167. Ezzat, K., Sturchio, A. y Espay, A. J. (2023). «The shift to a proteinopenia paradigm in neurodegeneration». Handbook of Clinical Neurology, 193, 23-32. <doi:10.1016/B978-0-323-85555-6.00001-1>.

Capítulo 9: Navegar hacia el horizonte final

1. Roberts, W. S., Price S., Wu M. y Parmar, M. S. (Agosto de 2024). «Emerging gene therapies for Alzheimer's and Parkinson's diseases: an overview of clinical trials and promising candidates». Cureus, 16(8), e67037. <doi:10.7759/cureus.67037>.

2. Allen, G. F., Land J. M. y Heales, S. J. (Mayo de 2009). «A new perspective on the treatment of aromatic L-amino acid decarboxylase deficiency». Molecular Genetics and Metabolism, 97(1), 6-14. <doi:10.1016/j.ymgme.2009.01.010>.

3. Bankiewicz, K. S., Forsayeth J., Eberling J. L., *et al.* (Octubre de 2006). «Long-term clinical improvement in MPTP-lesioned primates after gene therapy with AAV-hAADC». Molecular Therapy, 14(4), 564-570. <doi:10.1016/j.ymthe.2006.05.005>.

4. Christine, C. W., Bankiewicz K. S., Van Laar A. D., *et al.* (Mayo de 2019). «Magnetic resonance imaging-guided phase 1 trial of putaminal AADC gene therapy for Parkinson's disease». Annals of Neurology, 85(5), 704-714. <doi:10.1002/ana.25450>.

5. Mittermeyer, G., Christine C. W., Rosenbluth K. H., *et al.* (Abril de 2012). «Long-term evaluation of a phase 1 study of AADC gene therapy for Parkinson's disease». Human Gene Therapy, 23(4), 377-381. <doi:10.1089/hum.2011.220>.

6. Pearson, T. S., Gilbert L., Opladen T., *et al.* (Septiembre de 2020). «AADC deficiency from infancy to adulthood: symptoms and developmental outcome in an international cohort of 63 patients». *Journal of Inherited Metabolic Disease*, 43(5), 1121-1130. <doi:10.1002/jimd.12247>.

7. Feigin, A., Kaplitt M. G., Tang C., *et al.* (4 de diciembre de 2007). «Modulation of metabolic brain networks after subthalamic gene therapy for Parkinson's disease». Proceedings of the National Academy of Sciences of the United States of America, 104(49), 19559-19564. <doi:10.1073/pnas.0706006104>.

8. Kaplitt, M. G., Feigin A., Tang C., *et al.* (23 de junio de 2007). «Safety and tolerability of gene therapy with an adeno-associated virus (AAV) borne GAD gene for Parkinson's disease: an open label, phase I trial». *The Lancet*, 369(9579), 2097-2105. <doi:10.1016/S0140-6736(07)60982-9>.

9. Drager, N. M., Sattler S. M., Huang C. T., *et al.* (Septiembre de 2022). «A CRISPRi/a platform in human iPSC-derived microglia uncovers regulators of disease states». *Nature Neuroscience*, 25(9), 1149-1162. <doi:10.1038/s41593-022-01131-4>.

10. Sachdev, A., Gill K., Sckaff M., *et al.* (23 de abril de 2024). «Reversal of C9orf72 mutation-induced transcriptional dysregulation and pathology in cultured human neurons by allele-specific excision». Proceedings of the National Academy of Sciences of the United States of America, 121(17), e2307814121. <doi:10.1073/pnas.2307814121>.

11. Salomonsson, S. E. y Clelland C. D. (1 de marzo de 2024). «Building CRISPR gene therapies for the central nervous system: a review». *JAMA Neurology*, 81(3), 283-290. <doi:10.1001/jamaneurol.2023.4983>.

12. Banks, J. (2023). «The gene editing juggernaut is picking up speed». IEEE Pulse, 14(5), 23-26. <doi:10.1109/MPULS.2023.3344054>.

13. Barrangou, R. (Octubre de 2020). «Nobel dreams come true for Doudna and Charpentier». *CRISPR Journal*, 3(5), 317-318. <doi:10.1089/crispr.2020.29109.rba>.

14. Bhattacharjee, R., Das Roy L. y Choudhury A. (8 de junio de 2022). «Understanding on CRISPR/Cas9 mediated cutting-edge approaches for cancer therapeutics». Discover Oncology, 13(1), 45. <doi:10.1007/s12672-022-00509-x>.

15. Bosley, K. S., Botchan M., Bredenoord A. L., *et al.* (Mayo de 2015). «CRISPR germline engineering—the community speaks». *Nature Biotechnology*, 33(5), 478-486. <doi:10.1038/nbt.3227>.

16. Derry, W. B. (Enero de 2021). «CRISPR: development of a technology and its applications». *FEBS Journal*, 288(2), 358-359. <doi:10.1111/febs.15621>.

17. Doudna, J. A., Charpentier E. (28 de noviembre de 2014). «The new frontier of genome engineering with CRISPR-Cas9». *Science*, 346(6213), 1258096. <doi:10.1126/science.1258096>.

18. Farhud, D. D. y Zarif-Yeganeh M. (Diciembre de 2020). «CRISPR pioneers win 2020 Nobel Prize for Chemistry». *Iranian Journal of Public Health*, 49(12), 2235-2239. <doi:10.18502/ijph.v49i12.4800>.

19. Gaudelli, N. M., Komor A. C. (2 de diciembre de 2020). «Celebrating Rosalind Franklin's centennial with a Nobel win for Doudna and Charpentier». Molecular Therapy, 28(12), 2519-2520. <doi:10.1016/j.ymthe.2020.11.013>.

20. Gostimskaya, I. (Agosto de 2022). «CRISPR-Cas9: a history of its discovery and ethical considerations of its use in genome editing». Biochemistry (Moscow), 87(8), 777-788. https://pubmed.ncbi.nlm.nih.gov/36171658/

21. Ozkan ,J., Jennifer A., Doudna y Emmanuelle Charpentier. (7 de junio de 2021). *European Heart Journal*, 42(22), 2143-2145. <doi:10.1093/eurheartj/ehaa1054>.

22. Pan, S. y Zhang, H. (28 de diciembre de 2021). «CRISPR-Cas9系统的发现». Zhong Nan Da Xue Xue Bao Yi Xue Ban, 46(12), 1392-1402. <doi:10.11817/j.issn.1672-7347.2021.210169>.

23. Wolthuis, R. M. F., van de Vrugt, H. J. y Cornel, M. C. (30 de agosto de 2021). «Genetische reparatie met CRISPR in de kliniek». Nederlands Tijdschrift voor Geneeskunde, 165.

24. Zhang, H., Qin C., An C., *et al.* (Octubre de 2021). «Application of the CRISPR/Cas9 based gene editing technique in basic research, diagnosis, and therapy of cancer». Molecular Cancer, 20(1), 126. <doi:10.1186/s12943-021-01431-6>.

25. Baltimore, D., Berg P., Botchan M., *et al.* (3 de abril de 2015). «Biotechnology. A prudent path forward for genomic engineering and germline gene modification». *Science*, 348(6230), 36-38. <doi:10.1126/science.aab1028>.

26. Doudna, J. A. (Febrero de 2020). «The promise and challenge of therapeutic genome editing». *Nature*, 578(7794), 229-236. <doi:10.1038/s41586-020-1978-5>.

27. Brouillette, M. (Marzo de 2016). «You can edit a pig, but it will still be a pig». Scientific American, 314(3), A22.<doi:10.1038/scientificamerican0316-22b>.

28. Horwitz, J. P. (Abril 1989). «Design of some nucleic acid antimetabolites: expectations and reality». Investigational New Drugs, 7(1), 51-57. <doi:10.1007/BF00178191>.

29. Palomino, E., Meltsner B. R., Kessel, D. y Horwitz J. P. (Enero de 1990). «Synthesis and in vitro evaluation of some modified 4-thiopyrimidine nucleosides for prevention or reversal of AIDS-associated neurological disorders». Journal of Medicinal Chemistry, 33(1) 258-263. <doi: 10.1021/jm00163a043>.

30. Colson, E. R., Horwitz R. I., Bi,a F. J. y Viscoli, C. M. (Abril de 1991). «Zidovudine (AZT) for treatment of patients infected with human immunodeficiency virus type 1. An evaluation of effectiveness in clinical practice». Archives of Internal Medicine, 151(4), 709-713.

31. Gilden, D. (Diciembre de 1996). «Honing the immune attack on HIV». GMHC Treatment Issues, 10(12), 8-11.

32. Gilden, D. (Noviembre de 1996). «Outrunning HIV to protect immune defenses». GMHC Treatment Issues, 10(11), 1-5.

33. Frei, E., III, Holland J. F., Schneiderman, M. A., et al. (Diciembre de 1958). «A comparative study of two regimens of combination chemotherapy in acute leukemia». Blood, 13(12), 1126-1148.

34. Freireich, E. J., Gehan E. A., Sulman, D., Boggs ,D. R., Frei, E., III. (Diciembre de 1961). «The effect of chemotherapy on acute leukemia in the human». Journal of Chronic Diseases, 14, 593-608. <doi:10.1016/0021-9681(61)90118-7>.

35. Freireich, E. J. (Diciembre de 1962). «A symposium on cancer chemotherapy. IV. Acute leukemia». Medical Annals of the District of Columbia, 675-682.

36. Freireich, E. J., Frei, E., II. (1964). «Recent advances in acute leukemia». Progress in Hematology, 4, 187-202.

37. Guillard, A. (18 de octubre de 1975). «Le "déclin" des parkinsoniens traités par la L-dopa». Nouvelle Presse Médicale, 4(35), 2503-2506.

38. Marttila, R. J., Rinne U. K., Siirtola T. y Sonninen V. (7 de octubre de 1977). «Mortality of patients with Parkinson's disease treated with levodopa». Journal of Neurology, 216(3), 147-153. <doi:10.1007/BF00313615>.

39. Shaw K. M., Lees A. J. y Stern, G. M. (1980). «The impact of treatment with levodopa on Parkinson's disease». Quarterly Journal of Medicine, 49(195), 283-293.

40. Diamond, S. G., Markham, C. H., Hoehn, M. M., McDowell, F. H. y Muenter M. D. (Julio de 1987). «Multi-center study of Parkinson mortality

with early versus later dopa treatment». *Annals of Neurology*, 22(1), 8-12. <doi:10.1002/ana.410220105>.

41. (Marzo de 1998). «Mortality in DATATOP: a multicenter trial in early Parkinson's disease. Parkinson Study Group». *Annals of Neurology*, 43(3), 318-325. <doi:10.1002/ana.410430309>.

42. Ishihara, L. S., Cheesbrough A., Brayne C. y Schrag A. (Diciembre de 2007). «Estimated life expectancy of Parkinson's patients compared with the UK population». *Journal of Neurology, Neurosurgery, and Psychiatry*, 78(12), 1304-1309. <doi:10.1136/jnnp.2006.100107>.

43. Forsaa, E. B., Larsen, J. P., Wentzel-Larsen T. y Alves G. (5 de octubre de 2010). «What predicts mortality in Parkinson disease? a prospective population-based long-term study». Neurology, 75(14), 1270-1276. <doi:10.1212/WNL.0b013e3181f61311>.

44. Green, A. R., Haddad P. M. y Aronson J. K. (Agosto de 2018). «Marketing medicines: charting the rise of modern therapeutics through a systematic review of adverts in UK medical journals (1950-1980)». *British Journal of Clinical Pharmacology*, 84(8), 1668-1685. <doi:10.1111/bcp.13549>.

45. Airan, R. (4 de agosto de 2017). «Neuromodulation with nanoparticles». Science, 357(6350), 465. <doi:10.1126/science.aao1200>.

46. Airan, R. D., Meyer R. A., Ellens, N. P., *et al.* (8 de febrero de 2017). «Noninvasive targeted transcranial neuromodulation via focused ultrasound gated drug release from nanoemulsions». Nano Letters, 17(2), 652-659. <doi:10.1021/acs.nanolett.6b03517>.

47. Wang, J. B., Di Ianni T., Vyas, D. B., *et al.* (2020). «Focused ultrasound for noninvasive, focal pharmacologic neurointervention». Frontiers in Neuroscience, 14, 675. <doi:10.3389/fnins.2020.00675>.

48. Zhong, Q., Yoon B. C., Aryal M., *et al.* (Junio de 2019). «Polymeric perfluorocarbon nanoemulsions are ultrasound-activated wireless drug infusion catheters». Biomaterials, 206, 73-86. <doi:10.1016/j.biomaterials.2019.03.021>.

49. Burns, J., Buck A. C., D'Souza, S., Dube, A. y Bardien, S. (14 de noviembre de 2023). «Nanophytomedicines as therapeutic agents for Parkinson's disease». ACS Omega, 8(45), 42045-42061. <doi:10.1021/acsomega.3c04862>.

50. Pardridge, W. M. (2023). «Treatment of Parkinson's disease with biologics that penetrate the blood-brain barrier via receptor-mediated transport». Frontiers in Aging Neuroscience, 15, 1276376. <doi:10.3389/fnagi.2023.1276376>.

51. Sardoiwala, M. N., Biswal, L. y Choudhury, S. R. (31 de julio de 2024). «Immunomodulator-derived nanoparticles induce neuroprotection and regulatory T cell action to alleviate parkinsonism». ACS Applied Materials & Interfaces, 16(30), 38880-38892. <doi:10.1021/acsami.3c18226>.

52. Shaikh, M. A. J., Kumar G., Bagiyal P., *et al.* (30 de julio de 2024). «Enhancing drug bioavailability for Parkinson's disease: the promise of chitosan delivery mechanisms». Annales pharmaceutiques françaises, S0003-4509(24)00107-X. <doi:10.1016/j.pharma.2024.07.008>.

53. Tapia-Arellano, A., Cabrera P., Cortes-Adasme E., Riveros A., Hassan N. y Kogan M. J. (13 de mayo de 2024). «Tau- and alpha-synuclein-targeted gold nanoparticles: applications, opportunities, and future outlooks in the diagnosis and therapy of neurodegenerative diseases». *Journal of Nanobiotechnology*, 22(1), 248. <doi:10.1186/s12951-024-02526-0>.

54. Wu X., Yuan R., Xu Y., *et al.* (Abril de 2024). «Functionalized lipid nanoparticles modulate the blood-brain barrier and eliminate alpha-synuclein to repair dopamine neurons». *Asian Journal of Pharmaceutical Sciences*, 19 (2), 100904. <doi:10.1016/j.ajps.2024.100904>.

55. Busch, C. (2020). The Serendipity Mindset: The Art and Science of Creating Good Luck. Riverhead Books.

56. Hubsher, G., Haider M. y Okun M. S. (3 de abril de 2012). «Amantadine: the journey from fighting flu to treating Parkinson disease». Neurology, 78(14), 1096-1099. <doi:10.1212/WNL.0b013e31824e8f0d>.

57. Young, R. R. Robert S. Schwab, M. D. (Septiembre de 1972) «1903-1972». Archives of Neurology, 27(3), 271-272. <doi:10.1001/archneur.1972.00490150079012>.

58. Schwab, R. S., England A. C., Jr. (1969). «Amantadine H. C. L. (Symmetrel) and its relation to levodopa in the treatment of Parkinson's disease». Transactions of the American Neurological Association, 94, 85-90.

59. Schwab R. S., England A. C., Jr., Poskanzer D. C. y Young R. R. (19 de mayo de 1969). «Amantadine in the treatment of Parkinson's disease». *JAMA*, 208(7), 1168-1170.

60. Schwab, R. S., Poskanzer D. C., England A. C., Jr. y Young R. R. (13 de noviembre de 1972). «Amantadine in Parkinson's disease. Review of more than two years' experience». *JAMA*, 222(7), 792-795. <doi:10.1001/jama.222.7.792>.

61. Schwab, R. S. y Young R. R. (1971). «Non-resting tremor in Parkinson's disease». Transactions of the American Neurological Association, 96, 305-307.

62. da Silva-Junior F. P., Braga-Neto P., Sueli Monte F. y de Bruin V. M. (Noviembre de 2005). «Amantadine reduces the duration of levodopa-induced dyskinesia: a randomized, double-blind, placebo-controlled study». Parkinsonism & Related Disorders, 11(7), 449-452. <doi: 10.1016/j.parkreldis.2005.05.008>.

63. deVries T., Dentiste A., Handiwala L. y Jacobs D. (Diciembre de 2019). «Bioavailability and pharmacokinetics of once-daily amantadine extended-release tablets in healthy volunteers: results from three randomized, crossover,

open-label, phase 1 studies». Neurology and Therapy, 8(2), 449-460. <doi:10.1007/s40120-019-0144-1>.

64. Oertel W., Eggert K., Pahwa R., *et al.* (Diciembre de 2017). «Randomized, placebo-controlled trial of ADS-5102 (amantadine) extended-release capsules for levodopa-induced dyskinesia in Parkinson's disease (EASE LID 3)». Movement Disorders, 32(12), 1701-1709. <doi:10.1002/mds.27131>.

65. Pahwa, R., Tanner C. M., Hauser R. A., *et al.* (1 de agosto de 2017). «ADS-5102 (amantadine) extended-release capsules for levodopa-induced dyskinesia in Parkinson disease (EASE LID Study): a randomized clinical trial». *JAMA Neurology*, 74(8), 941-949. https://pubmed.ncbi.nlm.nih. gov/28604926/.

66. Rascol, O., Tonges L., deVries T., *et al.* (Marzo de 2022). «Immediate-release/extended-release amantadine (OS320) to treat Parkinson's disease with levodopa-induced dyskinesia: analysis of the randomized, controlled ALLAY-LID studies». Parkinsonism & Related Disorders, 96, 65-73. <doi:10.1016/j. parkreldis.2022.01.022>.

67. Sawada, H., Oeda T., Kuno S., *et al.* (31 de diciembre de 2010). «Amantadine for dyskinesias in Parkinson's disease: a randomized controlled trial». PLOS One, 5(12), e15298. <doi:10.1371/journal.pone.0015298>.

68. Stocchi F., Rascol O., Destee A., *et al.* (Noviembre de 2013). «AFQ056 in Parkinson patients with levodopa-induced dyskinesia: 13-week, randomized, dose-finding study». Movement Disorders, 28(13), 1838-1846. <doi:10.1002/ mds.25561>.

Capítulo 10: El PLAN

1. H. R. 2365—118th Congress: Dr. Emmanuel Bilirakis and Honorable Jennifer Wexton National Plan to End Parkinson's Act. (s.f.). GovTrack.us. <https://www.govtrack.us/congress/bills/118/hr2365>.

2. Alvord, K. (9 de mayo de 2024). «Congresswoman and mom of 2 speaks candidly about her incurable brain disease: "I'm too young for this" (exclusive)». *People.*

3. Klaus, P. (2015). «The devil is in the details—Only what gets measured gets managed». En Measuring customer experience: How to develop and execute the most profitable customer experience strategies (pp. 81-101). Palgrave Macmillan UK.

4. Marras, C., Beck J. C., Bower, JH, *et al.* (10 de julio de 2018). «Prevalence of Parkinson's disease across North America». *npj Parkinson's Disease*, 4(1), 21. <doi:10.1038/s41531-018-0058-0>.

5. Schoenberg, B. S., Anderson, D. W. y Haerer, A. F. (1985). «Prevalence of Parkinson's disease in the biracial population of Copiah County, Mississippi». Neurology, 35(6), 841-841. <doi: 10.1212/WNL.35.6.841>.

6. Savica, R., Grossardt, B. R., Bower, J. H., Ahlskog, J. E. y Rocca, W. A. (2016). «Time trends in the incidence of Parkinson disease». *JAMA Neurology*, 73(8), 981-989. <doi:10.1001/jamaneurol.2016.0947>.

7. Darweesh, S. K. L., Koudstaal, P. J., Stricker, B. H., Hofman, A. y Ikram, M. A. (2016). «Trends in the incidence of Parkinson disease in the general population: The Rotterdam Study». *American Journal of Epidemiology*, 183(11), 1018-1026. https://pubmed.ncbi.nlm.nih.gov/27188952/

8. «Chlorpyrifos». EPA. [Consultado el 22 de agosto de 2024], <https://www.epa.gov/ingredients-used-pesticide-products/chlorpyrifos>.

9. Guillen, A. (27 de enero de 2023). «Chemical rule delayed by Trump's regulatory freeze». PoliticoPro. <https://subscriber.politicopro.com/article/2025/01/chemical-rule-delayed-by-trumps-regulatory-freeze-00200701>.

10. McCord, C. P. (1932). «Toxicity of trichloroethylene». Journal of the American Medical Association, 99(5), 409-409. <doi:10.1001/jama.1932.02740570055030>.

11. «Aerotron-100: a direct TCE replacement». Reliance Specialty Products, Inc. [Consultado el 15 de octubre de 2024]. <https://relspec.com/replace-tce?gad_source=1&gclid=EAIaIQobChMIhK_iksiniQMVtjUIBR0q-AXSEAAYAyAAEgIU-vD_BwE>.

12. «Choosing the right alternative to trichloroethylene or perchloroethylene». Enviro Tech International, Inc. [Consultado el 15 de octubre de 2024]. <https://envirotechint.com/choosing-the-right-alternative-to-trichloroethylene-or-perchloroethylene>.

13. Martuzzi, M., Tickner J. A., Organization W. H. (2004). «The Precautionary Principle: Protecting Public Health, the Environment and the Future of Our Children». World Health Organization. Regional Office for Europe.

14. «Wingspread statement on the precautionary principle». SEHN. (5 de agosto de 2013). <https://www.sehn.org/sehn/wingspread-conference-on-the-precautionary-principle>.

15. Tickner J. A., Raffensperger C. y Myers N. (1999). *The Precautionary Principle in Action: A Handbook*. Science and Environmental Health Network.

16. Hardmon T., Libert R., (dir.) Semper Fi: Always Faithful. Wider Film Projects; 2011.

17. «What is the current state of agriculture in the US?». USA Facts. [Actualizado el 24 de febrero de 2023]. <https://usafacts.org/topics/agriculture>.

18. «Module V section D: the economics of organic agriculture». Center for Integrated Agricultural Systems. [Consultado el 18 de septiembre de 2024]. <https://cias.wisc.edu/curriculum-new/module-v/module-v-section-d>.

19. «Federal farm subsidies: what the data says». USA Facts. [Actualizado el 5 de octubre de 2023]. <https://usafacts.org/topics/agriculture>.

20. US Geological Survey. (2018). «Estimated annual agricultural pesticide use, 2018». [Consultado el 22 de agosto de 2024]. <https://water.usgs.gov/nawqa/pnsp/usage/maps/show_map.php?year=2018&map=PARAQUAT&hilo=L>.

21. National Institute of Food and Agriculture. «Organic Agriculture Program». [Consultado el 24 de octubre de 2024]. https://www.nifa.usda.gov/grants/programs/organic-agriculture-program

22. Gillam, C. y Uteuova A. (20 de octubre de 2022). «Secret files suggest chemical giant feared weedkiller's link to Parkinson's disease». The Guardian. <https://www.theguardian.com/us-news/2022/oct/20/syngenta-weedkiller-pesticide-parkinsons-disease-paraquat-documents>.

23. Beckley-Jackson, L. (2016). «Don't drink the water: the Camp Lejeune water contamination incident». DttP,44(4), 4-9.

24. «Superfund site: Hopewell Precision, Hopewell Junction, NY, cleanup activities». EPA. [Consultado el 9 de agosto de 2024]. <https://cumulis.epa.gov/supercpad/SiteProfiles/index.cfm?fuseaction=second.cleanup&id=0201588>.

25. «Hopewell Precision area contamination». New York State Department of Health. [Consultado el 28 de septiembre de 2024]. <https://www.health.ny.gov/environmental/investigations/hopewell/public_health_assessment.htm>.

26. Stock S., Paredes, D. «Concern for Mountain View toxic plume expanded». NBC Bay Area. (23 de febrero de 2013). <https://www.nbcbayarea.com/news/local/questions-about-toxic-testing-at-moffett-field/2047771>.

27. DeBolt, D. y Sheyner, G. (5 de mayo de 2014). «Local company's toxic plume map causes alarm». Mountain View Voice. <https://www.mv-voice.com/news/2014/05/22/local-companys-toxic-plume-map-causes-alarm>.

28. «Remedy proposed for Brownfield site contamination: public comment period announced». New York State Department of Environmental Conservation. (Junio de 2022). <https://extapps.dec.ny.gov/data/DecDocs/C224287/Fact%20Sheet.BCP.C224287.2022-06-07.FS%231_RAWP_comment%20period-final English.pdf>.

29. McKinley, J., (12 de junio de 2023). «His home sits alongside America's first Superfund site. No one told him». New York Times. <https://www.nytimes.com/2023/06/12/nyregion/love-canal-toxic-homes.html>.

30. «Toxic release inventory». New York State Department of Environmental Conservation. [Consultado el 28 de septiembre de 2024]. <https://dec.ny.gov/environmental-protection/waste-management/toxic-release-inventory>.

31. Rechtschaffen, C., «CPR perspective: the public right to know». Center for Progressive Reform. (1 de marzo de 2003). <https://progressivereform.org/publications/perspright>.

32. Suwol, R., «Mother knows best. California Safe Schools». [Consultado el 28 de septiembre de 2024]. <https://www.calisafe.org/news_release19.html>.

33. «California Safe Schools. LA Unified School District parents gain right to know of toxic exposure: parents must request written notice of pesticide application». CorpWatch. (18 de octubre de 2002). <https://www.corpwatch. org/article/la-unified-school-district-parents-gain-right-know-toxic-exposure>.

34. Whelan, C. (2 de abril de 2015). «Local pesticide concerns lead to positive changes in public schools». CBS News. <https://www.cbsnews.com/losangeles/ news/local-pesticide-concerns-lead-to-positive-changes-in-public-schools>.

35. Mithers, C. L. (Mayo de 2015). «Danger in the schoolyard». California Safe Schools. <https://www .calisafe.org/danger_rep.htm>.

36. Healthy Schools Act (HSA). California Environmental Protection Agency. [Consultado el 24 de septiembre de 2024]. <https://www.cdpr.ca.gov/docs/ schoolipm/school_ipm_law/hsa_faq.pdf>.

37. «Best practices for reducing near-road pollution exposure at schools». EPA. (Noviembre de 2015). <https://19january2017snapshot.epa.gov/sites/ production/files/2015-10/documents/ochp_2015_near_road_pollution_booklet_ v16_508.pdf>.

38. Barboza, T. «Freeway pollution travels farther than we thought. Here's how to protect yourself». Los Angeles Times. (30 de diciembre de 2017). <https:// www.latimes.com/local/california/la-me-freeway-pollution-what-you-can-do-20171230-htmlstory.html>.

39. Rowangould, G. M. (1 de diciembre de 2013). «A census of the US near-roadway population: public health and environmental justice considerations». Transportation Research Part D: Transport and Environment, 25, 59-67. <doi:10.1016/j.trd.2013.08.003>.

40. Ritz, B., Lee P.-C., Hansen J., et al. (2016). «Traffic-related air pollution and Parkinson's disease in Denmark: a case-control study». Environmental Health Perspectives, 124(3), 351-356. <doi:10.1289/ehp.1409313>.

V41. Jo, S., Kim Y.-J., Park K. W., et al. (2021). «Association of NO_2 and other air pollution exposures with the risk of Parkinson disease». JAMA Neurology, 78(7), 800-808.

42. Lee, P. C., Liu L. L., Sun Y., et al. (Noviembre de 2016). «Traffic-related air pollution increased the risk of Parkinson's disease in Taiwan: a nationwide study». Environment International, 96, 75-81. <doi:10.1016/j. envint.2016.08.017>.

43. Hu, C. Y., Fang Y., Li F. L., et al. (Enero de 2019). «Association between ambient air pollution and Parkinson's disease: systematic review and meta-analysis». Environmental Research, 168, 448-459, <doi:10.1016/j. envres.2018.10.008>.

44. Christensen, G. M., Li Z., Liang D., *et al.* (2024). «Association of PM2.5 exposure and Alzheimer disease pathology in brain bank donors—effect modification by APOE genotype». *Neurology*, 102(5), e209162.

45. Tham, R., Schikowski T. (2021). «The role of traffic-related air pollution on neurodegenerative diseases in older people: an epidemiological perspective». *Journal of Alzheimer's Disease*, 79(3), 949-959. <doi:10.3233/jad-200813>.

46. Oudin, A., Forsberg B., Adolfsson A. N., *et al.* (2016). «Traffic-related air pollution and dementia incidence in northern Sweden: a longitudinal study». *Environmental Health Perspectives*, 124(3), 306-312. <doi:10.1289/ehp.1408322>.

47. Jbaily, A., Zhou, X., Liu J., *et al.* (1 de enero de 2022). «Air pollution exposure disparities across US population and income groups». *Nature*, 601(7892), 228-233. https://www.nature.com/articles/s41586-021-04190-y.

48. Matz C. J., Egyed M., Hocking, R., Seenundun S., Charman, N. y Edmonds, N. (29 de agosto de 2019). «Human health effects of traffic-related air pollution (TRAP): a scoping review protocol». *Systematic Reviews*, 8(1), 223. <doi:10.1186/s13643-019-1106-5>.

49. Su J. G., Apte J. S., Lipsitt, J., *et al.* (1 de mayo de 2015). «Populations potentially exposed to traffic-related air pollution in seven world cities». *Environment International*, 78, 82-89. <doi:10.1016/j.envint.2014.12.007>.

50. White, O. «What is an "organic" golf course, and why aren't there more of them?». *Golf.* (29 de julio de 2021). <https://golf.com/travel/courses/organic-golf-course-pesticide-complications>.

51. https://projects.propublica.org/nonprofits/organizations/134141945/201942619349300334/full (2019). <https://www.michaeljfox.org/sites/default/files/media/document/2021%20990%20MJFF%20-%20Public%20Disclosure.pdf>.

52. «Form 990 return of organization exempt from income tax». Parkinson's Foundation. (2021). <https://www.parkinson.org/sites/default/files/documents/PF-IRS-990-2021.pdf>.

53. Dorsey, E. R., Thompson J. P., Frasier M., *et al.* (15 de abril de 2009). «Funding of Parkinson research from industry and US federal and foundation sources». *Movement Disorders*, 24(5), 731-737. <doi:10.1002/mds.22446>.

54. Moses, H., III, Matheson D. H., Cairns-Smith S., George B. P., Palisch C., Dorsey E. R. (13 de enero de 2015). «The anatomy of medical research: US and international comparisons». *JAMA*, 313(2), 174-189. <doi:10.1001/jama.2014.15939>.

55. «Estimates of funding for various research, condition, and disease categories (RCDC)». NIH RePORT. (14 de mayo de 2024). <https://report.nih.gov/funding/categorical-spending>.

56. Frank, R. «Sales of $100 million homes set to double this year as trophy properties recover». *CNBC*. (26 de julio de 2024). <https://www.cnbc.com/2024/07/26/sales-of-100-million-homes-set-to-double-this-year.html>.

57. Zap, C. (21 de junio de 2024). «What does a record-setting $210M mansion sale mean for the Malibu real estate market?». *Realtor*. <https://www.realtor.com/news/trends/record-setting-210m-mansion-malibu-california-insights>.

58. Wexton. (5 de agosto de 2024). «Wexton and Bilirakis introduce bipartisan HEALTHY BRAINS Act to advance research into neurodegenerative diseases risks». Wexton.house.gov. http://bilirakis.house.gov/media/press-releases/bilirakis-and-wexton-introduce-healthy-brains-act

59. Congress.gov. «H.R.9233—HEALTHY BRAINS Act of 2024». [Consultado el 19 de septiembre de 2024]. <https://www.congress.gov/bill/118th-congress/house-bill/9233>.

60. Bloem, B. R., Okun, M. S. y Klein, C. (12 de junio de 2021). «Parkinson's disease». *The Lancet*, *397*(10291), 2284-2303. <doi:10.1016/S0140-6736(21)00218-X>.

61. Gledo, I., Pranjic N., Drljevic K., Prasko, S., Drljevic I. y Brzezinski P. (2012) «Female breast cancer in relation to exposure to medical iatrogenic diagnostic radiation during life». *Contemporary Oncology*, *16*(6), 551-556. <doi:10.5114/wo.2012.32489>.

62. De Miranda, B. R., Goldman, S. M., Miller ,G. W., Greenamyre, J. T. y Dorsey E. R. (2022). «Preventing Parkinson's disease: an environmental agenda». *Journal of Parkinson's Disease, 12*(1), 45-68. <doi:10.3233/jpd-212922>.

63. Bruder, C., Bulliard, J. L., Germann S., *et al.* (2018). «Estimating lifetime and 10-year risk of lung cancer». *Preventive Medicine Reports, 11*, 125-130.

64. Brown, E. G., Goldman S. M., Coffey, C. S., *et al.* (2024). «Occupational pesticide exposure in Parkinson's disease related to GBA and LRRK2 variants». *Journal of Parkinsons Disease, 14*(4), 737-746. <doi:10.3233/JPD-240015>.

65. «Biomonitoring—lead». EPA. [Consultado el 28 de septiembre de 2024]. <https://www.epa.gov/americaschildrenenvironment/biomonitoring-lead>.

66. Domonoske, C. (30 de agosto de 2021). «The world has finally stopped using leaded gasoline. Algeria used the last stockpile». NPR. <https://www.npr.org/2021/08/30/1031429212/the-world-has-finally-stopped-using-leaded-gasoline-algeria-used-the-last-stockp>.

67. Environmental Protection Agency. (10 de junio de 2024). «Protect your family from sources of lead». <https://www.epa.gov/lead/protect-your-family-sources-lead>.

68. Brugnone, F., Perbellini, L., Giuliari, C., Cerpelloni, M. y Soave, M. (1994). «Blood and urine concentrations of chemical pollutants in the general population». *Medicina del Lavoro, 85*(5), 370-389.

69. Dorsey, E. R. y Willis, A. W. (2013). «Caring for the majority». *Movement Disorders, 28*(3), 261-262.

70. Fothergill-Misbah, N., Hooker, J., Kwasa, J. y Walker, R. (2024). «Access to medicines for Parkinson's disease in Kenya: A qualitative exploration». *Movement Disorders Clinical Practice, 11*(11), 1373-1378. <doi:10.1002/mdc3.14192>.

71. Schiess, N., Cataldi, R., Okun, M. S., *et al.* (1 de septiembre de 2022). «Six action steps to address global disparities in Parkinson disease: a World Health Organization priority». *JAMA Neurology, 79*(9), 929-936. <doi:10.1001/jamaneurol.2022.1783>.

72. Okubadejo, N. U., Ojo O. O., Wahab, K. W., *et al.* (Enero de 2019). «A nationwide survey of Parkinson's disease medicines availability and affordability in Nigeria». *Movement Disorders Clinical Practice, 6*(1), 27-33. <doi:10.1002/mdc3.12682>.

73. Mokaya, J., Dotchin, C. L., Gray, W. K., Hooker J. y Walker, R. W. (2016). «The accessibility of Parkinson's disease medication in Kenya: results of a national survey». *Movement Disorders Clinical Practice, 3*(4), 376-381. <doi:10.1002/mdc3.12294>.

74. Dave, S., Peter T., Fogarty C., Karatzas, N., Belinsky, N. y Pant Pai, N. (2019). «Which community-based HIV initiatives are effective in achieving UNAIDS 90-90-90 targets? A systematic review and meta-analysis of evidence (2007-2018)». *PLOS One, 14*(7), e0219826. <doi:10.1371/journal.pone.0219826>.

75. Inzaule, S. C., Ondoa P., Peter T., *et al.* (Noviembre de 2016). «Affordable HIV drug-resistance testing for monitoring of antiretroviral therapy in sub-Saharan Africa». *The Lancet Infectious Diseases, 16*(11), e267-e275. <doi:10.1016/S1473-3099(16)30118-9>.

V76. Khan, S., Spiegelman D., Walsh F., *et al.* (Septiembre de 2020). «Early access to antiretroviral therapy versus standard of care among HIV-positive participants in Eswatini in the public health sector: the MaxART stepped-wedge randomized controlled trial». *Journal of International AIDS Society, 23*(9), e25610. <doi:10.1002/jia2.25610>.

77. Penazzato, M., Townsend C. L., Sam-Agudu, N. A., *et al.* (Septiembre de 2022). «Advancing the prevention and treatment of HIV in children: priorities for research and development». *The Lancet HIV, 9*(9), e658-e666. <doi:10.1016/S2352-3018(22)00101-1>.

78. Stevens, W. S., Gous N. M., MacLeod, W. B., *et al.* (1 de septiembre de 2017). «Multidisciplinary point-of-care testing in South African primary health care clinics accelerates HIV ART initiation but does not alter retention in care». *Journal of Acquired Immune Deficiency Syndromes, 76*(1), 65-73. <doi:10.1097/QAI.0000000000001456>.

79. Cassani, E., Cilia R., Laguna J., *et al.* (15 de junio de 2016). «*Mucuna pruriens* for Parkinson's disease: low-cost preparation method, laboratory measures and pharmacokinetics profile». *Journal of the Neurological Sciences, 365,* 175-180. <doi:10.1016/j.jns.2016.04.001>.

80. Bose, S., Dun C., Zhang G. Q., Walsh, C., Makary, M. A. y Hick,s C. W. (2022). «Medicare beneficiaries in disadvantaged neighborhoods increased telemedicine use during the Covid-19 pandemic». *Health Affairs, 41*(5), 635-642.

81. Aamodt W. W., Willis, A. W. y Dahodwala, N. (2023). «Racial and ethnic disparities in Parkinson disease». *Neurology Clinical Practice, 13*(2), e200138. <doi:10.1212/CPJ.0000000000200138>.

82. Willi,s A. W., Schootman M., Evanoff B. A., Perlmutter, J. S. y Racette B. A. (30 de agosto 2011). «Neurologist care in Parkinson disease: a utilization, outcomes, and survival study». *Neurology, 77*(9), 851-857. <doi:10.1212/ WNL.0b013e31822c9123>.

83. Qi S., Yin P., Wang L., *et al.* (Diciembre de 2021). «Prevalence of Parkinson's disease: a community-based study in China». *Movement Disorders, 36*(12), 2940-2944. <doi:10.1002/mds.28762>.

84. Dorsey, E. R., Elbaz A., Nichols E., *et al.* (2018). «Global, regional, and national burden of Parkinson's disease, 1990-2016: a systematic analysis for the Global Burden of Disease Study 2016». *The Lancet Neurology, 17*(11), 939-953. <doi:10.1016/S1474-4422(18)30295-3>.

85. Li G., Ma J., Cui S., *et al.* (31 de julio de 2019). «Parkinson's disease in China: a forty-year growing track of bedside work». *Translational Neurodegeneration, 8*(1), 22. <doi:10.1186/s40035-019-0162-z>.

86. Hermanns, M. (2023). «The invisible and visible stigmatization of Parkinson's disease». *Journal of the American Association of Nurse Practitioners, 25*(10), 563-566. <doi:10.1111/1745-7599.12008>.

87. de la Rosa T. y Scorza F. A. (2022). «Stigma in Parkinson's disease: placing it outside the body». *Clinics (Sao Paulo), 77,* 100008. <doi:10.1016/j. clinsp.2022.100008>.

88. Ahn, S., Springer K., Gibson J. S. (2022). «Social withdrawal in Parkinson's disease: a scoping review». *Geriatric Nursing, 48,* 258-268. <doi:10.1016/j. gerinurse.2022.10.010>.

89. Carolan, K. (Diciembre de 2024). «"It just makes you more vulnerable as an employee": understanding the effects of disability stigma on employment in Parkinson's disease». *Chronic Illness, 20*(4), 655-668. <doi:10.1177/17423953231 185386>.

90. de la Rosa T., Scorza F. A. (2024). «Contextualizing stigma in Parkinson's disease research». *Clinics (Sao Paulo), 79,* 100425. <doi:10.1016/j. clinsp.2024.100425>.

91. Dobreva, I., Thomas J., Marr A., *et al.* (Julio de 2024). «Improving conversations about Parkinson's dementia». *Movement Disorders Clinical Practice*, *11*(7), 814-824. <doi:10.1002/mdc3.14054>.

92. Logan, B. A., Neargarder S., Kinger S. B., Larum A. K., Salazar R. D., Cronin-Golomb A. (5 de marzo de 2024). «Self-perceived stigma in Parkinson's disease in an online sample: comparison with in-person sample, role of anxiety, and relative utility of four measures of stigma perception». *Applied Neuropsychology: Adult*, 1-10. <doi:10.1080/23279095.2024.2321578>.

93. Mastel-Smith, B., Hermanns M., Melendez J., *et al.* (21 de agosto de 2024). «"I got laughed at for the shuffle noise I make": Parkinson's disease and stigma». *Research and Theory for Nursing Practice*, *38*(3), 321-338. <doi:10.1891/RTNP-2024-0015>.

94. Stopic, V., Jost S. T., Baldermann, J. C., *et al.* (2023). «Parkinson's Disease Stigma Questionnaire (PDStigmaQuest): development and pilot study of a questionnaire for stigma in patients with idiopathic Parkinson's disease». *Journal of Parkinsons Disease*, *13*(5), 829-839. <doi:10.3233/JPD-230071>.

95. Parkinson's Africa. [Consultado el 15 de octubre de 2024]. <https://www.parkinsonsafrica.org>.

96. Thomas, O. (s.f.). «From our founder, Omotola Thomas». Parkinson's Africa. [Consultado el 15 de septiembre de 2024]. <https://www.parkinsonsafrica.org/about-us/our-history>.

97. Stecher, B. (31 de marzo de 2019). «Interview with African Parkinson's advocate Omotola Thomas». *Journal of Parkinson's Disease*. <https://www.journalofparkinsonsdisease.com/blog/tomorrow/interview-african-parkinsons-advocate-omotola-thomas>.

98. Team, P. (25 de enero de 2024). «Shrinking—A therapist newly diagnosed with Parkinson's». Parky. <https://parkynow.com/shrinking>.

99. Olz McCoy, D. P. y Fothergill-Misbah, N. (2023). *Shaking Hands with the Devil*. <https://shakinghandsfilm.com>.

100. Department of Defense — Congressionally Directed Medical Research Programs. «Program announcement for the Department of Defense, Defense Health Program». [Consultado el 19 de septiembre de 2024]. <https://cdmrp.health.mil/funding/pa/HT942524PRPEIRA_GG.pdf>.

101. Michael J. Fox Foundation. (28 de agosto de 2023). «Champion a critical budget boost for veterans' Parkinson's care». <https://www.michaeljfox.org/news/champion-critical-budget-boost-veterans-parkinsons-care>.

102. Espay, A. J., Morgante, F., Merola, A., *et al.* (2018). «Levodopa-induced dyskinesia in Parkinson disease: Current and evolving concepts». *Annals of Neurology*, *84*(6), 797-811. <doi:10.1002/ana.25364>.

103. UNAIDS. (Octubre de 2014). «90-90-90: An ambitious treatment target to help end the AIDS epidemic». <https://www.unaids.org/sites/default/files/media_asset/90-90-90_en.pdf>.

104. «90-90-90: treatment for all». UNAIDS. [Consultado el 30 de agosto de 2024]. <https://www.unaids.org/en/resources/909090>.

105. Levi, J., Raymond A., Pozniak A., Vernazza P., Kohler P. y Hill A. (2016). «Can the UNAIDS 90-90-90 target be achieved? A systematic analysis of national HIV treatment cascades». *BMJ Global Health, 1*(2), e000010. <doi:10.1136/bmjgh-2015-000010>.

106. US Burden of Disease Collaborators, Mokdad AH, Ballestros K, *et al.* (2018). «The state of US health, 1990—2016: burden of diseases, injuries, and risk factors among US states». *JAMA, 319*(14), 1444-1472. <doi:10.1001/jama.2018.0158>.

107. Dattani, S., Rodes-Guirao L., Ritchie H., Ortiz-Ospina E. y Roser M. (2023). «Life expectancy». Our World in Data. <https://ourworldindata.org/life-expectancy>.

108. Roser, M. y Ritchie, H. (Noviembre de 2014). «HIV/AIDS». Our World in Data. <https://ourworldindata.org/hiv-aids>.

V109. UNAIDS. (2 de agosto de 2024). «Global HIV & AIDS statistics — Fact sheet». <https://www.unaids.org/en/resources/fact-sheet>.

110. Greve, P. y Van Zoonen, P. (1990). «Organochlorine pesticides and PCBs in tissues from Dutch citizens (1968-1986)». *International Journal of Environmental Analytical Chemistry, 38*(2), 265-277.

111. Klein, C. y Westenberger, A. (2012). «Genetics of Parkinson's disease. Cold Spring Harbor». *Perspectives in Medicine, 2*(1), a008888. <doi:10.1101/cshperspect.a008888>.

112. Minnesota Pollution Control Agency. (2023). «How Minnesota passed the country's first ban on trichloroethylene». <https://www.pca.state.mn.us/news-and-stories/tce-ban-in-effect>.

113. Murray, C. J., Aravkin, A. Y., Zheng, P., *et al.* (2020). «Global burden of 87 risk factors in 204 countries and territories, 1990-2019: A systematic analysis for the Global Burden of Disease Study 2019». *The Lancet, 396*(10258), 1223-1249.

114. Fink, A., Pavlou, M. A. S., Roomp, K. y Schneider, J. G. (2025). «Declining trends in the incidence of Parkinson's disease: A cohort study in Germany». *Journal of Parkinson's Disease, 15*(1), 182-188. <doi:10.1177/1877718x241306132>.

115. Zhang Z, Yan X, Jones KC, *et al.* (3 de noviembre de 2022). «Pesticide risk constraints to achieving Sustainable Development Goals in China based on national modeling». *npj Clean Water, 5*(1), 59. <doi:10.1038/s41545-022-00202-0>.

116. Textor, C. (3 de enero de 2024). «Pesticide consumption volume in China from 1990 to 2018». Statista. <https://www.statista.com/statistics/863620/pesticide-consumption-volume-in-china>.

117. «Trichloroethylene market». Fact.MR. [Consultado el 24 de julio de 2024]. <https://www.factmr.com/report/3701/trichloroethylene-market>.

118. Dorsey, E. R., Zafar M., Lettenberger S. E., *et al.* (2023). «Trichloroethylene: an invisible cause of Parkinson's disease?». *Journal of Parkinson's Disease, 13*(2), 203-218. <doi:10.3233/JPD-225047>.

119. Urasa, S. J., Dekker M. C. J., Howlett W. P., Mwezi R. J., Dorsey E. R. y Bloem B. R. (2024). «Parkinson's disease in sub-Saharan Africa: pesticides as a double-edged sword». *Journal of Parkinsons Disease, 14*(3), 437-449. <doi:10.3233/jpd-230409>.

120. Zhong J., Zhang X., Gui K., *et al.* (2022). «Reconstructing 6-hourly PM2.5 datasets from 1960 to 2020 in China». *Earth System Science Data, 14*(7), 3197-3211. <doi: 10.5194/essd-14-3197-2022>.

121. «Pesticide usage by country 2024». World Population Review. [Consultado el 13 de septiembre de 2024]. <https://worldpopulationreview.com/country-rankings/pesticide-usage-by-country>.

122. Wang, X., Chi, Y. y Li, F. (2022). «Exploring China stepping into the dawn of chemical pesticide-free agriculture in 2050». *Frontiers in Plant Science, 13*, 942117. <doi:10.3389/fpls.2022.942117>.

123. Huang, Y. (24 de abril de 2024). «China's battle against air pollution: An update». Council on Foreign Relations. <https://www.cfr.org/blog/chinas-battle-against-air-pollution-update>.

124. Sharma, A., Kumar, V., Shahzad, B., *et al.* (2019). «Worldwide pesticide usage and its impacts on ecosystem». *SN Applied Sciences, 1*, 1-16.

125. Ritchie, H. y Roser, M. (2017). «Air pollution». Our World in Data. <https://ourworldindata.org/air-pollution>.

126. Dorsey, E. R., De Miranda, B. R., Horsager, J. y Borghammer, P. (2024). «The body, the brain, the environment, and Parkinson's disease». *Journal of Parkinson's Disease, 14*(3), 363-381. <doi:10.3233/JPD-240019>.

127. Anaduaka, E. G., Uchendu, N. O., Asomadu, R. O., Ezugwu, A. L., Okeke, E. S. y Chidike Ezeorba, T. P. (2023). «Widespread use of toxic agrochemicals and pesticides for agricultural products storage in Africa and developing countries: Possible panacea for ecotoxicology and health implications». *Heliyon, 9*(4), e15173. <doi:10.1016/j.heliyon.2023.e15173>.

128. Westcott, N., (2022). *Youthquake: Why African demography should matter to the world.* Oxford University Press UK.

129. Zuniga-Venegas L. A., Hyland C., Munoz-Quezada M. T., *et al.* (Septiembre de 2022). «Health effects of pesticide exposure in Latin American and the Caribbean populations: a scoping review». *Environmental Health Perspectives, 130*(9), 96002. https://pubmed.ncbi.nlm.nih.gov/36173136/

130. Isaifan, R. J. (2022). «Air pollution burden of disease over highly populated states in the Middle East». *Frontiers in Public Health, 10*, 1002707, <doi:10.3389/fpubh.2022.1002707>.

131. Office of the Assistant Secretary for Planning and Evaluation. (s.f.). «NAPA—National Alzheimer's Project Act». [Consultado el 15 de octubre de 2024]. <https://aspe.hhs.gov/collaborations-committees-advisory-groups/napa>.

132. Kaiser, J. (30 de agosto de 2018). «The Alzheimer's gamble: NIH tries to turn billions in new funding into treatment for deadly brain disease». *Science*. <https://www.science.org/content/article/alzheimer-s-gamble-nih-tries-turn-billions-new-funding-treatment-deadly-brain-disease>.

133. «Edward de Bono— lateral thinking». Strategies for Influence. [Consultado el 17 de septiembre de 2024]. <https://strategiesforinfluence.com/edward-de-bono-lateral-thinking>.

134. Spooner, F., (8 de julio de 2024). «The global malaria death rate increased for the first time in 20 years due to Covid-19». Our World in Data. <https://ourworldindata.org/data-insights/the-global-malaria-death-rate-increased-for-the-first-time-in-20-years-due-to-covid-19>.

135. Fleck, A., (7 de noviembre de 2023). «Global number of TB deaths is declining again». Statista. <https://www.statista.com/chart/31215/worldwide-number-of-deaths-caused-by-tuberculosis>.

136. Alzheimer's Association International Conference. (Marzo de 2020). «2020 Alzheimer's disease facts and figures». <https://aaic.alz.org/downloads2020/2020_Facts_and_Figures_Fact_Sheet.pdf>.

137. Wong, W. (2020). «Economic burden of Alzheimer disease and managed care considerations». *American Journal of Managed Care, 26*(8, Supl.), S177-S183. <doi:10.37765/ajmc.2020.88482>.

138. Wong, W., (2020). «Economic burden of Alzheimer disease and managed care considerations». *American Journal of Managed Care, 26*(8, Supl.), S177-S183. <doi:10.1038/s41531-020-0117-1>.

139. NIH RePORT. (14 de mayo de 2024). «Categorical spending». <https://report.nih.gov/funding/categorical-spending#>.

140. «Our research strategy». Michael J. Fox Foundation. [Consultado el 20 de septiembre de 2024]. <https://www.michaeljfox.org/our-research-strategy>.

141. Michael J. Fox Foundation. «The Michael J. Fox Foundation for Parkinson's Research, consolidated financial statements, December 31, 2021 and 2020». [Consultado el 23 de septiembre de 2024]. <https://www.michaeljfox.org/sites/default/files/media/document/2021%20Audited%20Consolidated%20Financial%20Statements%20FINAL.pdf>.

142. Transparency Market Research. (Noviembre de 2019). «Trichloroethylene and perchloroethylene market insights, 2027». <https://www.transparencymarketresearch.com/trichloroethylene-and-perchloroethylene-market.html>.

143. von Ehrenstein, O. S., Ling, C., Cui, X., *et al.* (2019). «Prenatal and infant exposure to ambient pesticides and autism spectrum disorder in

children: Population based case-control study». *BMJ, 364*, 1962. <doi:10.1136/bmj.1962>.

144. Agency for Toxic Substances and Disease Registry, CDC. (Junio de 2019). «Trichloroethylene—ToxFAQs™». <https://www.atsdr.cdc.gov/toxfaqs/tfacts19.pdf>.

145. Rauh, V., Arunajadai, S., Horton, M., *et al.* (2011). «Seven-year neurodevelopmental scores and prenatal exposure to chlorpyrifos, a common agricultural pesticide». *Environmental Health Perspectives, 119*(8), 1196-1201. <doi:10.1289/ehp.1003160>.

146. Rauh, V. A., Garfinkel, R., Perera, F. P., *et al.* (2006). «Impact of prenatal chlorpyrifos exposure on neurodevelopment in the first 3 years of life among inner-city children». *Pediatrics, 118*(6), e1845-e1859. https://pubmed.ncbi.nlm.nih.gov/17116700/

147. Rauh, V. A., Perera, F. P., Horton, M. K., *et al.* (2012). «Brain anomalies in children exposed prenatally to a common organophosphate pesticide». *Proceedings of the National Academy of Sciences of the United States of America, 109*(20), 7871-7876. <doi:10.1073/pnas.1203396109>.

148. Malek, A. M., Barchowsky, A., Bowser, R., Youk, A. y Talbott, E. O. (2012). «Pesticide exposure as a risk factor for amyotrophic lateral sclerosis: A meta-analysis of epidemiological studies». *Environmental Research, 117*, 112-119. <doi: 10.1016/j.envres.2012.06.007>.

149. Su, F.-C., Goutman, S. A., Chernyak, S., *et al.* (2016). «Association of environmental toxins with amyotrophic lateral sclerosis». *JAMA Neurology, 73*(7), 803-811. <doi: 10.1001/jamaneurol.2016.0594>.

150. Yu, Y., Su, F.-C., Callaghan, B. C., Goutman, S. A., Batterman, S. A. y Feldman, E. L. (2014). «Environmental risk factors and amyotrophic lateral sclerosis (ALS): A case-control study of ALS in Michigan». *PLOS One, 9*(6), e101186. <doi:10.1371/journal.pone.0101186>.

151. Bove, F. J., Ruckart, P. Z., Maslia, M. y Larson, T. C. (2014). «Evaluation of mortality among Marines and Navy personnel exposed to contaminated drinking water at USMC base Camp Lejeune: A retrospective cohort study». *Environmental Health, 13*(1), 10. <doi:10.1186/1476-069X-13-10>.

152. Heineman, E. F., Cocco, P., Gomez, M. R., *et al.* (1994). «Occupational exposure to chlorinated aliphatic hydrocarbons and risk of astrocytic brain cancer». *American Journal of Industrial Medicine, 26*(2), 155-169. <doi:10.1002/ajim.4700260203>.

153. DeBolt, D. (7 de octubre de 2011). «TCE causes cancer, other health woes, EPA says». *Palo Alto Online.* <https://www.paloaltoonline.com/news/2011/10/07/tce-causes-cancer-other-health-problems-epa-says>.

154. Bowman, S. (6 de junio de 2022). «EPA announces plan for cleaning up remaining cancer-causing contamination in Franklin». *IndyStar.* <https://www.

indystar.com/story/newsenvironment/2022/06/06/epa-cancer-causing-contamination-franklin-trichloroethylene-tetrachloroethylene/7489997001>.

155. Steinmetz, J. D., Seeher, K. M., Schiess, N., *et al.* (2024). «Global, regional, and national burden of disorders affecting the nervous system, 1990-2021: A systematic analysis for the Global Burden of Disease Study 2021». *The Lancet Neurology*, *3*(4), 344-381. <doi:10.1016/S1474-4422(24)00038-3>.

156. Hyde, L. (2009). *The gift: Creativity and the artist in the modern world.* Vintage.

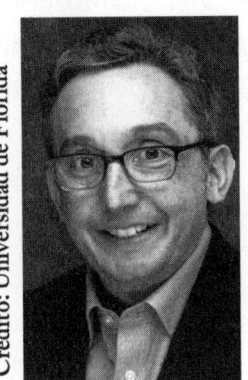

Ray Dorsey es el director del Center for the Brain & the Environment del Atria Health and Research Institute. La misión de este centro es identificar las causas profundas de las enfermedades neurológicas (desde el autismo hasta el alzhéimer) para poder prevenirlas.

Ray también es profesor de Neurología (a tiempo parcial) en la Universidad de Rochester, donde había dirigido el Center for Health + Technology. Además, presidió el Huntington Study Group Internacional, lideró la división de trastornos del movimiento en Johns Hopkins y trabajó como consultor para McKinsey & Company.

Michael S. Okun es un neurólogo de prestigio internacional, científico traslacional y referente en trastornos del movimiento y neuromodulación.

Cofundador y director del Norman Fixel Institute for Neurological Diseases, ha encabezado numerosos estudios financiados por los NIH y diversas fundaciones que han impulsado el desarrollo de terapias dirigidas a los circuitos cerebrales. Ha escrito más de 600 artículos revisados por pares y su investigación ha contribuido a definir guías clínicas y a ampliar la comprensión de la fisiopatología y el tratamiento de la enfermedad de Parkinson. Es ampliamente reconocido por integrar una atención centrada en el paciente con una neurociencia de vanguardia para promover la innovación global en este campo.

En 2015, la Casa Blanca reconoció tanto a Ray como a Michael como «Champions for Change» [Adalides del cambio] por su labor en la enfermedad de Parkinson.